Zwänge bewältigen!

Burkhard Ciupka-Schön

Zwänge bewältigen!

Ein Mutmachbuch

Patmos Verlag

Wichtiger Hinweis:
Die in diesem Buch enthaltenen Informationen, Hinweise und Übungen wurden nach bestem Wissen des Autors erstellt und sorgfältig geprüft. Sie ersetzen jedoch nicht den persönlich eingeholten (psycho-)therapeutischen oder medizinischen Rat. Verlag und Autor können für Irrtümer oder etwaige Schäden, die aus der Anwendung der dargestellten Informationen, Hinweise oder Übungen resultieren, keine Haftung übernehmen. Deren Nutzung bzw. Durchführung erfolgt auf eigene Verantwortung der Leserinnen und Leser.

MIX
Papier | Fördert gute Waldnutzung
FSC® C083411

Die Verlagsgruppe Patmos ist sich ihrer Verantwortung gegenüber unserer Umwelt bewusst. Wir folgen dem Prinzip der Nachhaltigkeit und streben den Einklang von wirtschaftlicher Entwicklung, sozialer Sicherheit und Erhaltung unserer natürlichen Lebensgrundlagen an. Näheres zur Nachhaltigkeitsstrategie der Verlagsgruppe Patmos auf unserer Website www.verlagsgruppe-patmos.de/nachhaltig-gut-leben
Übereinstimmend mit der EU-Verordnung zur allgemeinen Produktsicherheit (GPSR) stellen wir sicher, dass unsere Produkte die Sicherheitsstandards erfüllen. Näheres dazu auf unserer Website www.verlagsgruppe-patmos.de/produktsicherheit. Bei Fragen zur Produktsicherheit wenden Sie sich bitte an produktsicherheit@verlagsgruppe-patmos.de

Bibliografische Information der Deutschen Nationalbibliothek
Die Deutsche Nationalbibliothek verzeichnet diese Publikation in der Deutschen Nationalbibliografie; detaillierte bibliografische Daten sind im Internet über http://dnb.d-nb.de abrufbar.

5. Auflage 2025

Verlagsgruppe Patmos in der Schwabenverlag AG, Senefelderstr. 12, 73760 Ostfildern
www.patmos.de

Umschlaggestaltung: Finken & Bumiller, Stuttgart
Satz und Repro: Schwabenverlag AG, Ostfildern
Druck: CPI books GmbH, Leck
Hergestellt in Deutschland
ISBN 978-3-8436-0914-2 (Print)
ISBN 978-3-8436-0915-9 (eBook)

Danke

Ich möchte an dieser Stelle allen Menschen danken, die zum Gelingen dieses Buchprojektes beigetragen haben. Hervorheben möchte ich vier meiner Klienten, die ihre Lebensgeschichte und die Bewältigung ihrer Zwänge im letzten Teil des Buches aufgeschrieben haben. Wir hatten uns in gemeinsamen Buchbesprechungen darauf verständigt, dass ich die Texte meiner Co-Autoren nur minimal korrigieren und verändern werde.

Besonderen Dank schulde ich meiner langjährigen Assistentin und Kollegin Frau Janine Futschek, die beim Schreiben, Recherchieren und Gestalten der Grafiken tatkräftig mithalf.

Und schließlich danke ich auch herzlich meiner Ehefrau Bettina Schön, die mir half, die Texte in gut lesbare Sprache zu verwandeln.

Bei der Benennung des Geschlechtes von Kollegen und Betroffenen einer Zwangserkrankung habe ich mich zugunsten einer besseren Lesbarkeit für die verbreitete männliche Form entschieden. Selbstverständlich möchte ich auch immer weibliche Kolleginnen und weibliche Klientinnen ansprechen.

Neben vier selbstverfassten Berichten von Betroffenen habe ich zur Erläuterung eine größere Anzahl von kleineren Fallberichten eingefügt, die ich zum Schutze der Anonymität stark verändert habe. Ähnlichkeiten mit real lebenden Personen sind also rein zufällig. Therapeutisch und inhaltlich handelt es sich um echte Beispiele aus meiner Praxis und meiner Beratungsarbeit.

Inhalt

Vorwort

Nur sehr wenige Fachleute verfügen über so umfangreiche Kenntnisse zum Thema Zwangsstörungen wie der Autor Burkhard Ciupka-Schön. Er ermöglicht detailreiche umfassende Einblicke in die Welt der sogenannten versteckten Krankheit, beleuchtet sie von allen Seiten, schildert plastische Beispiele und versteht es anschaulich, für Betroffene, Angehörige, interessierte Laien und Fachleute komplexe Zusammenhänge und Therapieoptionen zu erläutern.

Im Vergleich zur Bedeutung des Krankheitsbildes ist die Zahl der Publikationen immer noch gering und ambulante Behandlungsspezialisten sind eine Rarität. Die klinische Versorgung findet in der Regel wohnortfern statt, so dass die zu empfehlende Reizkonfrontation unter alltäglichen Bedingungen kaum realisierbar ist. Die nun vorliegende Darstellung erscheint zum richtigen Zeitpunkt, da die neuen, ab 2017 in Gang kommenden, gesetzlichen Rahmenbedingungen stationsäquivalente Behandlungsformen mit Elementen der aufsuchenden Behandlung (Hometreatment) ermöglichen. Künftig werden das soziale Umfeld einbeziehende, klinische und ambulante sowie Selbsthilfe integrierende Ansätze die Bewältigung der Zwangskrankheit erleichtern.

Ein Buch, das tatsächlich Mut macht, Transparenz schafft und Betroffene anregt, ihren Weg in ein freieres Leben zu erkunden.

Dr. Andreas Horn
Direktor der Psychiatrisch-Psychotherapeutischen Kliniken der Alexianer Krefeld GmbH
Chefarzt der Klinik für Allgemeinpsychiatrie und Psychotherapie

Einleitung

Noch vor zwanzig Jahren war die wissenschaftliche Welt sehr zerstritten, wenn es um die Wirksamkeit therapeutischer Methoden bei Zwangserkrankungen ging. Heute gibt die Weltgesundheitsorganisation (WHO S3-Leitlinien[1]) nach jahrelanger Forschung klare Empfehlungen für die Behandlung von Zwängen: nämlich eine Verhaltenstherapie mit Reizkonfrontation in Kombination mit der Gabe bestimmter Medikamente, der sogenannten Serotonin-Wiederaufnahmehemmer (= SSRI = selective serotonin reuptake inhibitors).

Die Reizkonfrontation ist eine sehr einfache Methode, die ich in diesem Buch als Mittel der ersten Wahl bei der Behandlung von Zwängen vorstellen möchte. Obwohl dieses Mittel sehr wirkungsvoll ist, kommt es nur selten zur Anwendung. Der wichtigste Grund dafür ist, dass eine Reizkonfrontation recht unbeliebt ist, da sie zunächst eine Verunsicherung und Belastung darstellen kann.

Falls Sie als Betroffener oder Betroffene dieses Buch lesen, möchte ich Sie motivieren, sich Ihren Zwängen zu stellen und die sehr erfolgversprechende Reizkonfrontation in Angriff zu nehmen. Aber keine Sorge! Dies sollen Sie nicht sofort und nicht alleine angehen. Druck ist dabei ganz fehl am Platze. Vielmehr liefere ich Ihnen Informationen, Empfehlungen und Motivationshilfen, die Sie in die Lage versetzen, selbst zu entscheiden und sich die passende Hilfe eigenverantwortlich zu suchen.

Das wichtigste Prinzip vorneweg: Zwangshandlungen gaukeln Ihnen eine falsche Sicherheit vor! Häufig gelingt es nur mit therapeutischer Hilfe, die Illusion von Sicherheit, die Zwangshandlungen erzeugen, zu durchschauen. Tatsächlich erreichen Sie durch das Ausführen der Zwangshandlungen das genaue Gegenteil: Ihre Verunsicherung steigt mit jedem Zwangsritual und mit jeder Vermeidung von negativer Anspannung.

Dieses Buch ist als eine Gemeinschaftsarbeit entstanden: Im hinteren Teil des Buches erzählen zwei Frauen und zwei Männer, die ihre Therapie bei mir durchlaufen haben, ihre Geschichten aus ihrer eigenen Perspektive. Dazu gehört der eigene Lebensweg, das erste Erkennen von Zwangssymptomen und deren Auswirkungen auf berufliche und private Bereiche, die schließlich gewonnene sichere Erkenntnis, dass sie an einer Zwangserkrankung leiden, sowie Stationen der Behandlung ihrer Zwänge.

Mit dieser Darstellung möchte ich sowohl für Betroffene und Angehörige, für generell Interessierte als auch für Kollegen der psychosozialen Versorgung (Psychiater, Psychologen, Sozialarbeiter, Ergotherapeuten etc.) einen Anreiz schaffen, sich mit dem Thema »Zwang« aus verschiedenen Perspektiven auseinanderzusetzen.

Neben den wichtigsten wissenschaftlichen Grundlagen zum Thema Zwangsstörungen vermittle ich hier diejenigen Aspekte, die eine erfolgreiche Distanz- und Motivationsarbeit in der Therapie ausmachen und die dazu führen, dass Betroffene sich einer Reizkonfrontation stellen und wieder Selbstwertgefühl aufbauen können.

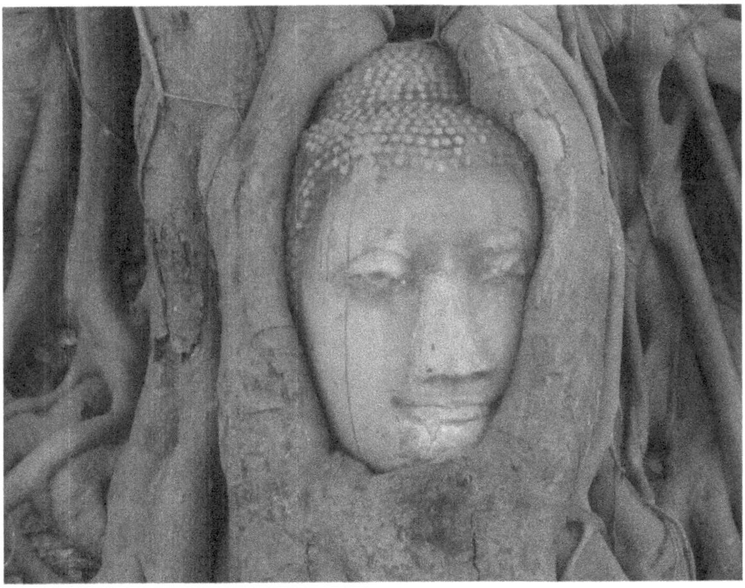

© Burkhard Ciupka-Schön

Der mit Ästen eines Baumes umwachsene, weltberühmte Buddha-Kopf stammt von einer Urlaubsaufnahme in der historischen Tempelruine von Ayuttaya in Thailand. In diesem Bild sehe ich eine Verkörperung der Zwangserkrankung, die Betroffene ganz allmählich umschlingt, schließlich fest in den Griff nimmt und jeden Bewegungsspielraum raubt. Buddha war ein Suchender, der in der Selbsterkenntnis und der Meditation schließlich einen Weg fand, den irdischen Zwängen, Ängsten und Versuchungen zu entkommen. Buddhas Lehre und seine Achtsamkeitspraxis inspirierte unsere moderne Therapie; auch dies ist ein Therapiebaustein, den ich in diesem Buch beschreiben werde.

Teil I
Zwänge erkennen und verstehen

1. Zwänge – Raus aus dem Schattendasein!

Jeder kennt wohl das Phänomen, dass man vor einer Urlaubsreise ein zweites Mal den Küchenherd kontrolliert oder erneut überprüft, ob die Haustür auch wirklich abgeschlossen ist. Das ist ganz normal. Es gibt aber Menschen, die entgegen ihrem eigenen Willen bestimmte Handlungen exzessiv wiederholen müssen; der Fachmann spricht dann von einer Zwangserkrankung. Es gibt Personen, die hundertfach kontrollieren, ob die Haustür abgeschlossen ist, andere verbringen Stunden im Badezimmer, um immer wieder ihre Hände zu waschen; sie verbrauchen dabei mehrere Stücke Seife in der Woche. Eine weitere Gruppe Betroffener muss immer wieder denselben Gedanken denken. Dies sind die häufigsten drei Erscheinungsformen einer Zwangserkrankung: Kontrollzwang, Reinlichkeitszwang, Gedankenzwang.

Fallbeispiel

Katrin M. ist eine junge Frau Mitte zwanzig aus dem Raum Dresden. Katrin ist verheiratet und hat einen zweijährigen Sohn. Erst seit zwei Jahren ist ihr bewusst, dass eine Symptomatik, die sie bisher immer als »Marotte« abgetan hatte, in Wirklichkeit eine Zwangserkrankung war. Ab Beginn ihrer Volljährigkeit und der nun zunehmenden Verantwortung stellte sie fest, dass bestimmte Verhaltensweisen wie »Kontrollieren, ob der Wagen abgeschlossen ist« oder »das Ordnen der Kleider im Schrank nach festem Schema« einen immer größeren Raum einnahmen. Wenn Katrin im Bad das Licht löschte, schaute sie bis zu fünf Minuten in die Dunkelheit, um sich davon zu überzeugen, dass das Licht auch wirklich aus war. Wenn Katrin ihre Wohnung verließ und von außen die Tür abgesperrt hatte, stand sie draußen noch eine ganze Weile vor der verschlossenen Tür, um zu prüfen, ob sie auch wirklich zu war. Erst wenn es in Katrins Kopf wirklich

»klick« gemacht hatte, wenn sich also das sichere Gefühl einstellte, dass die Tür wirklich zu ist, konnte Katrin gehen. Peinlich war natürlich, wenn zufällig jemand aus einer Nachbarwohnung kam und sie dabei beobachtete. Dann schämte Katrin sich zu Tode.

Zunächst gelang es Katrin, in Situationen außerhalb ihres Privatlebens ihre Zwänge unter Kontrolle zu halten. Als sie schließlich heiratete, ein Kind bekam und die Führung des Haushaltes übernahm, gab es immer weniger Außenkontakte, so dass die Zwänge immer mehr Raum einnahmen und sich ausweiteten. Ohne die Hilfe ihrer Angehörigen gelingt es ihr heute kaum noch, ihr Kind zu versorgen und das tägliche Pensum ihrer Haushaltsarbeiten zu bewältigen. Sie ist fast völlig in den ständigen Kontrollen und der Befürchtung, schwerwiegende Fehler zu begehen, gefangen.

Rund drei Millionen Deutsche sind von Zwängen betroffen, etwa gleich viele Frauen wie Männer.[2] Damit ist die Zwangserkrankung, nach Depressionen, Süchten und Angststörungen, die vierthäufigste seelische Störung. Diese Häufigkeit steht im großen Gegensatz zu den noch geringen Kenntnissen vieler Therapeuten und zu der geringen Zahl von ambulanten und stationären Behandlungseinrichtungen, die sich auf die Zwangserkrankung spezialisiert haben.

Zwischen den Jahren 1995 und 2000 habe ich etwa zehntausend Anfragen von Betroffenen in der Geschäftsstelle der Deutschen Gesellschaft Zwangserkrankung e.V. telefonisch und schriftlich beantwortet. Die häufigste Frage, die mir die Betroffenen stellten, war: »Zwangssymptome? Ist das normal?« Sie drückten damit ihre große Scham und Angst vor Ablehnung aus, die sie bisher daran gehindert hatte, aus dem Schattendasein herauszutreten und sich professionelle Hilfe zu suchen.

Seit Menschengedenken wird psychischen Erkrankungen von der breiten Bevölkerung mit Skepsis, Furcht und Abneigung begegnet. Anders als bei Erkrankungen des Körpers, deren Symptome zumeist ersichtlich und deren Ursachen auch von Laien schnell nachvollziehbar sind, können die Ursachen und Auswirkungen von psychischen Erkrankungen häufig nicht in Verbindung gebracht werden. Die »Black Box«, die unser Verstand darstellt, erscheint undurchschaubar. Und was uns undurchschaubar, sprich unverständlich, ist, das macht uns zumeist Angst. Von der Angst zur Abneigung oder gar Feindseligkeit ist es nur noch ein kleiner Schritt.

In den letzten Jahrzehnten jedoch ist ein Wandel zu beobachten. Zwangserkrankungen und andere psychische Störungen wurden in Spielfilmen, Gesundheitssendungen und Talkshows thematisiert. Betroffene, Psychiater und Psychologen bemühten sich um Transparenz und darum, dem Bild des unberechenbaren Erkrankten entgegenzuwirken und Verständnis zu wecken. Geholfen haben hier nicht zuletzt gute Beispiele aus den USA und den Niederlanden, wo bereits offener mit dem Thema umgegangen wird. Einen Therapeuten zu haben, gilt dort schon fast als »schick«.

Zwangserkrankte haben von diesem Wandel in besonderem Maße profitiert, denn die Geschichte des Zwangs, wie Experten sie heute verstehen, ist noch nicht sehr alt. Bis weit in die 1990er Jahre sind behandelnde Psychologen und Psychiater fälschlicherweise davon ausgegangen, dass Zwänge sehr selten und erste Anzeichen für eine schizophrene Psychose seien, deren Behandlung zu einem Ausbruch der Schizophrenie führen könne. Damals gingen die Experten von einer Häufigkeit von durchschnittlich 0,2 Prozent in der Bevölkerung aus. Daher wurde auch wenig Zeit und Mühe in ihre Erforschung und Behandlung investiert.

Dass die Zwangserkrankung tatsächlich die vierthäufigste psychische Erkrankung in Deutschland ist, wurde in einer Untersuchung von Wittchen und Jacobi[3] aus dem Jahr 2012 bestätigt. Befunde wie diese sind hochinteressant, denn nun können Zwangsbetroffene sagen: »Ja, wir sind nicht allein mit dem Problem!«

Die Deutsche Gesellschaft Zwangserkrankung e.V., zu deren Begründer ich mich zähle (1995), hat von Anfang an auf Öffentlichkeitsarbeit gesetzt, um die Zwangserkrankten zu ermutigen, aus ihrem Schattendasein herauszutreten. Dabei wurde viel erreicht, jedoch sind Zwänge immer noch häufig eine verborgene Krankheit, für die sich viele Betroffene schämen.

2. Zwang oder nicht Zwang … das ist hier die Frage!

Zwänge sind nicht nur sehr häufig, sondern ein bisschen Zwang steckt in jedem von uns. Rituale und Tabus sind allgegenwärtig, dazu ist keine Zwangserkrankung erforderlich. Dies hat mit der starken sozialen Orientierung unserer Gattung Homo Sapiens zu tun. Wir verhalten uns wie Herdentiere und benötigen in der Regel andere Menschen um uns herum, mit denen wir uns austauschen und an denen wir uns orientieren können. In einem größeren Verbund entsteht das, was wir als Gesellschaft bezeichnen. Eine Gesellschaft bietet Schutz, Unterstützung sowie die Möglichkeit, sich zu entfalten. Dabei bedarf es jedoch klarer Regeln und Normen, die jedem Mitglied dieser Gesellschaft bekannt sind, und die dazu dienen, einem friedvollen Miteinander den Weg zu ebnen. Beispiele für solche Regeln sind alltägliche Rituale und Tabus.

Rituale weisen auf die Bedeutung von gemeinsamen Handlungen hin und stärken das gemeinschaftliche Band. Rituale können kultureller und religiöser Natur sein, wie Karnevalsfeiern und das Weihnachtsfest. Ebenso alltäglich sind Rituale im Bereich Sport oder auch kleine familiäre Rituale, wie die Gutenachtgeschichte vor dem Zubettgehen.

Tabus hingegen zeigen Grenzen auf und geben Hinweise, was gesellschaftlich akzeptiert ist und was nicht. Auch hier gibt es Tabus auf verschiedenen Ebenen. Im religiösen Bereich sind Tabus zum Beispiel die Abstinenz vor der Kommunion im Christentum oder das Verbot, Schweinefleisch zu essen im Islam. Auf kultureller und familiärer Ebene können zum Beispiel Sexualität und Nacktheit Tabuthemen sein.

Tabus und Rituale können ein Erkennungsmerkmal sein. Besucher des Kölner Doms, die im Minirock oder mit Kopfbedeckung erscheinen, sind unschwer als Nichtkatholiken erkennbar, während jeder gläubige Katholik diese Tabus kennt und respektiert. Eine

Frau, die den Besuch einer gemischten Sauna ablehnt, weil sie sich nackt nur ihrem Lebenspartner zeigen möchte, unterstreicht damit die Bedeutung sexueller Exklusivität für ihre Paarbeziehung.

Wir stellen fest, dass Tabus und Rituale zu unserem alltäglichen gesunden Erleben in Kultur, Religion und Gesellschaft gehören. Tabus und Rituale markieren Gemeinschaft und Zusammengehörigkeit, sie verstärken die wahrnehmbare Bedeutung der Ereignisse, mit denen sie verbunden sind. Kostüme und Karnevalsumzüge können die Zugehörigkeit zur rheinischen Karnevalskultur ausdrücken und sie verstärken das Gefühl der Ausgelassenheit und des karnevalistischen Frohsinns.

Bei Beerdigungen werden Rituale und Tabus als Signale der Zusammengehörigkeit einer Familie, eines Vereins und einer Nachbarschaftsgemeinschaft wahrgenommen. Trauermusik, Gebete, Trauerreden sowie schwarze Kleidung sind aber nicht nur Demonstrationen nach außen, sondern vielmehr eine Hilfe zur Wahrnehmung und Bewältigung der Trauer und der Auseinandersetzung mit der eigenen Sterblichkeit. Hier haben Rituale einen positiven Charakter.

Nun ist es ein überraschend kleiner Schritt zu den Ritualen und Tabus, die zum Wesen der Zwangserkrankung gehören. Ritualisiertes Händewaschen und wiederholtes Kontrollieren von Haus, Heim und Hof sind plakative Beispiele, wie Zwänge in den Medien dargestellt werden. Typisch sind aber auch gedankliche Tabus, wie aggressive, schreckenerregende Vorstellungen. Doch wo liegt nun der Unterschied zwischen den nützlichen und den schädlichen zwanghaften Ritualen und Tabus? Der bekannte Zwangsspezialist Paul Salkovkis sagte einmal:

> **Gut zu wissen!**
> »Vergleicht Gedanken Zwangserkrankter und Normaler – ihr findet keinen Unterschied!«

Und tatsächlich wird sich der ein oder andere »Normale« schon dabei ertappt haben, dass er noch mal zum Auto zurückgegangen ist, um zu kontrollieren, ob es wirklich abgeschlossen ist, oder erschrocken haben bei dem Gedanken: »... dem könnte ich den Hals umdrehen ...«

Alltägliche Rituale und Tabus gelten für jeden Menschen in einer Gesellschaft, sollen Bedeutung unterstreichen und den gemeinschaftlichen Bund stärken. Im Gegensatz dazu sind die Spielregeln von Zwangsritualen und -tabus nur dem Betroffenen und einigen wenigen Angehörigen bekannt. Betroffene entwickeln ihre ganz persönlichen Rituale und Tabus und geben ihnen eine zu große Bedeutung. Die Mitmenschen verstehen den Zwangserkrankten nicht mehr und dieser wird immer unsicherer und einsamer. Zwanghafte Rituale und Tabus sind deutlich übertrieben und werden innerhalb eines kleinen eingeweihten Kreises geheim gehalten.

3. Ich bin doch nicht verrückt! – Oder?

Ob ihr Zwangsverhalten normal sei, ist eine der häufigsten Fragen, die Betroffene stellen. Da der Unterschied zwischen zwanghaften und nützlichen Ritualen und Tabus so marginal ist, haben auch Experten oft ihre liebe Mühe, hier eine Antwort zu geben, und zwischen Zwängen, die einer Behandlung bedürfen, und solchen zwanghaften Verhaltensweisen, die noch als »normal« gelten, zu unterscheiden.

Eine wichtige Instanz für die Unterscheidung ist das Internationale statistische Klassifikationssystem für Krankheiten und verwandte Gesundheitsprobleme (kurz: ICD) von der World Health Organization (WHO).

Bei der nachfolgenden Beschreibung orientiere ich mich an den Kriterien des ICD[4], die festlegen, wann Experten von einer Zwangsstörung mit Krankheitswert sprechen:

Generell können Zwänge grob in Zwangsgedanken, Zwangshandlungen und mentale Zwangshandlungen unterschieden werden. Bei Zwangsgedanken handelt es sich um ungewollte Gedanken, Impulse oder Vorstellungen, die erhebliche Angst oder andere negative Gefühle auslösen können. Die Zwangsgedanken kehren wiederholt zurück und sind länger andauernd. In der Regel versucht der Betroffene die Zwangsgedanken zu ignorieren, zu unterdrücken oder zu neutralisieren. Oft sind Scham oder Schuld die treibenden Mechanismen hinter dieser Reaktion, denn die Gedanken werden – wenn auch als störend, lästig, ungewollt und sinnlos erlebt – durchaus als Produkt des eigenen Verstandes anerkannt.

Zwangshandlungen sind sich wiederholende Verhaltensweisen, die als Rituale oder mentale Akte als Antwort auf die Zwangsgedanken fungieren und diese neutralisieren, das heißt abschwächen sollen. Das Ziel ist demnach der Abbau innerer Spannung und negativer Gefühle. Oft entwickelt sich auch die Vorstellung, mit dem Zwangsritual einem gefürchteten Ereignis vorzubeugen. Auch hier ist das Verhalten nicht sinnvoll. Der Betroffene kann jedoch dem »Zwang« nicht widerstehen, die Handlung auszuführen.

Mentale Zwangshandlungen sind eine Sonderform der Zwangshandlungen, die nicht motorisch mit den Händen, sondern rein in Gedanken ausgeführt werden. Ziele sind hier ebenso die magische Verhinderung von Katastrophen sowie der Abbau negativer Emotionen.

Bezogen sowohl auf Zwangsgedanken als auch auf Zwangshandlungen verweist das ICD darauf, dass die Gedanken und Handlungen mindestens zwei Wochen lang an den meisten Tagen nachweisbar sein müssen, damit von einer Zwangserkrankung gesprochen werden kann. Ein weiteres Kriterium ist, dass die Betroffenen unter ihren Zwängen leiden. Zum Beispiel dadurch, dass sie für die alltäglichen Verrichtungen, Auto abschließen oder Zähne putzen, sehr viel Zeit benötigen, mit der Folge, dass soziale Kontakte darunter leiden oder gar nicht mehr aufrechterhalten werden. In sehr schweren Fällen kann es auch zu einer vorübergehenden oder dauerhaften Aufgabe des Berufs kommen.

Der ICD, den wir hier verwenden, ist der Maßstab, den die meisten Experten heute als verbindlich ansehen. Die Liste der Kriterien lässt sich aber darüber hinaus noch erweitern:

Das Einbeziehen von Angehörigen in ein Zwangssystem ist im ICD nicht zu finden. Rückversicherungen an Angehörige, zum Beispiel, ob das Licht beim Verlassen der Wohnung auch wirklich aus war, spielen bei Zwangserkrankungen eine große Rolle. Sie fehlen im ICD. Auch das Leiden von Angehörigen findet im ICD keine Erwähnung, obwohl Angehörige, die jahrelang in ein zwanghaftes System eingebunden waren, oft selbst psychotherapeutische Betreuung benötigen. In etwa einem Drittel der Fälle sind es Angehörige, die den Impuls zu einer Therapie geben. Angehörige können einen sehr großen Einfluss auf die Entwicklung und die Stärke einer Zwangsstörung haben. Angehörige verstärken einen Zwang, wenn sie die Regeln von Tabu und Ritual übernehmen und wenn sie den Betroffenen Rückversicherungen geben. Angehörige, die in der Beziehung zum Betroffenen bleiben, aber aus dem System des

Zwanges aussteigen, tragen wesentlich dazu bei, den Leidensweg von Betroffenen zu verkürzen.

Ergänzend zum ICD zeigt sich bei Zwangserkrankten eine Vielfalt von negativen Anspannungen und Gefühlen, neben Scham und Schuld finden wir Ekel, Angst und das Gefühl der Unvollständigkeit. Zu Beginn ihres therapeutischen Prozesses sprechen die Betroffenen meistens von Anspannung. Später, mit fortschreitender therapeutisch geleiteter Selbsterkenntnis, können die genannten Gefühlsqualitäten als unterscheidbare Formen negativer Anspannung wahrgenommen werden. Auch Kombinationen der verschiedenen Gefühlsqualitäten sind durchaus möglich. Die Zuordnung der Zwangsstörung zu den Angststörungen wurde von den führenden ICD-Experten der WHO mittlerweile aufgegeben. Heute werden Zwangsstörungen als eine eigenständige Gruppe verstanden, was ihrer großen Häufigkeit gerecht wird. Da Ängste bei Zwängen eine eher untergeordnete Rolle spielen, ist auch dies ein gutes Argument für eine eigenständige Diagnose der Zwangsstörung, unabhängig von den Angststörungen.

4. Welche Zwänge gibt es?

Die Symptom-Checkliste auf den folgenden Seiten enthält 45 Beschreibungen der bekanntesten Zwangsbeschwerden. Obwohl diese Liste die meisten der bekannten Zwangsbeschwerden enthält, ist sie noch lange nicht vollständig. Auch für Experten ist die verwirrende Vielfalt der Zwangsstörung eine Herausforderung. Denn es ist wahrscheinlich, dass gleichzeitig verschiedene der beschriebenen Problembereiche zu finden sind. In diesen Fällen gibt es in der Regel ein führendes Symptom, das am meisten belastet. Kleinere Zwänge fallen manchmal erst bei genaueren Untersuchungen auf.

Wenn Sie als Betroffener oder Betroffene dieses Kapitel lesen, bitte ich Sie, die Liste auszufüllen, um Ihre Symptome selbst einzuschätzen. Es kann sein, dass Ihnen bei der Bearbeitung der Liste Zwänge aus früherer Zeit begegnen, die heute nicht mehr bestehen. Durch Ankreuzen der Rubriken jetzt/früher erhalten Sie einen besseren Überblick über Ihre Zwänge, Entwicklungen und Symptomverschiebungen. Die nun folgende Liste kann als strukturiertes Interview gemeinsam mit dem Therapeuten durchgeführt werden. Aber Sie können es auch eigenständig als Instrument der Selbstuntersuchung einsetzen.

Zwangsgedanken

In der folgenden Auflistung werden Zwangsgedanken zusammengefasst, die negative Anspannungen wie Scham und Schuld, Angst, Ekel und Unvollständigkeit verstärken. Zwangsgedanken stehen aber nur selten mit einer einzigen Form der negativen Anspannung im Zusammenhang. Häufiger sind verschiedene Ausprägungen von Anspannung mit einem Zwangsgedanken kombiniert. Zum Beispiel kann der Zwangsgedanke: „Ich bin pädophil und das ist eine Katastrophe!“, sowohl Ekel vor sich selbst als auch Scham- und

Schuldgefühle auslösen. Durch offene Gespräche in einem therapeutischen Setting finden Sie hier Klarheit.

Zwangsgedanken

Zwangsgedanken, die vorrangig Scham und Schuld verstärken	jetzt	früher
Furcht, der Verursacher von Unfällen und Katastrophen zu sein (z.B. Angst vor Unfallflucht, Angst vor Bränden durch vergessene Elektrogeräte im eigenen Haushalt, Angst vor offenen Haustüren und Fenstern, Angst vor Stromschlag durch fehlerhafte Installation, Angst vor Überschwemmungen durch nicht sorgfältig zugedrehte Wasserhähne)	❐	❐
Angst über sich die Kontrolle zu verlieren (z.B. zum Vergewaltiger zu werden, andere Menschen zu verletzten und zu ermorden, der Familie Haushaltsreiniger ins Essen zu kippen, Stehlen)	❐	❐
Sorge Krankheitserreger, Viren und Bakterien auf andere Personen zu übertragen	❐	❐
Befürchtungen, etwas Falsches, Beleidigendes oder Peinliches zu tun oder zu sagen*	❐	❐
Furcht, Flüche gegen Gott laut öffentlich auszustoßen	❐	❐
Furcht vor blasphemischen Gedanken	❐	❐
Sorge vor Verstößen gegen Recht und Gesetz, Verstöße gegen die Regeln der Moral, Verstöße gegen göttliche Gebote	❐	❐

** Die tatsächliche Ausstoßung von Schimpf- oder Fäkalworten wird Koprolalie genannt und ist ein bekanntes Symptom des Tourette-Syndroms.*

Zwangsgedanken, die vorrangig Angst verstärken	jetzt	früher
Befürchtung, sich umzubringen oder sich selbst zu verletzen	❐	❐
Befürchtung, unter einer Schizophrenie zu leiden	❐	❐
Angst vor Giften wie Asbest, giftigen Abfallstoffen, Radioaktivität, elektromagnetischer Strahlung, Reinigungsmitteln, Lösungsmitteln (Kontaminationsangst)	❐	❐
Angst vor Einbruch und Diebstahl in Verbindung mit der Furcht, diese durch Unaufmerksamkeit begünstigt zu haben	❐	❐
Befürchtung vor Infektionen (Aids, Hepatitis, BSE….)	❐	❐

Die magische Furcht, etwas Schlimmes könnte geschehen, wenn etwas schief oder falsch steht, z.B. weil ein Handtuch nicht sauber gefaltet ist usw.	❐	❐
Drang, Dinge wissen oder sich an Dinge erinnern zu müssen	❐	❐
Abergläubische Gedanken: Freitag der 13., die schwarze Katze von links, gerade oder ungerade Zahlen	❐	❐
Angst vor Krebs oder anderer schwerer Krankheit	❐	❐
Angst vor Gefühlen der Anspannung wie Ekel, Scham, Schuld, Unvollständigkeit und Angst (die Angst vor der Angst)	❐	❐

Zwangsgedanken, die vorrangig Ekel verstärken	jetzt	früher
Exzessive Sorgen durch Körperflüssigkeiten und Exkremente (z.B. Sperma, Urin, Kot, Speichel) kontaminiert zu werden	❐	❐
Exzessive Sorgen über Schmutz, Fett oder Keime	❐	❐
Angst vor bestimmten Tieren: Insekten, Parasiten (z.B. Fuchsbandwurm, Zecken, Spinnen ...); und Angst durch sie geschädigt zu werden	❐	❐
Angst, pädophil zu sein, verbotene sexuelle Handlungen mit Kindern zu begehen	❐	❐
Angst, homosexuell zu sein, Sex mit dem eigenen Geschlecht zu haben	❐	❐
Angst vor Nacktheit	❐	❐

Zwangsgedanken, die vorrangig Unvollständigkeit verstärken	jetzt	früher
Die Sorge, etwas könnte schief stehen, unordentlich aussehen usw.	❐	❐
Die Sorge, etwas Wichtiges könnte fehlen, wenn es entsorgt oder weggeworfen wird (das sogenannte Messie-Syndrom)	❐	❐
Die Sorge, etwas Schlimmes würde geschehen, wenn ich nicht auf die genau richtige Weise durch eine Tür gehe, wenn rechts nicht das Gleiche wie links getan wird, wenn ich auf die Fugen der Gehwegplatten trete o.ä.	❐	❐

Dysmorphophobie , das heißt Sorgen hinsichtlich des Aussehens und der Proportion des eigenen Körpers (z.B.: Wurstfinger, Körper zu dick oder zu dünn), der eigene Körper fühlt sich falsch an	❒	❒
Unordnung, Asymmetrie (z.B.: Hemden im Kleiderschrank müssen genau auf Kante gefaltet sein, Bücher müssen eine durchgängige Linie ergeben)	❒	❒

Zwangshandlungen

Im Gegensatz zu Zwangsgedanken sollen Zwangshandlungen zum Abbau und zur Neutralisierung negativer Anspannungen wie Scham, Schuld, Ekel, Angst und Unvollständigkeit dienen.

Zwangshandlungen, die vorrangig Scham und Schuld neutralisieren sollen	jetzt	früher
Kontrollzwänge: Exzessive Kontrollen von Fenstern, Türschlössern, Wasserhähnen und Elektrogeräten usw.	❒	❒
Vermeidung von Kontrollen von Fenstern, Türschlössern, Wasserhähnen und Elektrogeräten, indem ich dies von anderen Personen ausführen lasse oder indem ich dies in Begleitung anderer Personen ausführe, auf die ich magisch die Verantwortung übertrage	❒	❒
Forderung von Rückversicherung durch Kollegen oder Familienangehörige, denen ich auf magische Weise die Verantwortung für die Sicherheit von Fenstern, Türschlössern oder Arbeitsprozessen übertrage	❒	❒
Exzessive Kontrollen und Vermeidung, damit ich nicht zum Verursacher von Katastrophen (z.B. Unfälle, Brände) werden kann	❒	❒
Kontrollzwänge beim Autofahren, abruptes Bremsen, exzessive Kontrolle im Rückspiegel, Vermeidung von Autofahren durch Nutzung öffentlicher Verkehrsmittel, Kontrolle des Polizeifunks	❒	❒
Der Drang, sich zu entschuldigen, zu beichten oder zu bekennen	❒	❒
Offensichtliche Rituale und gedankliche Rituale, z.B. exzessiv Gebete vor sich hin sprechen oder im Kopf aufsagen	❒	❒

Zwangshandlungen, die vorrangig Ekel neutralisieren sollen	jetzt	früher
Waschzwänge: Exzessives und ritualisiertes Händewaschen, Duschen, Baden, Zähneputzen, Körperpflege	❐	❐
Vermeidung von Verschmutzungen: Meidung von öffentlichen Orten (insbesondere öffentlichen Verkehrsmitteln und öffentlichen Toiletten, Arztpraxen), die von vielen fremden und kranken Menschen aufgesucht werden	❐	❐
Vermeidung von körperlicher Berührung, insbesondere Sexualität	❐	❐
Putzzwang: Beschäftigung mit der Reinigung des Haushalts	❐	❐

Zwangshandlungen, die vorrangig Unvollständigkeit neutralisieren sollen	jetzt	früher
Wiederholungszwänge: Mehrmaliges Lesen, Schreiben, Hinsetzen, Durch-die-Tür-Gehen, bis sich das Gefühl des Richtigseins einstellt	❐	❐
Zählzwänge: Zählen nach einem System oder einer Regel, Ausführen von Alltagshandlung nach magischem Zahlenmuster (Viermal rechts tippen fordert viermal links tippen)	❐	❐
Ordnungszwänge: Bücher im Regal strikt nach Größe sortieren, Bleistifte strikt parallel sortieren usw.	❐	❐
Hort- oder Sammelzwänge (= Messie-Syndrom): Sammeln von Abfall mit der Folge, dass die Wohnung vermüllt und unbewohnbar wird	❐	❐
Exzessives Erstellen von Listen über Alltagsdinge	❐	❐

Meine Empfehlung:
Füllen Sie die Liste einmal für sich selbst aus. Dies hilft Ihnen, Ihre Beschwerden genauer zu erkennen, denn nur so wissen Sie, worauf Sie Ihre Energie bei der Bewältigung richten wollen.

5. Ein Zwang kommt selten allein

Neben den – auch aus den Medien – eher bekannteren Symptomen wie Waschen und Kontrollieren gibt es noch eine weitaus größere Vielfalt an Zwangsgedanken und Zwangshandlungen.

Bei den Zwangsgedanken ist mit 45 Prozent das häufigste Thema »Verschmutzung«, gefolgt von pathologischen Zweifeln (dem Zweifel, ob man eine Handlung wirklich oder richtig ausgeführt hat) sowie von Zwangsgedanken in Bezug auf den eigenen Körper, Symmetrie und Sexualität.

Zwangsgedanken mit der Vorstellung von aggressiven Impulsen gehören mit 28 Prozent zu den sechsthäufigsten Zwangsgedanken (laut der Erhebung einer psychiatrischen Klinik in Münster aus dem Jahr 2009)[5].

Bei den Zwangshandlungen sind Kontrollieren und Waschen die mit 62 Prozent und 49 Prozent am meisten verbreiteten Themen. Nach einer aktuellen Auszählung in meiner Praxis habe ich festgestellt, dass Waschen der häufigste Zwang bei den Frauen, Kontrollieren der häufigste Zwang bei den Männern darstellt.

Weitere häufige Themen sind der Drang nachzufragen oder zu beichten, Dinge zu ordnen oder zu zählen, Verhaltensweisen oder gesprochene Sätze zu wiederholen sowie der, besonders in den letzten Jahren durch Medien populärer gewordene Drang, Dinge zu sammeln. In das öffentliche Bewusstsein ist dies als das Messie-Syndrom eingegangen.

Das Tückische am Zwang ist, dass er nahezu jeden Inhalt annehmen kann und sich hartnäckig im Betroffenen »verbeißt«. Stets erscheint der Zwang in neuen Gewändern. Ich habe den Eindruck, je intelligenter der Besitzer eines Zwanges ist, desto mehr Verkleidungen des Zwanges entwickeln sich. Je länger dem Zwang dabei freien Lauf gelassen wird und Zwangsgedanken mit Zwangshandlungen neutralisiert werden, desto schwieriger ist es später, dagegen vorzugehen. Neben dem ursprünglich einen Thema kommen weitere dazu, bis fast jeder Bereich des Lebens »verzwängelt« ist.

6. Zwänge und andere psychische Erkrankungen

Zwänge treten häufig gemeinsam mit anderen Störungen auf[6], am häufigsten mit Depressionen, mit Sozialphobie, mit Panik, verschiedenen anderen Phobien und Suchterkrankungen. Experten nennen dies eine Komorbidität und meinen damit das gemeinsame Auftreten zweier oder mehrerer Erkrankungen.

Eine Komorbidität von Zwängen mit anderen Störungen ist eher die Regel als die Ausnahme. Therapeuten, die Zwänge behandeln, sollten sich auch in den anderen Themenbereichen gut auskennen und sich auf eine Teamarbeit mit anderen Kollegen einstellen. Die Zusammenarbeit von Ärzten und Psychologen ist heute ohnehin obligatorisch. Ergotherapeuten, Sozialarbeiter, Physiotherapeuten und Ernährungstherapeuten zusätzlich ins Boot zu holen, ist von Fall zu Fall durchaus sinnvoll. In Kliniken gibt es feste Behandlungsteams, die sich aus den genannten Berufsgruppen zusammensetzen.

> **Meine Empfehlung:**
> Wenn Sie Ihre Behandlung nicht in einer Klinik durchführen, empfehle ich Ihnen gemeinsam mit Ihrem Arzt oder Therapeuten zu überlegen, ob die zusätzliche Zusammenarbeit mit einer der genannten Berufsgruppen empfehlenswert ist und zu Ihrem Behandlungsplan passt.

Komorbidität schließt die Möglichkeit ein, dass Zwänge und andere Erkrankungen sich gegenseitig bedingen und verstärken. Der Zwang führt fast immer zur Eskalation und verursacht dadurch »versteckte Kosten«, wie die nachfolgend beschriebenen komorbiden Störungen. Die versteckten Kosten sind den meisten Betroffenen nicht bewusst. Diese Erkenntnis steht im krassen Gegensatz zu den Grundmotiven der meisten Betroffenen, die sich erhoffen, durch ihre Zwangshandlungen Sicherheit zu gewinnen und Krankheiten abzuwehren.

Da Zwänge eigentlich sehr häufig, aber nach wie vor recht unbekannt sind, werden sie von den Betroffenen in der Regel verheimlicht. Menschen mit einer Zwangserkrankung möchten gerne der gesellschaftlichen Norm entsprechen, in ihrem Selbstverständnis sind Zwänge ungewöhnlich und peinlich. Da Zwänge häufig gemeinsam mit anderen Störungen auftreten, wird die andere Störung oft in den Vordergrund gestellt und der peinliche Zwang vernachlässigt. Ich empfehle professionellen Helfern einige gezielte Fragen nach Zwängen zu stellen, wenn sie einer der im Folgenden beschriebenen komorbiden Störungen begegnen. Professionelle Helfer werden häufig die Überraschung erleben, dass sich hinter einer dieser komorbiden Störungen eine Zwangsstörung versteckt.

Meine Empfehlung:
Sprechen Sie gegenüber dem Arzt ihres Vertrauens offen über Zwänge. Zwänge üben Einfluss auf viele andere Krankheiten aus, die Ihr Arzt nur dann schnell und zielführend behandeln kann, wenn er das Gesamtbild kennt.

Zwang und Schizophrenie

Obwohl Betroffene genau wissen, dass ihr zwanghaftes Handeln keinen Erfolg verspricht, müssen sie es dennoch tun. Dies ist ein Zustand, der sehr gut durch die Redewendung »Verrückt bei klarem Verstand« beschrieben wird. Betroffene sehen manchmal in der völligen Sinnlosigkeit ihrer Zwänge irrtümlich ein Argument für eine noch schwerere psychische Erkrankung, die Schizophrenie.

Schizophrenie wird heute von Experten als paranoid-halluzinatorische Psychose bezeichnet. Es gibt einen schleichenden Beginn der Schizophrenie in der Jugendphase im Übergang zum jungen Erwachsenenalter der betroffenen Menschen. In einer frühen Phase sind die Symptome der Schizophrenie noch sehr unauffällig. Ängste, Depression, Gedankenabriss, Rückzug und eine herabgesetzte Leistungsfähigkeit, die in der frühen sogenannten Prodromal-Phase einer Schizophrenie zu finden sind, könnten auch im Zusammenhang mit einer harmloseren Lebenskrise stehen. In der akuten Erkrankungsphase der Schizophrenie wird es dann wesentlich deutlicher, es kommt dann zum Beispiel zum Hören von Stimmen oder es entwickeln sich misstrauische Wahnvorstellungen, die sich darauf beziehen, von anderen Menschen verfolgt oder durch andere beeinträchtigt zu werden.

Die falsche Selbsteinschätzung der Zwangskranken, an Schizophrenie zu leiden, wurde durch eine überholte psychiatrische Lehrmeinung bestätigt, in der Zwänge unter den Verdacht gestellt wurden, ein frühes Stadium einer Schizophrenie zu markieren. Diese Meinung und die daraus folgende Schlussfolgerung, dass es gefährlich sei, Zwänge überhaupt zu behandeln, gilt heute als falsch. Experten haben festgestellt, dass der Zusammenhang zwischen Zwängen und einer Schizophrenie sehr gering ist. Zwang und Schizophrenie lassen sich ganz eindeutig mit der Frage nach der »doppelten Buchführung« unterscheiden.

Unter »doppelter Buchführung« verstehe ich die unterschiedliche Bewertung, die Zwangskranke bei sich oder bei anderen Personen vornehmen: Eine Frau wendet die Hygienevorschriften, die ihr Zwang verlangt, nur auf sich und ihren engen Familienkreis an. Sie käme nicht auf die Idee, dass diese Reinlichkeitsregeln in ein Lehrbuch für Hygiene gehören würden. Sie würde auch nicht fremde Menschen von der Richtigkeit ihrer Hygienevorstellung überzeugen wollen.

Dies ist bei schizophrenen Menschen anders, sie sind von der Richtigkeit ihrer Wahnvorstellung fest überzeugt. Zum Beispiel, dass ein Geheimdienst ihnen über eine Fernsehsendung eine Mitteilung machen möchte. Schizophrene kennen keine »doppelte Buchführung«, sondern ihre Wahnvorstellungen und Halluzinationen beanspruchen absolute Gültigkeit. Daher verheimlichen Schizophrene ihre Wahnvorstellungen auch nicht so, wie Zwangskranke es mit ihren Zwangsgedanken und -handlungen tun.

Gut zu wissen!
Der Zusammenhang zwischen Zwang und Schizophrenie ist gering. Sie brauchen keine Angst davor zu haben, dass die Behandlung Ihrer Zwangserkrankung zu einer Schizophrenie führt. Diese frühere Lehrmeinung ist falsch!

Noch vor zwanzig Jahren haben Psychiater nur einen sehr kleinen Teil der Zwangserkrankten in ihren Kliniken oder Praxen kennengelernt. In Wirklichkeit gab es schon damals sehr viel mehr Betroffene, die ihren Zwang einigermaßen mit Arbeit und sozialen Anforderungen vereinbaren konnten, aber aus Scham nicht damit an die Öffentlichkeit gingen.

Zwangserkrankte mit einer sehr schweren Ausprägung und einem sehr langen ungünstigem Krankheitsverlauf konnten ihre Zwänge jedoch irgendwann nicht mehr verheimlichen und benötigten schließlich psychiatrische Hilfe. Da der Zwang bei diesen schweren Verläufen mittlerweile das Leben und Denken völlig beherrschte, war für diese Schwerkranken unter den Zwangskranken auch die Unterscheidung zwischen Zwang und Wirklichkeit, sozusagen die »doppelte Buchführung« verloren gegangen. Psychiater sahen das in früheren Zeiten als wahnhaft an und gaben diesen Zwangskranken fälschlicherweise die Diagnose Schizophrenie. Die dann durchgeführte Behandlung mit Neuroleptika, Medikamente, die eigentlich bei Schizophrenie recht erfolgreich sind, brachten bei den falsch diagnostizierten Zwangserkrankten kaum etwas. Aus dieser frühen Unkenntnis der Experten, gepaart mit der Verschwiegenheit und dem Pessimismus der Zwangsbetroffenen, wurde die Nähe zwischen Zwang und Schizophrenie überbetont. Unter dem Vorzeichen miserabler Behandlungserfolge führte dies Experten zu einer therapeutischen Bankrotterklärung: Zwangserkrankungen galten als nur schwer behandelbar oder eine Behandlung einer Zwangserkrankung beschwöre die Gefahr einer Schizophrenie herauf, die unter dem Zwang schlummere. Dieses schlechte Image des Zwangs gilt von der Seite der Experten heute als überwunden. Ein spätes Echo ist aber noch zu spüren und bekräftigt ärgerlicherweise den Pessimismus der Betroffenen, die an dem Erfolg ihrer Behandlung zweifeln.

Schizophrenie und Zwang treten eher selten gemeinsam auf. Zwänge, die sich in einem mittleren Stadium ihrer Entwicklung befinden, lassen sich von Experten recht gut von einer Schizophrenie unterscheiden, was für die Behandlung, die Prognose und das Selbstverständnis der Betroffenen sehr wichtig ist.

Zwang und Sucht

In meiner Zeit als Therapeut in einer Fachklinik für Abhängigkeitserkrankungen sind mir viele Zwangskranke begegnet, die Alkohol einsetzten, um sich zu entspannen. Das Trinken hatte vorübergehend auch eine Abnahme von Zwangsgedanken und Zwangshandlungen zur Folge. Am nächsten Morgen erwarteten den Betroffenen ein Kater und noch mehr Zwänge, die er nur durch immer mehr Alkohol bekämpfte. Dieser unangemessene Selbsthilfeversuch hat eindeutig mehr Nach- als Vorteile, weil sich der Zwang im Alkohol nicht auflösen lässt und sich der Betroffene neben dem Zwang noch das zusätzliche Problem der Sucht einhandelt.

Eine erhöhte Gefahr süchtig zu werden, besteht jedoch nur für ungefähr die Hälfte der Betroffenen. Die andere Hälfte neigt zur Abstinenz, weil Alkohol die Wahrnehmung von Sicherheit im eigenen Körper beeinträchtigt, was sich für Zwangserkrankte bedrohlich anfühlen kann.

Zwang und Depression

Die Depression ist die häufigste seelische Störung mit einem Anteil von einem Viertel in der Gesamtbevölkerung. Etwa drei Viertel aller Zwangserkrankten leiden im Laufe ihrer Krankengeschichte an einer behandlungsbedürftigen Depression. Es ist ein naheliegender Schluss, Zwangserkrankungen und Depressionen als eine Krankheit zu betrachten. Da aber der überwiegende Teil der Depressiven keine Zwänge ausbildet und auch längst nicht jeder Zwangskranke unter Depressionen leidet, hat sich die Trennung dieser beiden Störungsbilder durchgesetzt, die sehr häufig komorbid auftreten. Pessimismus und Hilflosigkeit sind Komponenten, die der Depression zuzuordnen sind, die aber auch häufig den Fortschritt in der Therapie der Zwangserkrankung hemmen können.

Depressionen werden von den Betroffenen als sehr negativ und belastend wahrgenommen. Wenn sich Depressionen einstellen, weil der Zwang nach einer längeren Entwicklung Konflikte in der Partnerschaft oder am Arbeitsplatz ausgelöst hat, entsteht oft erst der Leidensdruck, der zum ersten Therapeutenkontakt führt. Die Betroffenen verschweigen aber auch hier meistens zunächst ihre Zwänge aus Peinlichkeit: »Wenn ich dem Doktor sage, was meine verrückten Gedanken und Handlungen sind, lässt der mich sicher gleich in eine Irrenanstalt einweisen!« Alleinstehende oder Menschen, bei denen sich die Zwänge als Vermeidung oder mentale Rituale äußern, sind sich ihrer Zwänge als Phänomen oftmals überhaupt nicht bewusst, weil sie teilweise schnell und unsichtbar im Kopf abgewickelt werden.

Marc B. in einer unserer Fallgeschichten (siehe Teil III) beschreibt uns sein Leiden unter Zwängen, die ihm selbst lange kaum bewusst waren, weil sie sich fast ausschließlich im Kopf abspielten. Dass Marc B. neben einer Depression auch unter Zwängen litt, wurde erst in unserer gemeinsamen Therapie aufgedeckt.

Gegen unentdeckte Fälle von Zwangsstörungen hilft eigentlich nur eine umfassende, systematische Befunderhebung, in der alle Störungsbilder, die hier als Nachbarn der Zwangsstörung aufgezählt sind, abgefragt werden. So werden Fehlbehandlungen ausgeschlossen und ein Zwangserkrankter kann direkt die richtige psychotherapeutische und medikamentöse Behandlung erhalten. Aus der Auswahl der verschiedenen antidepressiven Medikamente kann sich der Arzt für die Verschreibung von sogenannten Serotonin-Wiederaufnahmehemmern entscheiden, die neben der stimmungsaufhellenden Wirkung bei Depressionen auch erfolgreich gegen Zwänge einsetzbar sind, weil sie die Fähigkeit zu Entscheidungen verbessern. Außerdem sollte der Patient zu einem Spezialisten für Zwänge, wie spezielle Kliniken oder niedergelassene Verhaltenstherapeuten, überwiesen werden, denn ohne die Behandlung der

Zwänge werden sich auch die Depression und die sonstigen Probleme in der Partnerschaft oder am Arbeitsplatz nicht bessern.

> **Meine Empfehlung:**
> Den Teufelskreis aus Zwang und Sucht sowie den Teufelskreis aus Zwang und Depression können Sie nur durchbrechen, wenn Sie sich zur Behandlung Ihres Zwangs entscheiden.

Zwang, Sozialphobie und andere Ängste

Sich seiner selbst nicht sicher zu sein, ist ein Gefühl, das sowohl bei Zwang als auch bei einer Sozialphobie vorkommt. Etwa die Hälfte aller Zwangskranken hat auch eine Sozialphobie. Dabei handelt es sich um die Angst vor öffentlichen Auftritten, zum Beispiel dem Halten einer Rede, Unbehagen beim Essen in einem Lokal oder Schwierigkeiten beim Durchsetzen eines angemessenen Anliegens. Ein Gruppentraining sozialer Kompetenzen sollte daher obligatorischer Bestandteil der Therapie von Zwangserkrankten und Sozialphobikern sein.

Angstzustände finden wir bei vielen psychischen Störungen, so auch bei Zwängen, Depressionen und Phobien. Tendenziell richten sich Ängste bei Menschen mit Depressionen auf die Vergangenheit, bei Menschen mit sozialer Phobie eher auf konkrete vorgestellte Katastrophen in der Gegenwart oder der Zukunft: Angst vor Versagen, Angst vor Ablehnung und negativer Bewertung.

Die Ängste, die Zwangskranke beschreiben, richten sich dagegen auf eine weniger konkrete, ungewisse Zukunft. Vielleicht könnte eine fehlerhaft angeschlossene Steckdose irgendwann eine Katastrophe auslösen?

Neben solchen Ängsten kennen Zwangskranke auch noch andere Formen negativer Anspannung, die für sie, aber weniger für Sozialphobiker typisch sind: Schuld, Ekel oder ein Gefühl der Unvollständigkeit. Scham ist dagegen ein Gefühl, das sowohl bei der Zwangserkrankung als auch bei der Sozialphobie regelmäßig vorkommt.

Zu den Phobien zählen wir zum Beispiel die Platzangst (Agoraphobie), die Angst vor bestimmten Tieren wie Spinnen und Insekten, die Flugangst und die Höhenangst. Aufrechterhaltender Faktor ist hier die Vermeidung der angstauslösenden Situationen. Durch Vermeidung wird eine vorübergehende Entspannung erreicht, das Problem bleibt aber ungelöst. Die Angst erhält durch die Vermeidung eine zusätzliche Aufwertung. Paul Salkovskis sagt dazu sehr treffend: »The solving is the problem!«, »die Lösung ist das Problem!« Während die Vermeidung das typische Problemverhalten bei Phobien und Angststörungen ist, kommen beim Zwang noch die Tabuisierung des Problems, die Rituale und die Neigung zur Rückversicherung hinzu. Die Vielfalt dieser problematischen Bewältigungsstrategien (Vermeidung, Ritual, Rückversicherung, Sucht …) ist neben der Scham der Betroffenen der Hauptgrund, warum Zwänge von der sozialen Umgebung so lange unentdeckt bleiben und die Betroffenen selbst so lange Zeit benötigen, bis sie aus ihrem Schattendasein heraustreten.

Zwang und Panik

20 Prozent aller Zwangskranken leiden zeitgleich auch unter einer Panikstörung. Zwänge und Panik voneinander abzugrenzen, fällt meistens leicht. Menschen, die allein an einer Panikstörung leiden, haben wahrscheinlich die stärkste Ausprägung von Angst im Vergleich zu Menschen mit Depressionen, Zwängen und Phobien. Panik schließt eine stark ansteigende Angst mit starker körperlicher Beteiligung ein, so dass viele Panikpatienten zunächst an ein körperliches Problem denken und den Internisten oder Kardiologen aufsuchen. Vielfach erscheint es aus der Perspektive Betroffener so, als kämen die Panikattacken aus heiterem Himmel ohne Vorankündigung. Der Leidensdruck ist sehr groß und zwingt meist zu einem schnellen, entschlossenen Handeln. Dies lässt sich daran ablesen, dass Panikpatienten im Vergleich mit anderen Störungsgruppen am schnellsten einen Psychiater oder Psychologen aufsuchen. Der vermeintliche Nachteil einer Panikstörung, nämlich eine starke unausweichliche Angst, hat aber auch einen gewichtigen

Vorteil, den wir im Vergleich mit den Zwangspatienten sehr deutlich sehen.

Bei Zwängen ist die Anspannung milder und den Betroffenen steht eine Vielzahl problematischer Bewältigungsmöglichkeiten zur Verfügung, mit denen sie ihre Anspannungen mehr schlecht als recht in Schach halten können. Dadurch entsteht weniger Druck zu handeln als bei den Panikpatienten, die ihren sehr starken Ängsten kaum entkommen können. Zwangskranke sind im Vergleich mit den vorgestellten Störungsgruppen diejenigen, die am längsten brauchen, bis sie sich professionelle Hilfe suchen. Ist dann nach therapeutischer Odyssee der richtige Therapeut gefunden, findet die Therapie häufig mit »angezogener Handbremse« statt, weil viele Betroffene von ihren »bewährten« Hilfen (Rituale, Vermeidung und Rückversicherungen) in der Bewältigung ihrer Anspannungen nicht so ohne Weiteres lassen wollen.

Zwang und Magersucht

Bei einer Teilmenge zwangskranker Frauen hören wir, dass der aktuellen Phase der Zwänge eine Phase der Magersucht vorausgegangen ist. Bei Männern, insbesondere bei Leistungssportlern, gibt es sicher auch die Kombination aus Magersucht und Zwang. In der Stichprobe aus meiner Praxis tauchte die Magersucht allerdings nur bei Frauen auf.

Die soziale Unsicherheit kennen wir sowohl bei Zwang als auch bei Magersucht. Das zwanghafte Kreisen um das Thema Essen, die Kontrolle der Nahrungszufuhr rücken die Magersucht für mich in eine unmittelbare inhaltliche Nähe zu einer Zwangsstörung. Magersüchtige Frauen und Männer entwickeln eine Körperschemastörung, das heißt, sie halten sich selbst für ekelerregend fett, obwohl sie eindeutig untergewichtig sind. Magersüchtige haben diese Verzerrung der Körperproportionen nur bei ihrem eigenen Körper. Die Proportionen ihrer Mitmenschen können sie meistens ganz gut abschätzen. Die Körperschemastörung bei Magersüchtigen gleicht der »doppelten Buchführung«, wie wir sie bei Zwangsstörungen kennen. Die Bedeutung der »doppelten Buchführung« habe ich im Abschnitt »Zwang und Schizophrenie« vorgestellt.

Zwang und psychosomatische Beschwerden

Dreiviertel aller Zwangserkrankten leiden unter psychosomatischen Beschwerden.[7] Damit sind körperliche Beschwerden gemeint, für die keine organische Ursache gefunden oder bei denen die Schwere der Beschwerden nicht allein durch organische Faktoren erklärt werden kann. Es liegt nahe, den Stress, der durch einen Zwang verursacht wird, für eine Reihe von körperlichen Beschwerden verantwortlich zu machen, unter denen Zwangserkrankte typischerweise leiden. Hier sind vor allem Kopf- und Rückschmerzen sowie Magen-Darm-Beschwerden zu nennen. Diese und noch andere psychosomatische Erkrankungen entstehen wahrscheinlich aus dem erhöhten Spannungsniveau, das im Laufe einer zwanghaften Entwicklung zum Dauerzustand geworden ist.

Hauterkrankungen wie Ekzeme werden direkt durch Waschzwänge und die damit verbundene intensive Belastung der Haut durch Wasser und Seife verursacht. Exzessives Waschen schwächt die natürliche Abwehrfunktion der Haut gegenüber chemischen Fremdstoffen und gegen virale und bakterielle Krankheitserreger. Exzessive Sauberkeit beim Zähneputzen kann zu Verletzungen des Zahnfleischs führen, übertriebene Körperhygiene betrifft vor allem schambesetzte Körperregionen wie Anus, Scheide oder Glied. Hier stellen Hautärzte, Gynäkologen und Urologen häufig Hautschäden fest, die den Betroffenen natürlich peinlich sind.

Meine Empfehlung:
Lösen Sie sich von der Idee, dass Zwänge Sie vor Krankheit schützen. Zwänge verursachen eindeutig mehr Krankheit, als dass sie zur Gesundheit beitragen.

Umgekehrt wird ein Schuh draus: Eine Bewältigung Ihrer Zwänge führt auch zu einer Verbesserung Ihrer körperlichen Gesundheit.

Stress ist ein Lustkiller, daher sind Beeinträchtigungen der Sexualität für Zwangserkrankte recht typisch. Zu den sexuellen Störungen zählen wir die sogenannten sexuellen Funktionsstörungen, dazu gehören Potenzstörungen bei den Männern und Vaginismus beziehungsweise Scheidenkrämpfe bei den Frauen. Diese eigentlich harmlosen Probleme wachsen sich schnell zu hartnäckigen, belastenden Störungen aus, wenn die Betroffenen bei deren ersten Auftreten zur Katastrophisierung und sehr kritischen Selbstbeobachtung neigen, wie es von Zwangserkrankten ja bekannt ist.

Die sexuelle Lustlosigkeit vieler Zwangskranker steht im Zusammenhang mit dem Zuviel an Stress und dem Überwiegen negativer Affekte. Dieser evolutionsbiologisch gesehen sehr sinnvolle Mechanismus sollte verhindern, dass Nachwuchs in Phasen von Konflikten und Belastungen gezeugt wird. In unseren modernen menschlichen Partnerschaften entsteht durch die sexuelle Lustlosigkeit und die sexuellen Funktionsstörungen, die den Zwang begleiten, eine zusätzliche Quelle für Frustration und Konflikte.

Zwang, Persönlichkeitsstile und Persönlichkeitsstörungen

Zwangserkrankungen werden von Laien häufig mit einem zwanghaften Persönlichkeitsstil oder einer zwanghaften Persönlichkeitsstörung verwechselt. Menschen mit einem zwanghaften Persönlichkeitsstil sind sehr sorgfältig und gründlich. Mit dieser Grundhaltung gehen sie die unterschiedlichen Situationen ihres Lebens an. Das ist für sich genommen noch kein Nachteil, weil Sorgfalt in vielen Aufgaben gefordert ist. Wir können auch sagen, dass Menschen mit einer zwanghaften Persönlichkeit auf das Erkennen von Fehlern spezialisiert sind. Eine ausgeprägte Fehlererkennung teilen zwanghafte Persönlichkeiten mit Menschen, die von Psychologen und Psychiatern auch als abhängige, selbstunsichere und emotional instabile Persönlichkeiten bezeichnet werden. Obwohl diese Persönlichkeitsstile recht unterschiedlich in ihrer jeweilig vorherrschenden Thematik sind, ist diesen Stilen eine hohe Komorbidität zur Zwangserkrankung gemeinsam.

Die genannten Persönlichkeitsstile können von sehr großer Einseitigkeit und Festigkeit sein. Experten sprechen als Steigerung eines Persönlichkeitsstils von einer Persönlichkeitsstörung, wenn davon betroffene Menschen in ihrer Persönlichkeit sehr einseitig und festgefahren sind, wenn sie aufgrund dessen in ihrer Umgebung auf deutliche Schwierigkeiten stoßen und nicht flexibel auf wechselnde Anforderungen ihrer Umwelt reagieren können.

Nach der in diesem Buch (siehe Teil II, Kapitel 8) vorgestellten Theorie der Persönlichkeits-System-Interaktionen (PSI-Theorie) von Julius Kuhl[8] spielt ein überaktives »Fehler-Erkennungs-System« die Schlüsselrolle beim Zusammenhang von Persönlichkeitsstilen, Persönlichkeitsstörungen und der Zwangsstörung.

Beginn und Verlauf – Vom Regen in die Traufe?

Zwangserkrankungen werden von Experten mittlerweile zu den häufigsten psychischen Erkrankungen gezählt. In Deutschland und vergleichbar auch in anderen Ländern, wie Finnland, Indien, Ägypten und den USA, wird die Häufigkeit von Zwangsstörungen auf circa 3 Prozent der Bevölkerung geschätzt.[9] Zwänge sind also in anderen Ländern genauso häufig anzutreffen, der Einfluss unserer »deutschen Gründlichkeit« wird hier überschätzt. Betrachten wir Zwänge in unserem Land, so finden wir sie bei Männern und Frauen etwa gleich häufig. Eine annähernde Gleichverteilung des Krankheitsbildes finden wir auch über die verschiedenen sozialen Schichten hinweg – ob arm oder reich, gebildet oder bildungsfern, jeder kann Opfer von Zwängen werden.

Eine deutliche Häufung zeigt sich jedoch innerhalb von Familien. Nicht selten werden Zwänge von der Mutter oder dem Vater an das Kind weitergegeben. Das Kind lernt dabei vor allem durch Zuschauen oder durch eine zwanghafte Form der Erziehung. Auch nicht zwanghafte Eltern können so ihren Kindern zum Beispiel einen Waschzwang antrainieren, wenn sie in der Erziehung ein überhöhtes Maß an Reinlichkeit fordern. Biologisch gesehen wird Zwang jedoch nicht nur durch Zusehen oder Strenge der Eltern gelernt. Durch wissenschaftliche Studien konnte gezeigt werden, dass auch Kinder von »Zwänglern«, die außerhalb des eigenen Elternhauses aufwuchsen, häufig eine Zwangsstörung entwickeln.

Es ist also davon auszugehen, dass die Erbanlagen, frühes Modelllernen und ein strenger Erziehungsstil bei der Entstehung einer Zwangserkrankung eine Rolle spielen können. Der Beginn einer Zwangserkrankung ist folglich meist in der Kindheit und Jugend zu verorten, auch wenn dies den Betroffenen meistens nicht bewusst ist. In diesen Fällen können sich die Betroffenen beim Beginn einer Therapie kaum oder gar nicht mehr an ein Leben ohne Zwang erinnern. Nur in sehr seltenen Fällen kommt es tatsächlich erst zu einem sehr späten Ausbruch einer Zwangserkrankung ohne eine familiäre Vorgeschichte. Gründe dafür können traumatische Ereignisse, wie Gewalttaten, Vergewaltigungen oder Einbrüche, sowie erhöhter Stress aufgrund besonderer Lebensereignisse, wie eine Geburt, der Verlust eines nahen Angehörigen oder eine generelle Überbelastung, sein.

Besonders bei dem frühen Beginn des Zwangs ist die Krankheit am Anfang meist nicht leicht zu erkennen. Sich in der Winter-Grippe-Zeit Sorgen zu um eine Ansteckung zu machen, ist normal, und einmal mehr Händewaschen schadet da bestimmt auch nicht. Und so gewinnt der Zwang von Tag zu Tag mehr Bedeutung, bis schließlich im schlimmsten Fall das Haus aus Angst vor Bakterien nicht mehr verlassen wird und die Haut an den Händen vom stundenlangen Waschen rissig ist.

Wann genau die Vorsicht dann wirklich zum Zwang wurde, kann kaum ein Betroffener im Nachhinein angeben. Doch der Zwang ist da, und was nun?

7. Wenn die Kontrolle über die Kontrolle verloren geht

Kein Mensch ist nach seinem ersten Glas Bier alkoholsüchtig oder nach seiner ersten Zigarette nikotinsüchtig. Nach dem ersten Mal fällt das Aufhören am leichtesten. Wenn nach vielen Jahren tausende Gläser Bier getrunken und tausende Zigaretten geraucht wurden, ist das Aufhören deutlich schwieriger geworden. Es ist ein Stadium erreicht, das wir Sucht oder Abhängigkeit nennen.

Auch Zwänge kommen in der Regel nicht aus heiterem Himmel. Sie entwickeln sich ebenfalls aus bescheidenen Anfängen über viele Jahre hinweg, weil die Betroffenen tausende Zwangshandlungen ausgeführt haben. Wir neigen dazu, süchtigen Menschen selbst die Schuld an ihrer Suchterkrankung zu geben, weil uns schon von Kindesbeinen an eingebläut wurde, welche Gefahren wir durch Rauchen und Trinken zu erwarten haben. Bei Zigaretten finden wir sogar drastische Warnhinweise auf jeder Schachtel.

Bei Zwangserkrankungen ist das ganz anders. Fleiß, Sauberkeit, Ordnung, Sicherheit, Frömmigkeit bilden das Fundament vieler Zwänge. Gleichzeitig sind sie eine Sammlung von Tugenden, die uns unsere Eltern und Lehrer stets angepriesen haben. Niemand käme auf die Idee, uns vor den Risiken dieser Tugenden zu warnen. Und doch kann durch eine übertriebene jahrelange Ausführung von Handlungen, die der Sauberkeit, der Ordnung und der Sicherheit dienen, unbemerkt eine Zwangserkrankung entstehen.

Zwangshandlungen werden durch Anspannung und Zwangsgedanken bekräftigt. Zwangsgedanken und Anspannung fordern wieder neue Zwangshandlungen und bei jeder Drehung dieses Teufelskreises schreitet die Entwicklung schleichend voran.

Beim Erstgespräch beschreiben viele meiner Klienten ihren Zwang nach bestem Wissen als ein zeitlich und thematisch begrenztes Phänomen. Die einführende Erklärung, dass die Zwänge seit wenigen Jahren bestehen, wird nach einigen Explorationen durch die Einsicht überholt, dass die Zwänge vor weit längerer Zeit entstanden sind. Allerdings wird der Zwang meist erst seit kurzer Zeit als störender Fremdkörper wahrgenommen. In schweren Fällen können wir einen Beginn zwanghaften Verhaltens schon ab dem sechsten Lebensjahr feststellen. In der Regel liegt der Beginn einer Zwangsstörung aber später, und zwar im Übergang zwischen der Jugend und dem Erwachsenenalter. Aus einzelnen Bereichen zwanghafter Symptome entsteht im Verlauf von vielen Jahren eine große Vielfalt zwanghafter Erscheinungsformen.

Die bekannten zeitlichen Verlaufsformen teilen sich in zwei etwa gleichgroße Gruppen: Bei einem schubartigen Verlauf wechseln sich Phasen großer Belastung durch Zwänge und Zeiträume relativer Ruhe ab. Die Phasen starker Zwänge werden häufig durch Lebenskrisen wie Scheidungen oder Todesfälle eingeleitet. Ein Drittel zwangskranker Frauen geben Schwangerschaft und Geburt als auslösendes Ereignis an. Verunsicherung durch neue Lebenssituationen beobachten wir auch bei zwangskranken Männern: Typisch verstärkende Ereignisse bei jungen Männern ist der Eintritt in die Bundeswehr, der Zivildienst oder die Aufnahme eines Studiums. Die Geburt eigener Kinder verstärkt ebenfalls auch die Symptomatik bei jungen, zwangskranken Vätern, nicht aber so stark, wie es von zwangskranken Müttern berichtet wird. Ruhephasen mit wenig Zwang stehen dagegen im Zusammenhang mit erlebtem Glück wie Verliebtsein oder einer erfolgreich bestandenen Prüfung.

Dem schubartigen Verlauf gegenüber steht ein Verlaufstyp, der durch eine stetige Zunahme von Zwängen gekennzeichnet wird, ein Zusammenhang mit Belastungen oder entlastenden freudigen Ereignissen ist kaum zu beobachten. Der Anstieg der Zwänge erfolgt über Jahre sehr langsam, daher wird bei diesem Verlaufstyp der Störungscharakter der Zwänge erst sehr spät deutlich. Bei der stetig ansteigenden Verlaufsform ist es noch einmal deutlich wichtiger, durch Distanz- und Motivationsarbeit das Einschränkende und Störende am Zwang für den Betroffenen erlebbar und spürbar zu machen, weil ein Leben ohne Zwang bei diesen Menschen meistens schon viele Jahre zurückliegt. Beim schubartigen Verlauf können zwischen den zwanghaften Phasen und den Ruhephasen nur wenige Monate liegen, die motivierenden Erinnerungen an ein Leben ohne Zwang sind hier meistens noch sehr frisch.

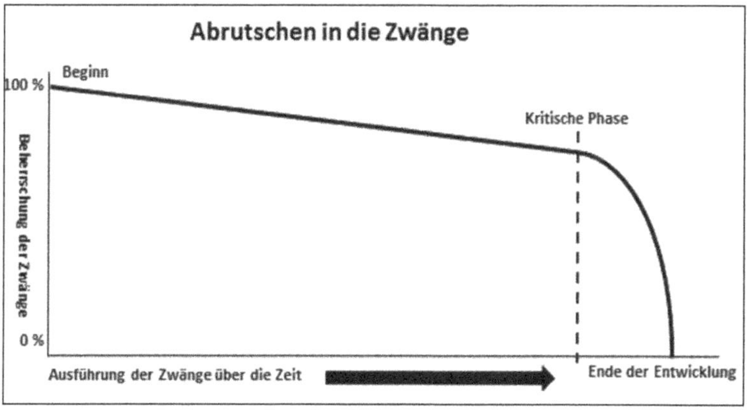

© *Burkhard Ciupka-Schön*

Die Grafik oben beschreibt die Entwicklung von Zwängen als einen zeitlich fortschreitenden Prozess. Beim Beginn oben links wird der erste Zwang ausgeführt. Die ersten Jahre entwickelt sich der Zwang recht unauffällig. Er wird in den Alltag integriert. Menschen mit Zwängen finden sich in Berufen wieder, in denen die zwanghaften Tugenden wie Fleiß, Ordnung und Sauberkeit unabdingbar gefordert und gefördert werden.

In den ersten Jahren können die Betroffenen, die an einem milderen Anstieg ihrer Zwänge leiden, in der Regel noch selbst entscheiden, ob sie ihre Zwänge ausführen. Für das Unterbrechen von Zwängen gibt es zu diesem Zeitpunkt aus Sicht der Betroffenen meistens auch gar keine Veranlassung, weil Vorgesetzte und Familie hierin eher einen Vorteil als eine Belastung sehen. Die Kontrolle über den Zwang nimmt erst langsam ab, bis dann eine kritische Phase erreicht wird, in der der Betroffene die Kontrolle über seinen Zwang immer mehr und mit wachsendem Tempo verliert. Am Endpunkt einer extrem ungünstigen Entwicklung (unten rechts im Diagramm) besteht der gesamte Alltag aus Zwang. Die Entscheidungsfreiheit, ob Zwänge ausgeführt werden, ist auf ein Minimum gesunken. Anders gesagt: Die Kontrolle über die Kontrolle ist verloren gegangen. Neben der Zunahme der Zwangsgedanken und

Zwangshandlungen, die den gesamten Tag ausfüllen, kommt es zu einem sozialen Rückzug, Freunde und Interessen gehen verloren. Das Ende von Partnerschaften und das Ausscheiden aus dem Arbeitsverhältnis sind unumkehrbar geworden und es wird immer schwieriger, in ein altes Leben ohne Zwang zurückzukehren.

8. Urlaub vom Zwang

Zwänge »wachsen« bevorzugt in gewohnten Umgebungen, wie der eigenen Wohnung oder am Arbeitsplatz. Suchen Betroffene fremde Umgebungen auf, führt das häufig zu einer kurzen Phase der Ruhe vom Zwang. An einem Ferienort wird häufig auch ein erlösender »Urlaub vom Zwang« erlebt. Diese Erfahrung machen vor allem Betroffene, die in ihren eigenen vier Wänden horten, sammeln, ordnen und kontrollieren. Betroffene mit aggressiven, moralischen und religiösen Zwangsgedanken kennen diesen Effekt weniger ausgeprägt. Bei Verschmutzungszwängen kann der Ekel in einer fremden Umgebung sogar zunehmen.

Aber auch beim Urlaub vom Zwang kann sich am Urlaubsort ein neuer Zwang mit neuen Themen bilden, wenn Betroffene nicht aktiv gegensteuern. Der Effekt »Urlaub vom Zwang« kann therapeutisch sehr nützlich sein. Betroffene können nach langer Zeit, in der der Zwang ihr Leben vollständig eingekreist hat, wieder einmal die Erfahrung von Freiheit machen und spüren, dass ein Leben ohne Zwang mit Genuss und Entspannung möglich ist. Manchmal können wir so Hoffnung wecken, die der Therapie Motivation und Auftrieb gibt.

Bei stationären Behandlungen finden wir ähnliche Effekte: War der Zwang in der vertrauten Wohnung noch unerträglich, bietet die Klinik weniger Reize, die zum »Zwängeln« auffordern. Daher sind die ersten Tage in der Klinik häufig überraschend ruhig. Auch die Aufmerksamkeit von Personal und Mitpatienten, die versteckte Zwänge entdecken könnten, veranlasst Betroffene dazu, ihre zwanghaften Impulse zu unterdrücken. In Extremfällen ist dieser Effekt so groß, dass diese Betroffenen in der Klinik kaum Zwänge zeigen. Dies ist aber eher hinderlich, weil nur mit dem Vorhandensein von Zwängen die Durchführung von Expositionen möglich ist. Bei ausgeprägtem »Urlaub-vom-Zwang-Effekt«, das heißt, bei einem Zwang mit starkem Bezug zum Wohnort, wie dies bei Kontrollzwängen und Hort- und Sammelzwängen gegeben ist, empfiehlt sich eine Behandlung mit Reizkonfrontation am Wohnort mit Hilfe eines ambulanten Verhaltenstherapeuten, der auf Zwangserkrankungen spezialisiert ist. Im Großem und Ganzen ist aber die Reizkonfrontation in einer spezialisierten Klinik effektiver, wenn der Wohnort eine untergeordnete Rolle spielt. Der Vorteil einer Spezialklinik liegt in einer konzentrierten Behandlung, ohne die Ablenkungen des Alltags und mit einem vielseitigen Behandlungskonzept, das durch Angebote wie Gruppen- und Einzeltherapie, Ergo-, Kunst- und Physiotherapie mehr Möglichkeiten eröffnet.

9. Vielfalt oder Einheit der Zwangserkrankung?

Zwänge neigen dazu, sich immer weiter auszubreiten. An neuen Orten und bei der Verrichtung neuer Aufgaben bilden sich neue Zwänge. Dieser Effekt wird in Expertenkreisen »Generalisierungseffekt« genannt. Ähnlich, wie wenn ein Stein ins Wasser geworfen wird, breitet sich die ursprüngliche Welle des Zwanges weiter aus und wird immer größer, bis beinahe das komplette Leben des Zwangserkrankten betroffen ist und selbst wichtige Aktivitäten wie Einkaufen, Geselligkeit oder Arbeiten nicht mehr möglich sind.

Betroffene berichten, dass sie sich in Therapie- oder Selbsthilfegruppen durch Berichte der anderen Gruppenmitglieder über deren Zwänge innerlich gedrängt fühlen, deren Zwänge zu kopieren. Es macht aber keinen Sinn, den Kontakt mit anderen Betroffenen in einer Gruppe zu vermeiden, um sich nicht einen neuen Zwang einzufangen. Zwänge übertragen sich nicht wie eine Grippe. Auch das Vermeiden von neuen Orten und Aufgaben verhindert nicht die Generalisierung. Genau das Gegenteil ist der Fall. Dieses Vermeiden führt langfristig sogar zu einer Verstärkung des »Zwängelns«.

Hilfreich ist nur der klare Entschluss, den Versuchungen des Zwangs nicht nachzugeben. Besonders diese neuen Zwänge bieten sich für diesen Widerstand an, da sie noch nicht so eingeschliffen und gewohnt sind wie Zwänge, die schon Jahre bestehen. Edgar Mannhaupt erzählt uns seine Geschichte am Ende des Buches (Teil III). Herr Mannhaupt ist seit mehreren Jahren Ansprechpartner für die Selbsthilfegruppe Zwangserkrankung in Krefeld und berichtet uns über Erfahrungen in seiner Gruppe, die sich wiederholen: Die Angst vor »Ansteckung« am Zwang des anderen ist aber wenig begründet, wenn die Betroffenen gegensteuern.

Viele Betroffene sehen ihr Leiden vorrangig in sich aufdrängenden Zwangsgedanken. Beispielsweise erschreckt sich eine junge Mutter über ihren Gedanken, ihr niedliches hilfloses Baby an die Wand zu schlagen, obwohl sie dieses Kind über alles liebt. Zwangshandlungen hingegen lösen bei den Betroffenen häufig ein Gefühl der Fremdheit und des Unbehagens aus. Exzessives Waschen erfordert Stunden des Tages, kann schmerzen und die Haut massiv reizen. Verbrauchtes Wasser bei einem Waschzwang hat in Einzelfällen schon tausende von Euro verschlungen. Handelt es sich um verschiedene Störungsbilder, wenn einige Betroffene unter ihren Zwangsgedanken und andere unter ihren Zwangshandlungen leiden?

Laut ICD gibt es eine Diagnose für Zwangsgedanken, die für sich allein stehen, und eine eigene Diagnose für Zwangshandlungen. Als Drittes gibt es die Kategorie Zwangsgedanken und Zwangshandlungen gemischt.

Betroffene, bei denen Zwangsgedanken im Vordergrund stehen, äußern häufig die Befürchtung, dass ihre Aussichten auf eine erfolgreiche Therapie wesentlich geringer seien, als bei Menschen, bei denen die Zwangshandlungen im Vordergrund stehen. Diese Befürchtung kann schnell zu einer selbsterfüllenden Prophezeiung werden. Nach meiner langjährigen Praxis kann ich keine wesentlichen Unterschiede in den Erfolgsaussichten erkennen, egal ob die Zwangsgedanken oder die Zwangshandlungen im Vordergrund stehen.

Gut zu wissen!

Zunächst erscheinen Ihnen Zwänge in verwirrender Vielfalt. Doch hinter den Zwängen steckt eine einheitliche Struktur aus Zwangsgedanken, negativer Anspannungen und Zwangshandlungen. Dies zu wissen, kann es Ihnen erleichtern, den Zwang zu bewältigen.

Es wird von Betroffenen nach Selbsthilfeliteratur gefragt, die sich entweder nur auf Zwangsgedanken oder nur auf Zwangshandlungen bezieht. Nur die Hälfte der Betroffenen geben an, unter einer Mischung aus Zwangsgedanken und Zwangshandlungen zu leiden. Es entsteht der falsche Eindruck, dass wir es hier mit drei eigenständigen Störungsbildern zu tun haben. Doch ist diese Trennung wirklich hilfreich?

Ist es sinnvoll, eine eigene Selbsthilfegruppe für Menschen zu gründen, die zum Beispiel einen religiösen Zwang haben, und sollten Menschen mit anderen Zwängen hier ausgeschlossen sein? Erfordern Zwangsgedanken, Zwangshandlungen, Wasch- und Kontrollzwänge völlig unterschiedliche therapeutische Strategien? Ist es richtig, dass gewisse Zwänge besser behandelbar sind als andere?

Wie oben gesagt, weiten sich Zwänge aus. Was als Waschzwang begonnen hat, kann sich zum Gedankenzwang entwickeln. Meines Erachtens sollten Zwänge als etwas Einheitliches gesehen werden.

Natürlich muss eine Therapie auf die Anforderungen jedes Einzelfalles genau zugeschnitten sein. Eine grundsätzlich verschiedene Therapie für Betroffene mit Zwangsgedanken im Vergleich zu Betroffenen mit Zwangshandlungen ist aber nicht sinnvoll. In meiner langjährigen Praxis habe ich stets die Kombination und das Zusammenwirken von Zwangsgedanken und -handlungen innerhalb einer Person gesehen. Oft steht zwar eins von beiden im Vordergrund des Leidens, bei einem genauen Hinsehen stellt man aber stets fest, dass beide Aspekte vorhanden sind.

10. Sind Zwänge wirklich unüberschaubar?

Zwangsgedanken können blitzschnell und völlig automatisiert ablaufen. Sie sind den Betroffenen gar nicht als Zwangsgedanken bewusst. In diesem Fall ist eine aufmerksame Beobachtung erforderlich, um schnelle, flüchtige Gedanken als Zwangsgedanken zu erkennen. Die einfachste Form eines Zwangsgedankens ist die Angst vor einer negativen Anspannung und der Wunsch diese Anspannung unbedingt zu vermeiden. Diese minimale Form eines Zwangsgedankens können wir bei einer Zwangserkrankung stets beobachten. In anspruchsvollen Fällen können sich komplexe Ketten von Zwangsgedanken entwickeln wie: »Wenn ich den Herd nicht kontrolliere, brennt das Haus ab. Dann sterben hier alle Menschen im Haus. Dann werde ich verurteilt und lande im Gefängnis. Wenn ich im Gefängnis bin, werde ich total verzweifelt sein.« Und so weiter.

Es gibt viele Beispiele solcher Ketten von Zwangsgedanken. Oft fallen Zwangsgedanken aber viel einfacher aus und erfüllen auch in der schlichten Form ihren unheilvollen Zweck der Verunsicherung und Spannungssteigerung. Auch die völlige Ablehnung negativer Anspannung zähle ich als einen vollwertigen Zwangsgedanken. Der Kern eines Zwangsgedankens ist, dass er die Anspannung steigert, auch wenn er recht einfach aufgebaut ist.

Sehr leicht werden mentale Rituale, also Handlungen, die ausschließlich in Gedanken vollzogen werden, mit Zwangsgedanken verwechselt. Mentale Rituale aber haben die Aufgabe, Spannung zu verringern. Daher werden sie zu den Zwangshandlungen gerechnet. Manche der Betroffenen glauben, sie könnten ihre negative Anspannung ausschließlich mit unsichtbaren Tabus in Schach halten, zum Beispiel der Vermeidung öffentlicher Toiletten. Oder sie bitten Angehörige um Rückversicherung, ob der Herd auch wirklich aus ist oder ob die Toilette auch wirklich sauber ist, weil sie die Unsicherheit unerträglich finden. Da sowohl Tabus als auch

Rückversicherungen der Spannungsminderung dienen, zählen beide zu den Zwangshandlungen.

Alle drei Aspekte, also die negative Anspannung, Zwangsgedanken und Zwangshandlungen, gehören erfahrungsgemäß zu jeder Zwangserkrankung. Daher halte ich es in den allermeisten Fällen für sinnvoll, bei der Diagnose eine Kombination von Zwangsgedanken und Zwangshandlungen in den Blick zu nehmen.

Zwangskranke jedweden Typs entwickeln bei der Begegnung untereinander schnell ein Gefühl der Zusammengehörigkeit und Vertrautheit, was beim Zusammentreffen mit »gesunden« Menschen in der Regel nicht geschieht. Auch im Kontakt mit Menschen, die unter Depressionen oder Ängsten leiden, verhalten sich Menschen mit einer Zwangsstörung wieder scheu und verbergen ihre Zwangssymptomatik, da sie ihr Problem im Vergleich mit dem Problem der anderen als besonders peinlich empfinden.

Auch dieses Zusammengehörigkeitsgefühl zwangskranker Menschen, deren Zwänge völlig unterschiedlichen Themen folgen, stellt für mich ein starkes Argument dar, eher die Gemeinsamkeiten als die Unterschiede bei Zwangserkrankungen zu betonen.

In der Forschung und in den Medien stoßen wir immer wieder auf Wasch- und Kontrollzwänge, weil sie so plakativ darstellbar sind. Wie beschrieben, findet sich darüber hinaus aber eine verwirrende Vielfalt von weiteren Ausgestaltungen einer Zwangsstörung (zum Beispiel religiöse Zwänge, Symmetriezwänge, aggressive Zwangsgedanken usw.). Dies macht eine Anpassung der therapeutischen Strategie notwendig. Letztlich überwiegen aber die Gemeinsamkeiten im Vergleich zu den Unterschieden. Damit lässt sich auch, mit etwas Kreativität, für jeden Typ ein Szenario für eine Reizkonfrontation entwickeln.

Ich möchte es noch deutlicher sagen: Es ist ziemlich egal, welcher Zwang und welche Ausgestaltungsform eines Zwanges vorliegt! Die Betonung der oberflächlichen Merkmale eines Zwanges ist eine Sackgasse und sollte überwunden werden!

Dazu folgender Hinweis:
Zwangserkrankte fordern in der Therapie eine klare Stellungnahme des Therapeuten und ein Ernstnehmen des vorgetragenen Problems:

- Menschen mit religiösen Zwängen fragen zum Beispiel gerne, ob ihr Therapeut auch ein gläubiger Mensch sei. Sie neigen dazu, ungläubige Therapeuten abzulehnen, auch wenn diese viel Erfahrung mit Zwangserkrankungen haben.
- Menschen mit einem Waschzwang achten sehr auf die hygienischen Verhältnisse in einer Praxis.
- Menschen mit zeitintensiven Kontrollzwängen erwarten, dass der Therapeut ihre zwangsbedingten Verspätungen akzeptiert.

Wenn der Therapeut Pech hat, steckt er bei der Akzeptanz dieser Forderungen in einer zwanghaften Falle, aus der er so schnell nicht wieder herauskommt. Aber gleich zu Beginn auf die Beliebigkeit der »Oberfläche« eines Zwanges aufmerksam zu machen, mit der Aussage, dass es egal sei, welche Zwänge man habe, verzeihen die Betroffenen meist auch nicht.

Erst ein gutes Vertrauensverhältnis zum Therapeuten ist die Voraussetzung dafür, dass Betroffene die Aussage, dass es viele Gemeinsamkeiten innerhalb der Zwangserkrankungen gibt, akzeptieren. Je besser der Therapeut durch seine Kenntnis der Elemente und der Funktionen eines Zwanges seine Kompetenz beweist, desto eher vertraut der verunsicherte Betroffene seinem Therapeuten und folgt ihm auf einem schwierigen Weg. Es geht also nicht darum, die verschiedenen Ausgestaltungsformen des Zwangs in den Vordergrund zu rücken. Das wichtigste Kriterium für eine erfolgreiche Therapie ist vielmehr die Qualität der Therapiebeziehung sowie die Erfahrung und die Kompetenz des Therapeuten bei Zwangsstörungen. Und natürlich die Motivation des Betroffenen, dem Zwang die Stirn zu bieten!

Zwänge erscheinen an ihrer Oberfläche also in einer verwirrenden Vielfalt, betrachten wir aber die dahinterstehende systematische Struktur, die wir im folgenden Kapitel »Der Teufelskreis des Zwanges« finden, tritt eine überraschende Einheitlichkeit hervor, die unser Verständnis deutlich erleichtert:

Gut zu wissen!
Es kommt weniger auf die jeweilige Ausgestaltung, sondern mehr auf die einheitliche Struktur des Zwangs an. Zu jedem Zwang gehören ein Zwangsgedanke, eine negative Form von Anspannung und eine Zwangshandlung!

11. Der Teufelskreis des Zwangs

Schauen wir uns an einem konkreten Beispiel an, wie die einzelnen Elemente »Zwangsgedanken«, »Zwangshandlungen« und »Anspannung« zusammenhängen und sich gegenseitig aufschaukeln.

Therapieneulinge beschreiben ihren Zwang als einen konturlosen Matschball, ohne eine erkennbare Struktur. In einer guten Therapie lernen Klienten die einheitliche Struktur ihres Zwangs kennen, die hinter der verwirrenden, vielfältigen Oberfläche steht. Versteht der Klient, wie sein Zwang funktioniert, fällt es ihm etwas leichter, in das Räderwerk des Zwangs mit Erfolg einzugreifen.

Fallbeispiel

Frau H. berichtete, dass sie unter einem *Zwangsgedanken* leide, der besagt, dass ihre kleine Tochter, sie selbst oder ihr Ehemann von Zecken befallen werden könnten und dass sie an Borreliose oder einer Hirnhautentzündung erkranken könnten. Dieser Zwangsgedanke löste bei Frau H. eine negative *Anspannung* aus, die sich in der Form von Angst und Ekel äußerte.

Ursprünglich entwickelte Frau H. *Zwangshandlungen* oder auch *Rituale*, die aus exzessiven Kontrollen nach Zecken und ritualisiertem Händewaschen bestanden. Exzessiv heißt, dass die Zwangshandlungen mehrere Stunden täglich vollzogen wurden. Ritualisiert heißt, dass Waschen, Kontrollieren in einer strengen Reihenfolge abliefen. Wurde das Ritual in seiner Abfolge gestört, musste es wieder von vorne beginnen, bis sich in erlösender Weise das Gefühl des »Richtig-Seins« einstellte. Das zwanghafte Waschen führte bei Frau H. zu einer kurzfristigen Beruhigung. Langfristig wurde die gesamte Idee »Zecke und Borreliose« durch jedes zwanghafte Waschen erneut bekräftigt und mit immer neuer Bedeutung aufgeladen. Es war kein Ende ihres Waschzwangs in

Sicht, obwohl Frau H. wusste, dass sie die Gefahr durch Zecken überschätzte und die Waschhandlungen in der ritualisierten Weise ihres Zwanges keinen realen Schutz vor Infektionen boten. Es stellte sich ein eher magisches Gefühl des Geschütztseins ein, das sich in der Realität als Illusion erwies. Es war sogar das Gegenteil der Fall: Durch das exzessive Waschen wurde die Haut dünn und es wurden zusätzliche Zugangswege für Erreger eröffnet.

In ihrer Not schilderte Frau H. ihr exzessives Händewaschen, das Stunden des Tages ausfüllte, in zurückhaltender, untertreibender Weise dem Kinderarzt ihrer Tochter, der selbstverständlich keine Ahnung vom exzessiven, zwanghaften Waschen von Frau H. hatte. Im naiven Vertrauen, hier eine hygienebewusste, verantwortungsvolle Mutter vor sich zu haben, bekräftigte der Kinderarzt ungewollt das Zwangsverhalten durch den Satz: »Händewaschen? Das kann man als Mutter doch gar nicht häufig genug tun!«

Frau H. bemerkte schließlich, dass die Äußerung des Kinderarztes ihre Verunsicherung nur kurzfristig gelindert hatte. Langfristig steigerte Frau H. ihr Waschverhalten durch ihren Glauben an die Gültigkeit der Äußerung bis zur Unerträglichkeit. Frau H. machte für die Zuspitzung ihrer Zwänge den unbedachten Arzt verantwortlich und wechselte schließlich zu einem anderen Kinderarzt.

Häufig werden bei Zwängen kompetente Autoritäten wie Seelsorger, Anwälte oder Ärzte befragt. Spätestens dann, wenn Zwangskranke immer wieder die gleiche Frage stellen, auf die der Experte immer wieder die gleiche Antwort geben muss, sollte er stutzig werden. Experten werden schnell unbemerkt in ein System zwanghafter Rückversicherungen integriert und selbst Psychologen und Psychiater sind nicht vor diesen Attacken des Zwangs gefeit. Manche Betroffenen berichten, dass sie sich vorher auf einer therapeutischen Odyssee befunden haben. Einige der Behandler, denen sie auf ihrem Weg begegnet seien, ließen sich ahnungslos in zwanghafte Rückversicherungsfragen verwickeln und gaben bereitwillig Antwort auf immer wieder die gleichen Fragen, was die Stärke der

Zwänge schließlich bekräftigte. Auch das Internet mit seinem schier unerschöpflichen Schatz an Informationen bietet sich für Rückversicherungsfragen an und sollte von Betroffenen daher nur wohldosiert genutzt werden.

Rückversicherungen werden jedoch am meisten bei den nächsten Angehörigen eingeholt, die durch den Zwang derart belastet sind, dass sie bald selbst professionelle Hilfe brauchen. Häufig sind es die genervten Angehörigen, die Druck machen, damit Betroffene eine Therapie beginnen.

> Frau H. holte sich vor allem von ihrem Ehemann Rückversicherungen, der ihr versicherte, nun sei es genug, sie habe sich gut gewaschen und habe genug kontrolliert. Die Rückversicherungen des Ehemannes brachten zunächst eine Erleichterung und Zeitersparnis. Der vermeintliche Vorteil hielt aber nicht lange an, weil Frau H. ihren Ehemann zunehmend mit Rückversicherungsfragen belastete und weil auch die Rückversicherungen die Richtigkeit des Zwangssystems »Zecke / Borreliose« nie infrage stellten.

Wiederkehrende Fragen an Angehörige nenne ich ebenfalls *Rückversicherungen* und zähle sie zu den Zwangshandlungen, weil sie, ähnlich wie das Waschen und andere Zwangshandlungen, eine kurzfristige Beruhigung, langfristig aber eine Aufwertung des Zwangsgedankens bewirken. Gerade bei dem Thema Rückversicherungen sollten nahe Angehörige in die Therapie mit einbezogen werden. Es ist nachgewiesen, dass wohlwollende Angehörige, die aus dem Zwangssystem aussteigen und Rückversicherungen verweigern, die Prognose einer Genesung von Zwangserkrankten deutlich verbessern können. Nach Möglichkeit sollte ein Betroffener mit seinem Angehörigen die Vereinbarung treffen, dass der Angehörige sich nicht in das Rückversicherungssystem einbinden lässt. Je früher sich Angehörige von den geforderten Rückversicherungen des Zwanges abgrenzen, desto größer ist die Aussicht auf Erfolg.

Meine Empfehlung:
Treffen Sie mit Ihren Angehörigen eine Vereinbarung, dass diese sich nicht in Ihr Zwangssystem einbinden lassen. Angehörige sollten dazu angehalten werden, Vermeidung und Rituale nicht zu unterstützen und vor allem keine Rückversicherungen zu geben.

Neben Ritualen und Rückversicherungen entwickelte Frau H. immer mehr Formen von *Tabus und Vermeidungstendenzen.* Auch hier zeigte sich also die typische dritte Stufe in der Abfolge von Zwangshandlungen: Trotz ihrer Naturverbundenheit gab Frau H. das Campen, Fahrradfahren und viele ihrer naturnahen Interessen auf, um einen Kontakt mit Zecken beziehungsweise Borreliose-Erregern zu verhindern.

Die Verlagerung von Zwangsritualen des Waschens in Richtung Tabu und Rückversicherung, wie es bei Frau H. zu beobachten war, hat den vorher sichtbaren Zwang nun in unsichtbare Zwangsgedanken und Zwangshandlungen verwandelt. Experten bezeichnen diesen Prozess als Symptomverschiebung. Symptomverschiebungen können auch in ganz neue zwanghafte Richtungen gehen. Beispielsweise kann sich ein Kontrollzwang in Richtung Waschzwang verschieben. Tendenziell kommen Symptomverschiebungen bei zwanghaften Kindern und Jugendlichen häufiger vor, bei Erwachsenen ist dagegen eher eine Stabilisierung der zwanghaften Themenbereiche zu erwarten. Betroffene, die einer geregelten Arbeit nachgehen, unterdrücken sichtbare Zwangsrituale zugunsten von unsichtbaren Gedankenritualen, um nicht von Kollegen gesehen zu werden. Zu Hause in der eigenen Wohnung wird dann aber auch eine Vielzahl sichtbarer Rituale entwickelt. Je mehr die Zeit in den eigenen Wänden durch Krankheit, Arbeitslosigkeit oder Berentung zunimmt, desto mehr verschieben sich Zwangshandlungen vom mentalen in den sichtbaren Bereich.

12. Kosten und Nutzen von Zwängen

»Mensch, so habe ich das noch nie gesehen!« Therapeuten hören diese Aussage ihrer Klienten gerne, weil sie wissen, dass gerade etwas sehr Wertvolles klar geworden ist und die Therapie einen wesentlichen Fortschritt erzielt hat. Eine besonders positive Verblüffung erzielt der Effekt der »doppelten Rückkopplung«, der von jeder Zwangshandlung ausgeht. Doppelte Rückkopplung bedeutet, dass jede Zwangshandlung einen kurzfristigen Beruhigungseffekt hat, dem aber unauffällig eine weitere Verunsicherung und Aufwertung des abwegigen Zwangsgedankens folgt.

> Frau H. bekam von mir die Hausaufgabe, die Vor- und Nachteile ihrer Zwangshandlungen zu notieren. »Als Vorteil ist mir sofort die unmittelbar wirkende Beruhigung meiner Zwangshandlungen klar geworden. Bei den Nachteilen musste ich zunächst passen, dafür hat mir mein Ehemann verschiedene Nachteile aufgezählt. Mein Ehemann wies mich auf die Belastung unserer Beziehung hin, weil ich ihn mit extremen Hygienevorschriften nerve und ständig Rückversicherungen von ihm fordere. Dass der Sex in unserer Partnerschaft durch Zwangshandlungen zurückgegangen ist, habe ich an die Seite gedrängt. Mein Mann ist der Meinung, dass viele unserer Freunde längst gemerkt haben, dass irgendetwas bei uns nicht stimmt und dass diese aufgrund der wahrgenommenen Anspannung sich kaum noch trauen, uns zu besuchen. Mittlerweile habe ich durch meine Zwänge viele Hobbys aufgegeben, was sich ebenfalls auf unsere Kontakte nachteilig auswirkt. Schließlich beobachtete mein Mann, dass ich meine Anspannung auf unsere Tochter übertrage und dass auch unsere Tochter Zwangshandlungen ausführt. Auf jeden Fall möchte ich unsere Tochter vor Zwängen schützen!«

Den schnell eintretenden Beruhigungseffekt einer Zwangshandlung kennt jeder Betroffene. Diesem Gewinn stehen auf der anderen Seite sehr viel höhere Kosten gegenüber, die für die meisten Betroffenen nicht transparent sind.

Zwei Aspekte bewirken, dass der geringfügige Nutzen eines Zwangs, die schnelle Beruhigung, dennoch eine beherrschende Rolle gegenüber den immensen Kosten einnimmt:

- Der Nutzen kommt sofort, während die Kosten eines Zwanges erst mit einer zeitlichen Verzögerung spürbar werden. In der Lernpsychologie gibt es eine Regel, die besagt, dass kurzfristige Konsequenzen unser Verhalten sehr viel stärker bestimmen als langfristige Konsequenzen. Da die Beruhigung durch eine Zwangshandlung eine sehr kurzfristige Konsequenz ist, bekommt sie einen beherrschenden Stellenwert.
- Die meisten Kosten, die Zwänge verursachen, wie die Aufwertung des Zwangsgedankens durch Rituale, Tabus und Rückversicherungen, die Vereinsamung, die komorbiden Erkrankungen und vieles mehr, sind den Betroffenen einfach nicht bewusst.

Eine gute Therapie sollte nach diesen versteckten Kosten forschen und über die bekannten Kosten aufklären. Angehörige liefern hier viele wertvolle Hinweise. Aber auch Therapeuten, die viel mit Zwangserkrankten arbeiten, kennen in der Regel diese versteckten Kosten, sowohl aus der wissenschaftlichen Literatur als auch aus der vielfältigen Erfahrung mit ihren Klienten.

Einen Kostenpunkt, den Zwangshandlungen immer wieder verursachen, ist die Aufwertung des Zwangsgedankens. Das bedeutet: Nach einer kurzen Beruhigung im Anschluss an die ausgeführte Zwangshandlung werden der Zwangsgedanke und die Anspannung, die der Gedanke verursacht, sogar noch verstärkt. Dies ist genau das Gegenteil von dem, was sich die Betroffenen von der Ausführung ihrer Zwangshandlungen versprochen haben.

Weitere typische Kosten von Zwangshandlungen sind die Zunahme und Generalisierung verschiedener negativer Emotionen wie Scham, ein zunehmendes Verbergen der Zwänge, damit verbunden ein sozialer Rückzug und eine Verarmung der Interessen.

Auch das Auftreten von komorbiden Krankheiten, von Konflikten und ständigem Zeitdruck, von Kritik durch Kollegen und Vorgesetzte sind nur einige Beispiele von vielen weiteren Nachteilen, die Stress und Frustration immer weiter anschwellen lassen. Paradoxerweise wird dies mit immer mehr Zwangshandlungen beantwortet. Der wichtigste Grund dafür, dass sich Zwänge so hartnäckig und stabil entwickeln, ist wahrscheinlich die Tatsache, dass die Kosten des Zwangs in ihrem Ursache-Wirkungs-Zusammenhang gar nicht erkannt werden.

Gut zu wissen!
Jede Zwangshandlung wirkt nur kurzzeitig beruhigend. Die Kosten, die Zwangshandlungen durch Verunsicherung und Beeinträchtigung der Gesundheit verursachen, sind viel größer als der Nutzen.

Weil die Kosten später wirken und kaum erkannt werden, wachsen sie enorm an.

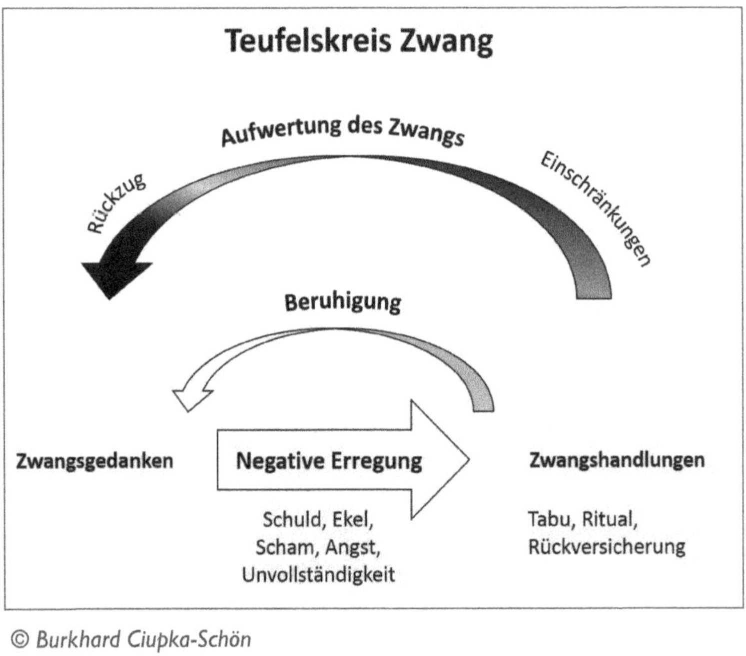

© *Burkhard Ciupka-Schön*

Zwangsgedanken	**Negative Erregung**	**Zwangshandlungen**
Beispiel: »Meine Tochter könnte von einer Zecke befallen werden und dann an Borreliose erkranken. Das wäre schlimm, weil diese Krankheit unheilbar ist. Ich hätte als Mutter versagt. Wenn meine Tochter, mein Mann und ich an Borreliose erkranken würden, dann wäre dies eine **Katastrophe**!«	Beispiel: Es entwickeln sich **Schuldgefühle**, das eigene Kind nicht gut genug geschützt zu haben vor der Bedrohung durch den Erreger der Borreliose, **Ekel** bei der Begegnung mit Gräsern und Sträuchern, in denen eventuell Zecken sitzen. Ein Gefühl der **Unvollständigkeit**, wenn Waschrituale nicht in der »richtigen« Weise ausgeführt wurden.	Beispiel: Eingesetzt werden: **Rituale**, das heißt: Exzessives Waschen und Kontrollieren in genauer, bewusst beobachteter Reihenfolge, **mentale Rituale**: Sehr genaues Hinschauen, als wenn das Auge ein Foto macht, **Tabu/Vermeidung**: Alte Interessen in der Natur werden aufgegeben, um das geringste Risiko einer Übertragung einer Borreliose auszuschließen, **Rückversicherung** beim Hausarzt und

Alle drei Formen von Zwangshandlungen, Tabuisierung von bestimmten Dingen, Ritualisierung bestimmter Verhaltensweisen und Rückversicherung, bringen eine schnelle Beruhigung negativer Anspannungen und ein Zurückdrängen der Zwangsgedanken. Doch die Illusion von Sicherheit durch das Ausführen der Zwangshandlungen wird – zeitverzögert – mit einer zunehmenden Verunsicherung erkauft, dass an der völlig abwegigen Idee, von Zecken befallen zu werden und an Borreliose zu erkranken, etwas dran sein könnte. Im Gegenteil, der Zwangsgedanke »Angst vor Zecken und Borreliose« erhält viel Verstärkung und Aufwertung durch stundenlange Wasch- und Kontrollrituale, durch das Opfern vieler Interessen und durch die Belastung für die Familie. Es steckt eine selbst geschaffene Logik darin, dass der riesige Aufwand, den die Betroffene für sich und ihre Angehörigen treibt, dazu führt, dass die Bedeutung des Zwangsgedankens immer weiter zunimmt. Negative Stimmungen durch Zeitdruck, Scham, Kritik und Konflikte, die der Zwang verursacht, Frustrationen durch die Entbehrungen, die der Zwang fordert, bringen zusätzlichen negativen Schwung in den Teufelskreis.

Die therapeutische Arbeit mit dem Teufelskreis und das Aufdecken der dahinterliegenden Gesetzmäßigkeiten bietet den Vorteil einer für alle Zwänge gültigen einfachen Logik, die Betroffene und auch Angehörige sofort verstehen: Alle Zwänge zeichnen sich durch die drei Elemente Zwangsgedanken, Zwangshandlungen und negative Anspannungen aus. Da die negative Rückkopplung überwiegt, entsteht der oben beschriebene Teufelskreis. Wenn Betroffene und Angehörige dieses System durchschauen und damit einen Überblick gewonnen haben, zeigt sich oft eine Erfolgszuversicht und das Gefühl, einem unüberschaubaren Chaos ausgeliefert zu sein, geht zurück.

Teil II
Bewältigung von Zwängen

I. Wie Sie dem Teufelskreis und seinen drei Elementen entkommen

Zwangsgedanken

Zwangsgedanken können nicht unterdrückt werden, im Gegenteil. Fast jeder Betroffene hat längst versucht, seine Zwangsgedanken zu kontrollieren und zu vermeiden.

Glauben Sie mir, es geht nicht! Wenn es Ihnen gelungen wäre, würden Sie als Betroffener dieses Buch nicht in der Hand halten, weil Sie selbst das Zwangsproblem gelöst hätten. Als Kollege hätten Sie auch kein Interesse an diesem Buch, weil es keine Menschen mehr geben würde, die mit Zwängen in Ihre Behandlung kämen.

Hier eine kleine Demonstration. Ist Ihnen schon einmal ein lilafarbener Eisbär begegnet? Nein? Mir auch nicht! Dennoch, versuchen Sie sich einmal einen lilafarbenen Eisbären vorzustellen, riesig groß, mit zotteligem lila Fell, wahrscheinlich riecht der Eisbär auch ein bisschen streng und wenn sich keine Gitterstäbe zwischen Ihnen und dem lilafarbenen Eisbären befinden sollten, empfehle ich Ihnen, sich schleunigst in Sicherheit zu bringen.

Nun meine Aufgabe: Versuchen Sie bitte einmal als Beweis ihrer besonderen geistigen Fähigkeiten eine Minute lang *nicht* an lilafarbene Eisbären zu denken. Was? Das klappt nicht? Bitte geben Sie sich Mühe! Enttäuschen Sie mich nicht. Was, es klappt immer noch nicht?

Ich kann Sie beruhigen, das kann auch nicht klappen. Wir Psychologen nennen das einen Rebound-Effekt. Das heißt, wir Menschen sind nicht in der Lage, beliebige Gedanken einfach abzuschalten. Dies gilt natürlich im besonderen Maße auch für Zwangsgedanken. *Wir haben einfach nicht die Fähigkeit, unsere Gedanken willkürlich zu steuern.* Daraus leitet sich eine der wichtigsten therapeutischen Empfehlungen ab, die wir zwangskranken Menschen geben können:

Meine Empfehlung:

Akzeptieren Sie Ihre Zwangsgedanken ohne Wenn und Aber, egal was der Inhalt Ihrer Zwangsgedanken ist!

Diese Empfehlung wird zu einem frühen Zeitpunkt der Therapie häufig als Zumutung empfunden. Dabei ist den Betroffenen nicht klar, dass ihre aggressiven Zwangsgedanken fast nichts über ihr Verhalten oder ihren Charakter aussagen. Es ist auch nicht so, dass ihre magischen Zwangsgedanken ein Unglück in der eigenen Zukunft oder der von anderen Menschen verursachen. Es ist ein typisch zwanghafter Mythos, dass man seine Gedanken kontrollieren muss, weil sonst eine Katastrophe geschieht. Menschen haben eine natürliche Neigung zwischen ihren Gedanken und ihren Handlungen eine magische Verbindung herzustellen. Aber ich versichere jedem, dass dazwischen keinerlei Zusammenhang besteht und »schlechte Gedanken« nicht zu einem Unglück führen.

Ebenfalls falsch ist die Vorstellung, dass man das, was man denkt, auch in die Tat umsetzt. Eine Frau, die immer wieder den Gedanken hat, dass sie ihr Kind an die Wand schlägt, ist keine schlechte Mutter. Die Tatsache, dass sie das Denken dieses Gedankens erschreckt, ist der beste Beweis dafür, dass sie diesen Gedanken nie umsetzen wird.

»Ich habe gesündigt in Gedanken, Worten und Werken.« Diese Formel, die im katholischen Glauben das Ablegen einer Beichte eröffnet, hat manchen meiner Klienten massiv verunsichert. »Schließt diese Formel für mich ein, das mein Herrgott von mir erwartet, dass ich sogar vollständige Kontrolle über meine Gedanken ausüben muss? Bin ich ein Sünder, wenn ich schmutzige, sündige Gedanken habe?«, fragen sich manche Menschen mit religiösen Zwangsgedanken.

Meine Antwort hierauf lautet: »Ich glaube, dass ein allmächtiger Gott weiß, dass Sie an einer Zwangserkrankung leiden, und dass Gott Ihre Zwangsgedanken mit blasphemischen Inhalten nicht als Sünde wertet!« Die Gebetsformel, mit der ein gläubiger Katholik seine Beichte beginnt: »Ich habe gesündigt, in Gedanken, Worten und Werken!«, halte ich therapeutisch für problematisch, weil dies manchen Gläubigen zu der sehr ungünstigen Überzeugung bringt, dass schon sein blasphemisches Denken eine Sünde sei, auch wenn dieser Gedanke nicht seine persönliche Meinung abbildet. Wie gesagt, befinden sich Menschen, die Gedanken vermeiden wollen, in einer zwanghaften Falle.

> **Gut zu wissen!**
> Als Therapeut habe ich die Meinung, dass Menschen nur die Verantwortung für ihre realen Taten tragen. Gedanken sind keine Sünde!

Eine Verpflichtung zur Kontrolle ihrer Gedanken lehne ich ab, da es sich vor allem bei religiösen und moralischen Zwangsgedanken um einen typischen zwanghaften Mythos handelt.

Es ist eine positiv zu bewertende Folge unseres freiheitlichen Denkens und unserer Fähigkeit, freie Entscheidungen zu treffen, dass wir die unterschiedlichsten Arten von Gedanken haben. Dazu gehören vernünftige und verrückte, gute und schlechte Gedanken.

> **Gut zu wissen!**
> Es hilft Betroffenen zu wissen, dass kein anderer Mensch zugibt, dass er die gleichen verrückten und perversen Gedanken hat wie er selbst. Es ist aber erwiesen, dass auch jeder gesunde Mensch mal verrückte und mal perverse Gedanken entwickelt.

Zwangskranke und »normale« Menschen sind hier völlig gleich. Gesunde Menschen zeichnen sich lediglich dadurch aus, dass sie sich durch ihre verrückten, blasphemischen oder perversen Gedanken nicht irritieren lassen, weil sie wissen, dass sie ohne Bedeutung sind.

Negative Anspannungen

Zunächst bitte ich Sie zu akzeptieren, dass alle Ihre Gefühle gut und wichtig sind. Ob Sie nun glauben, dass Ihre Seele und Ihr Körper von Gott geschaffen sind, oder ob Sie annehmen, dass Ihre

Seele und Ihr Körper aus einem evolutionären Entwicklungsprozess hervorgegangen sind: Es ist einfach beeindruckend, wie Körper und Seele auf wunderbare Weise vortrefflich funktionieren. Jedes unserer Gefühle hat einen Sinn und erfüllt einen Zweck. Niemand käme auf die Idee, nur noch auf dem rechten Bein zu hüpfen, weil ihm sein linkes Bein nicht gefällt. Aber Gefühle, die einem nicht gefallen, will man gerne loswerden. Meine Empfehlung an Betroffene:

> **Meine Empfehlung:**
> Bitte akzeptieren Sie alle Ihre Gefühle! Auch wenn Sie es unzumutbar finden, sogenannte negative Gefühle wie Ekel oder Scham zu akzeptieren, ist es sehr wichtig, sich auf diese Gefühle einzulassen!

Wir haben uns angewöhnt, Gefühle wie Liebe, Mitgefühl oder Interesse zu den erwünschten positiven Gefühlen zu zählen. Aggression, Ärger, Trauer und Langeweile zählen wir zu den negativen Gefühlen und diese möchten wir vermeiden. Als überhaupt nicht tolerierbar werden die Gefühle Ekel, Scham, Schuld, Angst und Unvollständigkeit bewertet und von Betroffenen vehement abgelehnt.

Jedes unangenehme Gefühl enthält jedoch eine wichtige Botschaft, die es zu nutzen gilt. Nur dumme Autofahrer kämen auf die Idee, den Drehzahlmesser in ihrem Fahrzeug zu entfernen, weil sie nicht sehen möchten, wie die Drehzahl des Motors in den roten Bereich steigt. Die Drehzahl eines Motors ist eine wichtige Information, deren Kenntnis und Berücksichtigung die Haltbarkeit unseres Autos sichert. Ekel, Scham, Schuld, Angst und Unvollständigkeitsgefühl sichern bei uns Menschen unsere Gesundheit und unser gesellschaftliches Überleben.

Es gibt Beispiele von Menschen, die einen völlig anderen Umgang mit ihren Gefühlen erlernt haben. Sie wollen zum Beispiel Angst nicht vermeiden, sondern werten Angst als positiven Nervenkitzel und setzen sich in eine Achterbahn. Fans von Zombiefilmen haben Spaß am Ekel. Teilnehmer einer Beerdigung sind froh, endlich offen trauern zu können. An diesem Beispiel wird besonders deutlich, wie wichtig auch unangenehme Gefühle sind: In Momenten der Trauer nur noch kreative und spaßige Ideen zu haben, hielte wohl jeder für unpassend, und so setzen wir uns absichtlich der Trauermusik, der Trauerrede und weinenden Menschen aus, weil wir selbst in diesem Moment traurig sein wollen, auch wenn wir dem Gefühl Traurigkeit in der Regel eher aus dem Weg gehen.

Mein Freund Thomas Kirchner ist Tai-Chi-Lehrer und sagte mir, dass die Unterdrückung von Aggression im Tai-Chi verboten sei. Unter Thomas' Anleitung habe ich mit Klienten aus meiner Praxis bereits den dritten Tai-Chi- und Kampfkunst-Workshop durchgeführt. Nicht jeder Mensch kann etwas mit Tai-Chi anfangen. Glücklicherweise gibt es eine Vielfalt von Entspannungsverfahren, bei denen sich jeder das Geeignete heraussuchen kann.

Durch das Erlernen eines Entspannungsverfahrens wie Tai-Chi, der Progressiven Muskelrelaxation nach Jacobson oder dem Autogenen Training nach Schulz werden Betroffene bald in der Lage sein, entspannende Inseln in ihrem Inneren gezielter aufzusuchen. Eine willkürliche Steuerung von negativen Gefühlsqualitäten, zum Beispiel von Anspannung, ist nicht ganz leicht zu erreichen, aber möglich. Wichtig ist es, bei Entspannungsübungen keine Wunder zu erwarten, sondern stetig am Ball zu bleiben. Entspannungsverfahren sollten erst eingesetzt werden, wenn auf der Ebene der Reizkonfrontationen bereits gewisse Fortschritte erreicht wurden. Ein allzu früher Einsatz von Entspannungsverfahren wird wahrscheinlich scheitern, weil all diese Verfahren eine Grundbasis entspannter Gefühle benötigen, um das Gefühl der Entspannung zu vertiefen. Ein verfrühter Einsatz von Entspannungsverfahren würde darüber hinaus einen größeren Wahrnehmungsraum für aufdringliche Zwangsgedanken öffnen. Daher sind Entspannungsverfahren als Mittel der Behandlung in der Regel erst zu einem späteren Zeitpunkt sinnvoll.

Zwangshandlungen

Rituale, Tabus und Rückversicherungen sind Zwangshandlungen und werden von Betroffenen in einer frühen Phase als eine Lösung angesehen, um ihre Anspannung zu vermeiden.

> **Gut zu wissen!**
> Zwangshandlungen lösen nicht ein einziges Problem. Nein, Zwangshandlungen sind das Problem!

Im Wort Zwangshandlungen steckt das Wort »Hand«. Alle Handlungen, also Dinge, die wir überwiegend mit unseren Händen tun, sind sehr unmittelbar unserem Willen unterworfen. Herzschlag, Darmtätigkeit, Gedanken und Gefühle sind keine Handlungen und für unseren Willen nur schlecht erreichbar.

Willentlich steuerbare Zwangshandlungen sind daher die Bereiche des Verhaltens, an denen eine Therapie ansetzen muss.

Betroffene haben erkannt, dass sie durch Zwangshandlungen eine schnelle Beruhigung der unangenehmen Gefühle erreichen. Der bereits beschriebene Teufelskreis besagt aber, dass nach kurzer schneller Beruhigung die Anspannung wieder zunimmt.

> **Gut zu wissen!**
> Der Zwang hält nicht, was er verspricht, sondern bringt meistens genau das Gegenteil.

Dieser Satz enthält die zentrale Idee dieses Buches, der wir noch öfter begegnen werden.

Verhaltenstherapie setzt genau an diesem Punkt an: Betroffene lernen dabei, wie sie ihre Zwangsgedanken, ihre negativen Gefühle und ihre Anspannung akzeptieren und, wenn möglich, durch Entspannung ausgleichen können. Statt zu vermeiden, lernen sie sich mit dem Unangenehmen zu konfrontieren, ohne beruhigende Rituale und Rückversicherung zur Neutralisierung einzusetzen. Die Erfolgreichen unter meinen Klienten konfrontieren sich mit leichteren Zwängen selbstständig, therapeutische Begleitung ist vor allem bei den Zwängen hilfreich, die in der Schwierigkeitshierarchie des Klienten sehr weit oben stehen.

Gut zu wissen!
Wenn Sie sich auf Ihr Ziel konzentrieren und wenn Sie eine klare Entscheidung für die Reizkonfrontation getroffen haben, ist eine Bewältigung Ihrer Zwänge möglich!

2. »Gestatten? Ich heiße Tur Tur und ich bin ein Scheinriese!«

Der paradoxe Zusammenhang von Angst und Vermeidung lässt sich hervorragend anhand der Geschichte von Michael Endes *Jim Knopf und Lukas der Lokomotivführer*[10] demonstrieren. Jim Knopf ist eines der ersten Bücher, die ich in meinem Leben gelesen habe. Wie kaum ein anderer verstand es Michael Ende, Bücher für Kinder zu schreiben, die auch für uns Erwachsene tiefgründige Botschaften enthalten. Das Bild von Herrn Tur Tur hängt so in meiner Praxis, dass jeder meiner Klienten während seiner Therapiestunde fortwährend darauf blickt.

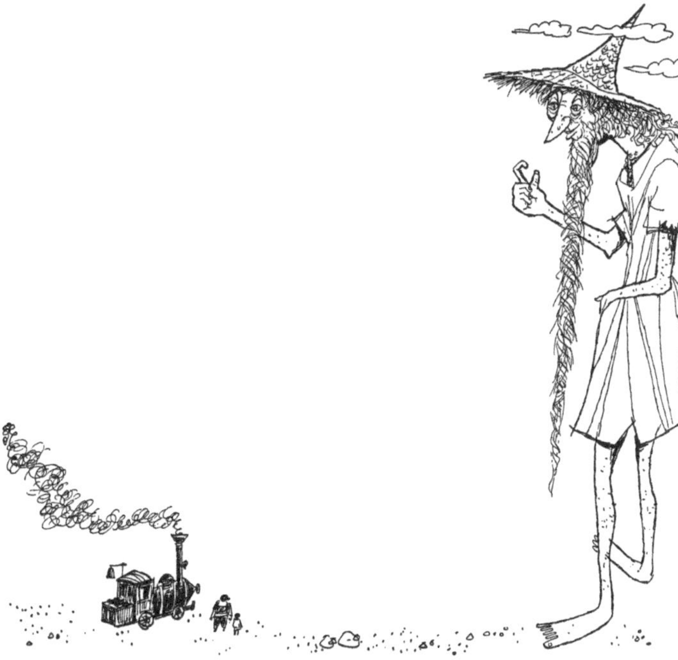

Im Kapitel 14 begegnen Jim Knopf, sein väterlicher Freund Lukas und die Lokomotive Emma Herrn Tur Tur, dem Scheinriesen. Schon aus der Ferne erblicken die Gefährten den riesigen und trotzdem zurückhaltenden Mann am Horizont. Während Emma und Jim in Panik geraten und vor dem schrecklichen Riesen die Flucht ergreifen wollen, bewahrt Lukas Ruhe. Er lässt sich von der furchteinflößenden Größe des Riesen nicht schrecken. Herr Tur Tur bittet nähertreten zu dürfen und Lukas stimmt zu. Und tatsächlich – mit jedem Schritt, den der Riese macht, wird er kleiner, bis schließlich ein Herr von ganz normaler Größe vor den Gefährten steht. Jim schämt sich, denn er hat vor etwas Angst gehabt, das aus der Ferne betrachtet fürchterlich erschien, von Nahem gesehen jedoch überhaupt nicht mehr schrecklich ist, denn Herr Tur Tur ist nur ein Scheinriese.

Es ist dieses »Scheinriesen-Prinzip«, das ich versuche, meinen Klienten zu vermitteln. Aus der Ferne betrachtet scheint der Zwang riesig, das negative Gefühl oder auch die Anspannung, die damit verbunden ist, kaum auszuhalten und übermächtig. Je näher sich der Betroffene jedoch an den Kern des Zwangs herantraut, desto weniger furchtbar wird er erscheinen, denn zumeist ist es die »Angst vor der Angst« oder vor ähnlichen Gefühlen, die für einen »Zwängler« abschreckend wirkt. Wird jedoch der bewusste Entschluss getroffen, sich mit dem Zwang zu konfrontieren, so wie Jim sich seiner Angst stellt und sich mit Herrn Tur Tur unterhält, ist die Angst meistens nicht so schlimm wie erwartet. Über die Zeit und mehrere Versuche hinweg kann sie sogar ganz ihrer Macht beraubt werden.

Manche meiner Klienten berichten mir, dass sie, wann immer sie sich bewusst einer Konfrontation aussetzen, an das Bild von Herrn Tur Tur denken müssen.

Meine Empfehlung:
Tragen Sie das Bild von Herrn Tur Tur stets in Ihrer Tasche und denken Sie daran, dass Ihr Zwang in Wirklichkeit ein Scheinriese ist!

3. Motivation ist der Schlüssel!

Jeder Therapeut ist klug beraten, wenn er die Motivation des Klienten fördert und ihn zu einer hohen Eigenleistung bei der Bewältigung der Zwangsstörung anspornt. Und jeder Betroffene ist gut beraten, sich dazu anspornen zu lassen.

Reizkonfrontation ist kein Spaziergang. Damit Betroffene mit ihren vertrauten Zwängen brechen, muss der Therapeut ihnen sehr gute Gründe liefern, damit sie das auch wirklich tun. »Reiß dich zusammen!« oder »Hör doch einfach auf damit!« hat jeder Betroffene schon tausendfach von seinen Angehörigen oder Kollegen gehört. Als Therapeut muss man bessere Argumente liefern.

Eine intelligente Klientin sagte mir nach einer Expositionsübung den entscheidenden Satz:

> **Gut zu wissen!**
> »Eine Reizkonfrontation, für die ich mich selbst entschieden habe, ist viel wirkungsvoller als eine Reizkonfrontation, die mir von außen aufgedrängt wird!«

Meiner Meinung nach sollten Therapeuten ihre Klienten nicht überrumpeln, sondern motivieren. Überrumpeln ist für mich tabu. Ich bemerke immer wieder, dass meine Klienten von mir erwarten, dass ich ihnen das Startsignal zur Exposition gebe, worauf ich stets gleichlautend antworte:

»Eine Exposition muss Ihnen selbst zum Bedürfnis werden! Wenn Sie mich einladen, dass ich mit Ihnen eine Exposition durchführe, werde ich das jederzeit gerne tun! Ich werde alles stehen und liegen lassen dafür, weil es die beste aller Möglichkeiten ist, für die Sie sich entscheiden können. Aber der Auftrag zur Exposition kommt nicht von mir, sondern stets von Ihnen.«

Meiner Erfahrung nach kann zu viel Druck schaden. Ich habe schon viele Male beobachtet, dass Zwangserkrankte im Zuge einer

Klinikbehandlung nur unter großem Druck an Expositionen teilgenommen haben. Den Mut, sich gegen die von ihren Therapeuten vorgeschlagenen Expositionen zu entscheiden, brachten diese Klinikpatienten nicht auf. Zwar reduzierte sich die Zwangssymptomatik auch durch diese Behandlung erheblich, zu Hause angekommen, schlichen sich aber die alten Zwänge ganz schnell wieder ein, weil es den Betroffenen an eigener Motivation fehlte.

Das Wort »Patient« (lat. = patiens) bedeutet geduldig, aushaltend, ertragend. Ich vermeide dieses Wort, weil ich meine Klienten in einer aktiven, selbstbestimmten Rolle sehen möchte. Ich habe daher in diesem Buch auch meistens den etwas unüblichen Begriff »Betroffener« gewählt, wenn ich von meiner Kundschaft spreche. *Das Wort »Klient«* (lat. = cliens) bedeutet Anhänger, Schützling. Es soll in Abgrenzung zum Begriff »Patient« ausdrücken, dass der Behandelte mündiger Auftraggeber einer Dienstleistung ist.

Meine Methode der Motivationssteigerung dauert sicher länger, wirkt dafür aber nachhaltiger. Derjenige, der sich wirklich selbst für die Exposition entscheidet, bleibt auch dabei. Die Loyalität zu einem Entschluss, der mir aufgedrängt wird, ist gering. Ich habe bemerkt, dass die Frage nach der Motivation, eine Exposition aus freien Stücken durchzuführen, unter meinen Kollegen bisher kaum diskutiert und untersucht wird, obwohl diese Frage für mich von zentraler Bedeutung ist.

Neben der Vermittlung des Teufelskreismodells und der Aufklärung Betroffener über die objektiven Kosten eines Zwanges, die den subjektiven Nutzen weit übersteigen, möchte ich im Folgenden noch meine Motivationsstrategie vorstellen, mit der ich den Zwang manches Mal mit seinen eigenen Waffen schlage.

4. Der Zwang hält nicht, was er verspricht! Meistens verursacht er sogar das genaue Gegenteil!

Ich habe diesen Satz in konkreten Fällen stets bestätigt gefunden, egal in welche Richtung ich beim Zwang geblickt habe. Bei dem Thema Komorbidität konnten wir bereits feststellen, dass zwangskranke Menschen durch ihren Zwang nicht gesünder leben als andere Menschen, sondern dass ihre Zwänge auch verstärkte psychosomatische Probleme, Suchtgefahr, Angst und Depression im Gepäck haben, obwohl viele Zwänge die Sorge um die eigene Gesundheit thematisieren.

Beim Thema der doppelten Rückkopplung habe ich dargelegt, dass der kleine Gewinn einer kurzfristigen Beruhigung mit einer verzögerten, viel größeren Verunsicherung erkauft wird. Dieses ohnehin schlechte Geschäft wird durch Rückzug, Aufwertung des Zwangsgedankens, Verstecken aus Scham und vielen anderen Kosten immer noch schlechter. Mehr Sicherheit bringt der Zwang also auch nicht.

Mit Beginn meiner Motivationsarbeit äußern meine Klienten stets ihre Überzeugung, dass der Zwang durchaus seine nützlichen Seiten habe. Der Zwang beruhige sie, höre ich von Klienten, der Zwang schütze sie vor Unsicherheit und der Zwang steigere das eigene Leistungs- und Belastungsvermögen, um nur einige Beispiele vermeintlichen Nutzens zu nennen. Das Problem ist, die Realität sieht meistens ganz anders aus: Der Zwang verschafft eine Illusion von Sicherheit, Beruhigung und Gesundheit. Wenn der Zwang wirklich so nützlich wäre, hätte ich wenig zu tun und ich müsste mir eine neue Aufgabe suchen, weil die Therapie von Zwängen überflüssig wäre.

Bisher ist es mir stets gelungen, die behauptete Nützlichkeit des Zwanges zu entkräften. Oder ich konnte meine Klienten sogar davon überzeugen, dass das Gegenteil der zwanghaften Illusion gilt. Je deutlicher Betroffene den Schaden spüren, den der Zwang bei ihnen anrichtet, desto besser arbeiten sie mit mir an der Bewältigung des Zwanges.

> **Gut zu wissen!**
> Motivation, die aus dem Inneren der Betroffenen kommt, bringt viel mehr als irgendein Druck, der von außen kommt.

Hier einige Beispiele, bei denen der Zwang nicht hält, was er verspricht:

- Menschen mit einem Waschzwang schrubben sich ihre Haut vom Leibe und schwächen die natürliche Abwehrfunktion, die unsere Haut gegenüber Giften und Krankheitserregern bietet. Dies steht im Gegensatz dazu, dass die meisten Betroffenen sich mit ihren Waschexzessen genau vor Giften und Erregern schützen wollen.
- Eine ungezielte Abwehr von Bakterien ist ohnehin völlig sinnlos, weil wir viele Bakterien zur Unterstützung wichtiger Körperfunktionen benötigen. Unser Darm allein beherbergt etwa 1,5 Kilogramm an Bakterien, die wir für unsere Verdauung brauchen.
- Ein Klient behauptete mir gegenüber, dass er ohne zwanghaftes Auswendiglernen wohl nie sein Studium bestanden hätte. Die zwanghafte Strategie des Auswendiglernens verspricht wohl nur bei sehr einfachen Aufgaben einen Erfolg. Reines Auswendiglernen in einem Studium ist in der Regel wenig erfolgversprechend, weil es bei höheren Abschlüssen eher darauf ankommt, Inhalte zu verstehen und eine gewisse Form des Denkens zu lernen.
- Eine Klientin behauptete, dass sie die sauberste Wohnung besäße, weil sie exzessiv putzen würde. Das zwanghafte Fegen, Wischen und Staubsaugen hatte bei ihr bereits einen Bandscheibenvorfall verursacht. Als ich die Wohnung der Klientin bei einem Hausbesuch persönlich in Augenschein nahm, konnte ich bestätigen, dass der Fußboden tatsächlich sauber war, wie von meiner Klientin angekündigt. Völlig verblüfft war meine Klientin aber durch meine Feststellung, dass an der Zimmerdecke recht viele Spinnweben zu finden seien. Die Spinnweben

hatte meine Klientin vorher nie bemerkt, weil sie bei ihren Reinigungsexzessen stets den Fußboden mit ihren Augen fixiert hatte.

- Ein Klient, der als Lagerarbeiter sein Brot verdient, hatte bei der Erfüllung seiner täglichen Aufgaben einen Unfall mit seinem Gabelstapler. Am Arbeitsplatz stellte der Klient durch eine Reihe von Zwangshandlungen eine magische Ordnung her, die einer vermeintlichen Abwehr von Gefahren dienen sollte. Zur Herstellung einer magischen Ordnung nutzte mein Klient eine Reihe von gedachten Linien, die er nicht übertreten durfte. Weiterhin stellte er ein Gleichgewicht der Berührungen her. Was er rechts berührte, musste er links stets auf die gleiche Weise berühren. Bei unserer Aufarbeitung des Unfallhergangs einigten wir uns darauf, dass dieser Unfall wohl ohne Zwangsgedanken und Zwangshandlungen hätte verhindert werden können. Die Ablenkung durch seine Rituale war so massiv, dass sie den Unfall provoziert hatten, anstatt ihn zu verhindern.
- In einem anderen Fall stellte mir eine Klientin mit einem Reinigungszwang die Werkzeuge ihres Putzens vor: Eine Salatschüssel und ein Spülschwämmchen! Auch ohne Erklärung wird deutlich, dass sich mit dieser Ausrüstung ein mehrstöckiges Einfamilienhaus nicht in einen sauberen, gemütlichen Zustand bringen lässt. Tatsächlich konzentrierte sich der Zwang auf ein exzessives Reinigen einiger Bodenfliesen im Wohnzimmer. Das übrige Haus darf ich wohl als überdurchschnittlich unsauber bezeichnen.
- Ein Mann mit religiösen Zwängen nimmt an keiner Heiligen Messe mehr teil und ist aus der Kirche ausgetreten. Stattdessen füllt er den ganzen Tag mit zwanghaften religiösen Tabus und Ritualen aus: Meiden der Zahlen 6 und 13, exzessives ritualisiertes Beten des Vaterunsers und vieles mehr. Ich hatte ihm geraten, seine Isolation aufzugeben und sich wieder einer gemäßigten christlichen Gemeinschaft anzuschließen. In Abstimmung mit einem befreundeten Priester konnten wir ihn davon überzeugen, dass ein gläubiges gottgefälliges Leben aus einer Gesamtheit von Gebet, Tradition und einem Zusammenleben in einer Gemeinde besteht.

- Ein Mann bezog seine zwanghafte Kontrolle auf das Autofahren. Ziel war es, das kleinste Risiko eines Unfalls, eine Selbstgefährdung und die Gefährdung anderer Verkehrsteilnehmer abzuwenden. »Ich fahre wie ein Fahrschüler, obwohl ich schon viele Jahre Fahrpraxis habe!«, stellte er resigniert fest. Und wirklich, bei einer Reizkonfrontation, die ich vom Beifahrersitz aus verfolgte, konnte ich beobachten, dass der Mann beim Wechsel von der grünen Ampel auf die Gelbphase abrupt auf die Bremse trat. Anstatt Risiken zu vermeiden, provozierte der Zwang hier einen Auffahrunfall, weil kaum ein anderer Verkehrsteilnehmer mit einem derartig verfrühten Bremsmanöver rechnen konnte.

5. Weniger ist mehr Kontrolle

Die paradoxe Liste von Schein und Sein beim Zwang kann ich beliebig fortsetzen. Besonders eindrucksvoll ist das Beispiel mit dem Autofahren.

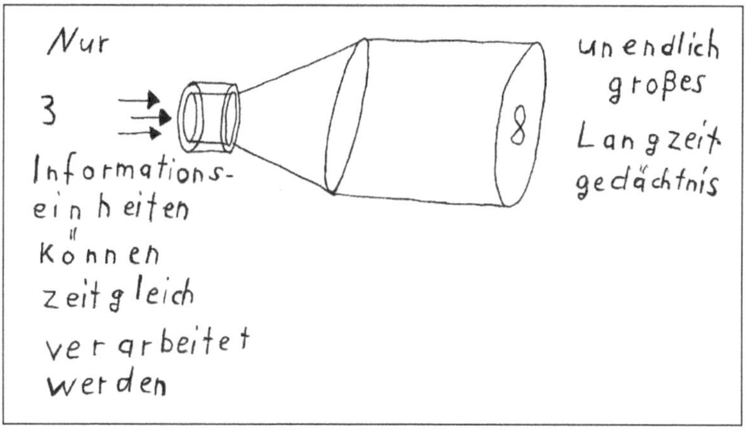

Ich verwende es, um meinen Klienten den Mechanismus des Zwangs zu erklären. Dazu stelle ich ihnen zunächst das Flaschenhalsmodell vor: Unser Langzeitgedächtnis besitzt eine nahezu unendliche Ausdehnung und Aufnahmefähigkeit. Menschen, die bereits großes Wissen erworben haben, stoßen kaum an die Obergrenze ihres Gedächtnisses, im Gegenteil. Je mehr ein Mensch lernt, desto leichter fällt es ihm, immer neue Inhalte hinzuzufügen. Unser unendliches Gedächtnis bildet den sehr geräumigen Boden der Flasche.

Der begrenzende Faktor ist die Aufmerksamkeitsspanne unseres Bewusstseins. Bevor wir etwas im Gedächtnis ablegen können, muss es erst unser Bewusstsein passieren. Das ist in unserem Modell der enge Flaschenhals, durch den alle Informationseinheiten erst einmal hindurchmüssen. Hier gibt es die magische Zahl Drei, die unser Bewusstsein als Obergrenze für eine verlässliche Verarbeitung von Informationsinhalten zulässt. Wenn wir im Straßenverkehr mehr als drei Verkehrszeichen beachten müssen, wird die Aufnahme von Informationen immer unzuverlässiger. Daher stehen ganz wichtige Verkehrszeichen wie das Stoppschild auch stets für sich allein.

Vortragende müssen den Grundsatz der magischen Zahl Drei ebenfalls beherzigen, denn wer zu viel Informationen auf ein einzelnes Bild oder auf eine einzelne Folie seiner Präsentation packt, läuft Gefahr, sein Publikum zu überfordern.

Aus dem gleichen Grund ist das Handyverbot am Steuer eine sinnvolle Sache. Verkehrspsychologisch ist das zeitgleiche Steuern eines Fahrzeugs, das Führen eines Gesprächs und obendrein die Bedienung des Handys einfach viel zu viel für unser Bewusstsein. Die Verkehrssicherheit ist gefährdet.

Und was passiert, wenn sich Betroffene beim Autofahren mit ihrem Zwang unterhalten? Sorgt der Zwang für mehr Fahrsicherheit? Der Zwang gaukelt uns Kontrolle und Sicherheit vor, weil es beim Zwang stets um eine Abwendung kleinster Risiken gehen soll. Nach unserem Flaschenhalsmodell aber werden kostbare Kapazitäten der Informationsverarbeitung für sinnlose zwanghafte Kontrollen vergeudet. Ergo, mit Zwang fährt es sich unsicherer als ohne Zwang.

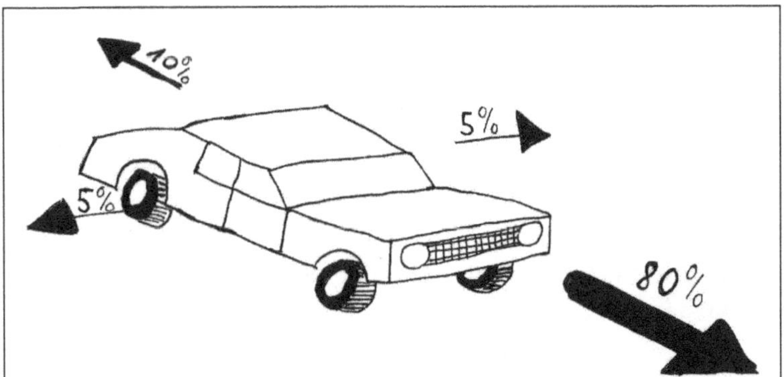

Unser nächstes Beispiel entstammt ebenfalls dem Thema Zwang und Auto. Eine junge Frau hatte sich angewöhnt, sehr viel Aufmerksamkeit darauf zu richten, was rechts und links von ihrem

Fahrzeug geschieht. Zudem beobachtete sie im Rückspiegel alles und jedes, was sich hinter ihrem Auto bewegte. Auf meine Frage, wie viel Aufmerksamkeit sie auf die Vorgänge im Rückspiegel richte, gab sie 30 Prozent an. Für die rechte Seite benötigte sie 10 Prozent und für die linke Seite ebenfalls 10 Prozent, das macht insgesamt 50 Prozent der Aufmerksamkeit. Für den Blick nach vorn bleiben rechnerisch nur noch 50 Prozent ihrer Aufmerksamkeit übrig.

Ich gab der Klientin die Hausaufgabe, unter den erfahrenen Autofahrern in ihrer Familie und ihren Freunden nach der Verteilung deren Aufmerksamkeit beim Fahren zu fragen. Meinen eigenen Vater, von Beruf Fahrlehrer, mit einer Auszeichnung für fünfzig Jahre unfallfreies Fahren, habe ich ebenfalls befragt. Das Ergebnis dieser Umfrage war klar: Im Durchschnitt sagten die Befragten, dass bei sicherem Fahren 80 Prozent der Aufmerksamkeit nach vorne gerichtet sein sollten. Die Sicherheitslücke von 30 Prozent beeindruckte meine Klientin derart stark, dass sie es aushielt, Rückspiegel und die rechte und linke Seite ihres Autos sehr viel mehr zu vernachlässigen, als es der Zwang von ihr gefordert hatte.

6. Das innere Foto

Es gibt einen eigenen Typ von Zwangshandlung, den ich das »innere Foto« nenne. Manche Betroffenen machen tatsächlich ein reales Foto von Herd oder Kaffeemaschine, damit sie über den Tag verteilt mehrfach die Fotos betrachten können, die ihnen Gewissheit geben, dass Herd und Kaffeemaschine wirklich ausgeschaltet sind. Dies ist ein problematisches Verhalten, da sie damit ihren Zwang aufrechterhalten und ihre Anspannung regulieren.

Beim inneren Foto geht der Zwang aber noch einen Schritt weiter. Wenn zwangserkrankte Menschen etwas sehr genau machen wollen, wenn sie Unsicherheit um jeden Preis vermeiden wollen, verlassen sie sich häufig nicht mehr auf ihre automatische Wahrnehmung und Verhaltenssteuerung, sondern wechseln in eine sehr bewusste Form der Informationsverarbeitung. Es ist, als ob sie mit ihrem geistigen Auge eine Foto- oder Videoaufnahme von dem machen wollen, was sie gerade tun, damit sie das mentale Foto oder Video jederzeit wieder hervorholen, anschauen, prüfen und korrigieren können. Diese Art der sehr bewussten und konzentrierten Aufnahme von Informationen habe ich bereits bei den unterschiedlichsten Tätigkeiten beobachtet, die Zwangskranke ausführen: Beim Verlegen elektrischer Leitungen bei einem zwanghaften Elektriker, beim Musizieren, bei Karateübungen, bei der Kontrolle von Schlössern und Elektrogeräten, beim Verlassen des Hauses. Ich glaube, dass das innere Foto bei allen bekannten Zwängen eine Rolle spielen kann. Therapeuten können das Anfertigen eines inneren Fotos bei ihren Klienten nicht mit eigenen Augen beobachten. Die gezielte Nachfrage: »Ist es so, als ob Sie ein Foto von der Szene machen!«, führt oft zu der verblüfften Entgegnung: »Ja, genau so ist es!«

Meine Empfehlung:

1. Vermeiden Sie das innere Foto, es führt zu immer mehr Verunsicherung!
2. Vertrauen Sie Ihrer natürlichen, automatischen Verhaltenssteuerung!

Die entscheidende Frage hier ist wiederum: Macht das innere Foto meine Handlungen irgendwie sicherer? Ist es ein Vorteil, Routinetätigkeit im bewussten Verarbeitungsmodus zu erledigen? Selbstverständlich bin ich vom Gegenteil überzeugt! Schon mein Schreibmaschinenlehrer legte mir vor vielen Jahren eine leere Schreibmaschinenseite auf die Hände mit der Begründung: »Wenn Sie sich stets auf die Hände schauen, werden Sie nie die Flüssigkeit im Zehn-Finger-Blind-System beherrschen. Beim automatischen Schreiben ohne Kontrolle mit den Augen ist ein viel schnelleres, fehlerfreies Schreiben möglich.« Der erfahrene alte Herr hatte zweifellos recht.

Das gleiche Prinzip steckt auch hinter der Anweisung von Tanzlehrern, wenn sie von Schülern verlangen, nicht mehr mitzuzählen und nicht mehr auf die Füße zu schauen. Es ist schwer, sich von diesen kleinen Kontrollhilfen zu lösen, die von den jeweiligen Lehrern zu Beginn ja sogar empfohlen wurden. Ohne Zählen bewegen sich Tänzer deutlich eleganter, mit weniger Anstrengung und weniger Tritten auf die Füße ihrer Tanzpartner.

Wie kommt es zu diesem Missverständnis?

Es stehen sich zwei Formen der Steuerung unseres Verhaltens und der Verarbeitung von Informationen gegenüber: Die bewusste und die automatische Steuerung. Jeder von uns kennt das Phänomen, das routinierte Autofahrer sich, während sie ein Fahrzeug steuern, angeregt mit ihrem Beifahrer unterhalten können. Das Steuern des Fahrzeugs wird von der automatischen Steuerung erledigt, das Gespräch läuft über die bewusste Steuerung. Fährt der routinierte Autofahrer eine neue Wegstrecke, die er nicht kennt, unterbricht er das angeregte Gespräch, weil er sich nun auf die neue Wegstrecke konzentrieren muss. Fahranfänger, die soeben ihre Fahrprüfung abgelegt haben, können sich in der Regel überhaupt nicht unterhalten, während sie das Auto lenken. Wie kommt das?

Vermutlich erledigt der Fahranfänger die gleiche Aufgabe des Autofahrens mit der bewussten Steuerung, während Routiniers das Lenken ihres Fahrzeugs fast vollständig mit der automatischen Steuerung bewerkstelligen. Dadurch ist die bewusste Steuerung frei für eine angeregte Unterhaltung.

Wer fährt sicherer? Der Fahrer mit langjähriger Erfahrung oder der Fahrer mit frisch abgelegter Prüfung? Vermutlich stimmen Sie mir zu, dass der erfahrene Fahrer sicherer fährt, mit einem geringeren Risiko, einen Unfall zu bauen. Wahrscheinlich stimmen Sie mir auch zu, dass der erfahrene Fahrer schon mehrere brenzlige Situationen erfolgreich gemeistert hat und dieses Wissen ihm hilft, eine Gefahr schon im Vorfeld zu erkennen. Ich biete Ihnen aber noch eine weitere überraschende Erklärung an: Der erfahrene Fahrer benutzt die automatische Verhaltenssteuerung, während Anfänger alles mit dem Bewusstsein erledigen und das ist deutlich unsicherer!

Schauen wir uns das noch einmal im Überblick an:

Bewusste Steuerung (BS)	**Automatische Steuerung (AS)**
BS ist ideal zur Aufnahme neuer Situationen, für die es noch keine fertigen Handlungspläne gibt, Kreativität funktioniert nur mit BS.	AS ist ideal bei dem Abrufen bekannter Pläne für die Verhaltenssteuerung, die nach den gleichen vorhersehbaren Regeln ablaufen, z.B. Tanzen, Autofahren, Schreiben mit der Schreibmaschine …
BS ist sehr an unsere Sprache gebunden.	AS hat einen Abstand zur Sprache, der sprachliche Ausdruck von Alltagsroutinen fällt schwer.
BS ist sehr aufwendig und fordert unsere gesamte Konzentration, BS ist langsam, sehr flexibel und sehr fehlerfreudig.	AS erfordert geringe Aufmerksamkeit, AS ist unflexibel, blitzschnell und sehr zuverlässig.

Wahrscheinlich ist die bewusste Verhaltenssteuerung erst sehr spät in der Evolution entwickelt worden, während die automatische Verhaltenssteuerung schon bei niederen Tieren zu finden ist. Die Natur hat mit der Entwicklung eines Bewusstseins einen großen

Aufwand getrieben, Bewusstsein benötigt ein sehr großes Gehirn und einen großen Energieverbrauch. Der Nutzen des Bewusstseins sind flexible, kreative Anpassungen an die unterschiedlichsten sozialen Situationen und geografischen Klimabereiche, die sich die Menschheit erobert hatte.

Aber für das sichere, fehlerfreie Ausführen von Routinehandlungen ist unser Bewusstsein völlig ungeeignet:

Meine Empfehlung:
Vertrauen Sie Ihrer automatischen Verhaltenssteuerung! Sie funktioniert schnell und fehlerfrei! Unsere bewusste Steuerung ist zwar flexibler, dafür aber für uns anstrengender und insgesamt langsamer und unsicherer.

7. Zwangserkrankung, Motivation und Persönlichkeit

Selbstentfremdung

Zwangskranke sagen oft, dass sie sich selbst nicht spüren können, sondern dass sie nur noch funktionieren. Der Begriff des »Funktionierens« drückt für mich am besten das Erleben der Betroffenen aus, das weniger von eigenen Wünschen und Bedürfnissen beseelt ist, als von der Pflichterfüllung und dem Streben nach Normalität. In der Biografie Zwangserkrankter finden wir sehr viele Beispiele der Fremdbestimmung und Selbstentfremdung: »Mein Vater hatte mir die Lehrstelle besorgt.« Oder: »Ich bin geheiratet worden ... Ich habe einen Beruf mit Beamtenlaufbahn gewählt, weil es mir das Sicherste erschien. Meine eigenen Interessen und Neigungen waren bei meinen Lebensentscheidungen völlig unwichtig.«

Warum stecken Armeen ihre Soldaten eigentlich in eine Uniform? Zu Zeiten des Dreißigjährigen Kriegs erschien jeder Landsknecht nach eigenem Geschmack und finanziellen Möglichkeiten gekleidet auf dem Schlachtfeld. Eine formal korrekte Antwort finden wir im Völkerrecht. Die Kombattanten müssen unterscheidbar und der Zugehörigkeit zu einer der beteiligten Konfliktparteien eindeutig zuzuordnen sein. Es gibt aber noch eine zweite psychologische Erklärung, die weniger offensichtlich ist: Die Uniform ist ein sehr wichtiger Bestandteil von Drill und Disziplin, zu denen auch der korrekte Haarschnitt, geputzte Schuhe, das Marschieren im Gleichschritt und der korrekte militärische Gruß zählen. Ziel militärischer Disziplin ist eine völlige Einheitlichkeit im Handeln und eine Entfremdung gegenüber den Interessen aus dem eigenen Selbst. Der Soldat wird mit Hilfe der Uniform zum Befehlsempfänger und zum funktionierenden Werkzeug. All die typisch militärischen Pflichten und Rituale führen dazu, dass der einzelne Soldat Abstand von seiner Individualität und seinen Bedürfnissen gewinnt. Soldaten sollen sich bedingungslos den Befehlen ihrer Vorgesetzten unterordnen und dabei eigene Werte und Interessen ausblenden. Denn jeder Soldat handelt massiv gegen eigene Bedürfnisse und Interessen, weil die Teilnahme an Kriegshandlungen eine extrem entbehrungsreiche und bedrohliche Situation darstellt.

Den Effekt schwindender Selbstwahrnehmung nennen wir auch Selbstentfremdung. Verbrecherische Diktatoren wie Mao Zedong und Adolf Hitler haben weite nichtmilitärische Teile der Bevölkerung gleichgeschaltet und uniformiert, was der kollektiven Gehirnwäsche dieser Regime diente, und haben damit ganze Völker in die Selbstentfremdung getrieben.

Eine Überbetonung von Normen, Pflichten und Regeln fördert die Selbstentfremdung.

Selbstaufgabe und Pflichterfüllung finden sich auch auffallend häufig in der Lebensgeschichte von Menschen, die von einer Zwangsstörung betroffen sind. Selbstentfremdung entsteht biografisch durch einen Erziehungsstil, der das Befolgen von Pflichten und Regeln in den Vordergrund stellt und eine Entfaltung der Kreativität, der Fähigkeiten und Bedürfnisse des heranwachsenden Kindes vernachlässigt.

Im Berufsleben unterscheiden sich Arbeitsplätze massiv hinsichtlich ihrer Anforderung an die Pflichterfüllung ihrer Mitarbeiter. Armeen, Behörden und große Betriebe schreiben für die Menschen, die ihnen angehören, sehr klare, penible Regeln vor. Kleinbetriebe, Niedergelassene im Gesundheitswesen oder Freiberufler sind Beispiele von Arbeitsbereichen mit größerer wirtschaftlicher Unsicherheit, aber auch größeren Freiräumen für die Selbstverwirklichung der hier arbeitenden Menschen. Nachdem Zwangskranke eine Erziehung erlebten, die das Befolgen von Regeln und Pflichten und das Vermeiden von Risiken forderte, ergreifen Zwangskranke in der Regel Berufe, die durch ein Höchstmaß an wirtschaftlicher Sicherheit und einer Dominanz von Struktur und Vorschriften charakterisiert sind.

Gut zu wissen!

Das Thema Selbstentfremdung ist der rote Faden in der Biografie Zwangserkrankter.

Oder wir können auch sagen, dass Selbstentfremdung ein wichtiger Teil der Persönlichkeit Zwangserkrankter ist. Selbstentfremdung in der Lebensgeschichte begünstigt das Entstehen von Zwangserkrankungen erheblich. Bei voll entwickelter Zwangsstörung wächst die Selbstentfremdung immer weiter: durch die Qual der Zwangsgedanken, durch die Einseitigkeit zwanghafter Anspannungen (Scham, Schuld, Ekel ...) und durch die Ausführung der Zwangshandlungen (Rituale, Tabu und Rückversicherung). Probleme am Arbeitsplatz, das Verstecken des Zwangs und die vielen anderen Auswirkungen des Zwangs, die wir in diesem Buch schon kennengelernt haben, lassen Selbstentfremdung immer weiter wachsen.

Selbstentfremdung und damit Zwang kann aber auch durch Eltern entstehen, die derartig stark mit sich selbst beschäftigt sind, dass sie den Bedürfnissen und der Persönlichkeit ihres heranwachsenden Kindes keine Aufmerksamkeit und Wertschätzung geben. Beispiele sind überforderte Väter und Mütter, die lange und unfair miteinander streiten. Auch schwere körperliche oder seelische Krankheiten auf der Seite der Eltern lassen keinen Spielraum für Aufmerksamkeit und Wertschätzung ihrer Kinder. Dem Kind wird die Botschaft vermittelt: »Du bist nicht wichtig! Ordne dich den Bedürfnissen unseres Streits oder den Anforderungen meiner Krankheit unter!« In den Erfahrungsberichten im dritten Teil dieses Buches finden wir konkrete Beispiele für erziehungsbedingte Selbstentfremdung.

Eine moderne Variante eines selbstentfremdenden Erziehungsstils lerne ich immer dann kennen, wenn Eltern ihren erwachsenen Sohn oder ihre erwachsene Tochter in meiner Therapie anmelden wollen. Häufig sind es dann auch die gleichen Eltern, die die Zeit ihrer Kinder mit einem Überangebot an gutgemeinten Fördermöglichkeiten vollstopfen, die es einem Kind kaum noch ermöglichen, eigene Freiräume zur Selbsterprobung zu finden. Terminkalender von Kindergartenkindern sind heute häufig so voll wie die von Spitzenmanagern. Zur Selbsterprobung kann Faulenzen oder freies Spielen ebenso gehören wie das Lernen von Klavierspielen. Wichtig ist es, dass ein Kind eine Reihe von Erfahrungen selbst macht, dass es gewisse Projekte selbst gewollt und eigene Absichten gebildet hat. Für Eltern, die in der beschriebenen Weise ununterbrochen um ihre Kinder herumschwirren, hat sich im modernen Sprachgebrauch der Begriff der »Helikopter-Eltern« festgesetzt. Kurz gesagt, es gibt in der Erziehung ein Zuviel und ein Zuwenig an Aufmerksamkeit. Es geht darum, das richtige Gleichgewicht zu erreichen.

Gute Therapie wirkt der Selbstentfremdung entgegen, indem Therapeuten ihrem Klienten ein aufrichtiges Gefühl der Wertschätzung und der Wichtigkeit ihrer Bedürfnisse entgegenbringen. Gute Therapie sollte dem Klienten viel Raum für eigene Entscheidungen lassen. So ist es einerseits von Bedeutung, dass ein Therapeut oder eine Therapeutin viel Kompetenz und Erfahrung bei Zwangserkrankungen entwickelt, dass er oder sie andererseits aber keinesfalls zu kompetent und bestimmend auftritt. Er oder sie sollte dem Zwangskranken nicht das Gefühl vermitteln, alle wichtigen Entscheidungen zu treffen, weil nur er oder sie weiß, was für den Zwangskranken das Richtige ist.

In der modernen Verhaltenstherapie wird die Verwendung sogenannter Therapiemanuale bevorzugt. Therapiemanuale geben eine klare Struktur verschiedener wissenschaftlich erprobter Therapiebausteine vor. Der große Vorteil von Therapiemanualen ist das in ihnen enthaltene Know-how über das jeweilige Krankheitsbild und eine Klarheit über eine ideal ablaufende Therapie, wodurch gerade unerfahrene Kollegen profitieren.

Andererseits bringen Menschen mit einer Zwangserkrankung sehr unterschiedliche Vorerfahrungen mit. So variieren beispielsweise die Distanz zum eigenen Zwang und die Bereitschaft zur Reizkonfrontation unter Betroffenen sehr stark. Daher neige ich eher zu einer an den Einzelfall angepassten Therapie, bei der Klienten ein Höchstmaß an eigenen Entscheidungen treffen. Meine Klienten bevorzugen eine strukturierte Situation, in der sie möglichst wenige eigene Entscheidungen treffen müssen. Ich bemühe mich, meine Klienten zum Treffen eigener Entscheidungen zu motivieren. Das ist ein wichtiger Ausweg aus der Selbstentfremdung. Dies ist für viele Betroffene eine ungewohnte und unangenehme, für die Bewältigung ihrer Zwänge aber eine notwendige Erfahrung.

Fehlinformierte Selbstzuschreibung

Kaum ein Mensch, der zu mir kommt, um seine Zwänge zu behandeln, möchte eine Reizkonfrontation auch wirklich gerne machen. Viele sind dennoch überzeugt davon, »in den sauren Apfel beißen« zu müssen, weil der Zwang ihr Leben derart stark eingeschränkt hat, dass ihnen überhaupt keine andere Wahl mehr bleibt. Es ist vergleichbar mit dem Weg zum Zahnarzt, den wohl kaum jemand gerne aufsucht. Obwohl Reizkonfrontation und Zahnbehandlung unangenehm sind, sind sie notwendig und eindeutig sinnvoll.

Der Leidensdruck der Betroffenen, gepaart mit dem professionellen Wissen über den richtigen Weg, ist motivierend. Obwohl sich Reizkonfrontation für Zwangskranke wie das Einnehmen von Gift anfühlen kann.

Es kann durchaus passieren, dass Zwangserkrankte in der Behandlung recht leichtfertig und schnell einen oberflächlichen Auftrag zur Reizkonfrontation erteilen, was Anlass zur Skepsis wecken sollte. Ein etwa Dreißigjähriger Therapieanwärter fragte mich gleich zu Beginn, ob ich Reizkonfrontationen an seinem Wohnort anbieten würde. Er habe sich bei der Deutschen Gesellschaft Zwangserkrankung e.V. informiert und hier sei Reizkonfrontation am Wohnort als das Therapiemittel erster Wahl empfohlen worden. Die Deutsche Gesellschaft Zwangserkrankung e.V. führt eine Liste mit Therapeuten, die Erfahrungen mit Reizkonfrontation am Wohnort von Zwangserkrankten haben. Damals war ich zunächst angenehm überrascht, schon von Anfang an einen so klaren Auftrag zu erhalten. In der Regel erwarte ich eine lange währende Distanz- und Motivationsarbeit, bevor ich eine Einladung zum Hausbesuch bekomme mit dem Ziel, hier Reizkonfrontationen durchzuführen. Nach meinem ersten Hausbesuch machte sich jedoch bald Ernüchterung breit, weil mein Klient am Wohnort eigentlich doch keine Reizkonfrontationen durchführen wollte. Es stellte sich schließlich heraus, dass sein Vater ihn zu dieser Therapie gedrängt hatte. Der Vater war es auch gewesen, der bei der Deutschen Gesellschaft Zwangserkrankung e.V. meine Adresse und die Information über eine zielführende Therapie recherchiert hatte. Es wurde immer deutlicher, dass das ganze Projekt überhaupt nicht die eigene Idee meines Klienten war. Schließlich war ich gezwungen, die geplanten Reizkonfrontationen abzubrechen.

Viele wichtige Entscheidungen im Leben von Zwangskranken werden von außen bestimmt: Partnerwahl, Berufswahl und auch die Entscheidung zur Therapie. Betroffene leiden oft unter einer fehlinformierten Selbstzuschreibung ihrer Entscheidung, weil sie irrtümlich annehmen, eine eigene Entscheidung getroffen zu haben, obwohl die ausschlaggebenden Anstöße durch Bezugspersonen veranlasst wurden.

> Meine Empfehlung:
> Lassen Sie die Entscheidung zur Reizkonfrontation innerlich reifen!

Therapeuten sollten nicht zur Reizkonfrontation drängen und Betroffene sollten sich nicht drängen lassen. Ansonsten entsteht zwischen Therapeut und Klient ein verwirrendes und frustrierendes Katz-und-Maus-Spiel, bei dem Klienten die Wahrheit über ihre Zwänge verschweigen und heimlich »weiterzwängeln«.

Therapeuten und Betroffene sollten in einem sensiblen gemeinsamen Gespräch herausfinden, ob wirklich eine innere Bereitschaft des Klienten besteht, die unangenehme Reizkonfrontation anzugehen.

> Meine Empfehlung:
> Verzichten Sie auf Reizkonfrontationen, zu denen Sie gedrängt werden. Reizkonfrontationen müssen Ihnen selbst zum Bedürfnis werden.

Achtsamkeit

Zu meinen Therapiezielen zähle ich die Verringerung der Zwänge und die Vergrößerung von Achtsamkeit. Bei Achtsamkeit handelt es sich um das Gegenteil von Selbstentfremdung. Das Übermaß an Selbstentfremdung lässt sich durch einen Auf- und Ausbau von Achtsamkeit überwinden. In der modernen Verhaltenstherapie setzen wir Achtsamkeit gegen Zwänge, Ängste und Depressionen ein, ohne auf esoterischen Ballast zurückzugreifen.

Gut zu wissen!
Achtsamkeit entstammt der buddhistischen Meditationslehre und zielt auf Entspannung, Akzeptanz ohne Beurteilung, den Blick auf die eigene Person im Hier und Jetzt und das bewusste Erleben und Genießen ab. Die Aufmerksamkeit bei achtsamen Menschen konzentriert sich nicht auf einen Punkt, sondern geht in einen weiten Überblick, der auch Panoramablick genannt wird.

Wenn wir den Begriff »Achtsamkeit« im Internet eingeben, erscheint eine Vielzahl an Treffern in den Bereichen Literatur und Veranstaltungsangeboten. Berufsskeptiker werden Achtsamkeit als Modeerscheinung abwerten. Sicher ist das Konzept der Achtsamkeit sehr modern geworden. Die Grundidee der Achtsamkeit stammt aber aus dem Buddhismus, ist damit sehr alt und darf für sich das Prädikat erhabener Weisheit beanspruchen. Der hohe Bedarf an Achtsamkeit erklärt sich aus dem Tempo unserer modernen Welt, die uns einen Überfluss an Informationen bietet. Suchen Sie sich aus der Vielfalt der Angebote zum Thema Achtsamkeit dasjenige aus, das zu Ihnen passt.

Beispielhaft möchte ich Ihnen ein Projekt in meiner Praxis vorstellen, das mein Freund Thomas Kirchner[12] und ich mit einigem Erfolg durchgeführt haben. Thomas ist Tai-Chi-Lehrer, Shiatsu-Praktiker und Budo-Pädagoge.

B. C.-S.: Ziel meiner Therapie ist es, die Selbstentfremdung der Menschen, die unter einer Zwangserkrankung leiden, durch Verbesserung der Achtsamkeit zu überwinden. Was kannst du uns über Achtsamkeit sagen?

T. K.: Achtsamkeit … ein Wort, das gerade »hip« ist! Dabei ist es verwunderlich, dass es so lange gebraucht hat, bis die Achtsamkeit in ihrer Wichtigkeit auch in ganz verschiedenen Bereichen unseres Tuns erkannt wurde. Es begegnete uns die Achtsamkeit schon immer und überall. Aber nicht immer und überall ist sie willkommen. Sie ist nicht immer leicht zu trainieren, da es Zeit und Geduld braucht. In einem sozialen Gefüge, in dem Zeit Geld ist und alles sofort verfügbar sein soll, braucht es häufig eine Anleitung zur Achtsamkeit. Es stehen verschiedenste Techniken zur Verfügung, die ein Achtsamkeitstraining ermöglichen. Manchmal bekommen diese immer wieder neue Namen, um sich besser zu verkaufen. Das ist gar nicht negativ! Denn wenn die Menschen nicht dort abgeholt werden, wo sie stehen, finden sie gar keinen Zugang. Und das wäre wirklich schade! Leider gibt es viele Lehrer, die sehr eingeschränkt über dieses Thema denken (jeder hält seine Technik für die beste, was für ihn persönlich wahrscheinlich auch stimmt). Es geht aber darum, dem jeweiligen Klienten seine eigene Form des Trainings nahezubringen. Ich würde Kampfkünste, Qigong und Meditationen empfehlen, ein anderer ist achtsam beim Motorradfahren, auf die Jagd gehen, tanzen, singen oder beten. Fast alle Techniken können aber auch zu einer Art Sucht oder zum Zwang werden. Deshalb ist es wichtig, sich immer wieder selbst zu reflektieren oder sich beraten zu lassen. Achtsamkeit ist kein Selbstzweck, sie soll unser Leben reicher, bunter und gelassener machen. Und genauso wird es mit der richtigen Technik geschehen. Achtsamkeit bedeutet, seine eigenen Anspannungen zu erkennen und sie damit auch verändern zu können. Achtsamkeit bedeutet, sich in seinen Zusammenhängen zu erkennen und weder die Zukunft noch die Vergangenheit übermäßig zu bewerten. Achtsamkeit bedeutet, auf sich achtzugeben. Achtsamkeit bedeutet, außen und innen in Balance zu bringen. Wenn wir hier also über Selbstentfremdung und Zwänge sprechen, dann würde ich empfehlen, Achtsamkeit in der Balance zwischen innen und außen zu thematisieren.

B. C.-S.: Was würdest du Zwangserkrankten für Übungen empfehlen? Und gibt es auch Übungen, von denen du Zwangserkrankten abraten würdest?

T.K.: Übungen, die die Achtsamkeit trainieren und dabei den freien Fluss der Energien im Körper fördern, würde ich in diesem Fall empfehlen. Beim Tai-Chi-Chuan sind sowohl Einzel- als auch Part-

nerübungen enthalten. Das erlaubt eine Interaktion, die man mit Yoga oder Qigong so nicht hat. Gerade hierin sehe ich aber eine Chance, innen und außen in Balance zu bringen, ohne einen neuen Zwang zu entwickeln. Meditationen im Sitzen haben für diesen Fall zu wenig Dynamik. Wenn durch die Übungen Blockaden gelöst werden, wird sich das nicht nur »toll« anfühlen, sondern auch belastend oder ungewohnt. Darum braucht es eine professionelle Begleitung, damit die entstehenden Unsicherheiten und Ängste nicht zu neuen Blockaden führen. Und die Teilnehmer sollten Strategien und Übungen zur Selbsthilfe an die Hand bekommen. Das könnte zum Beispiel das Halten oder Massieren bestimmter Punkte am Körper sein. Ausdauersport hingegen kann dazu führen, dass zu viel Energie verbraucht wird. Meistens fühlt man sich dann erst mal besser, aber auf Dauer ist man ausgebrannt und erschöpft. Immer wieder findest du Menschen, die sich irgendwie leer fühlen. Oft rennen sie los oder tanzen die Nacht durch. Anstatt früh genug aufzuhören und durch entsprechende Übungen ihre Energie zu sammeln, genießen sie diesen Zustand zu sehr und erschöpfen sich noch mehr. Wer hier gelernt hat, achtsam in sich hineinzuspüren, wird seine Energie sammeln und gezielt pflegen. Damit kann die ursprüngliche Energie geschont werden und man gewinnt wirklich neue Kraft. Das ist sicherlich eine Hauptvoraussetzung, um mit dem Zwang umzugehen oder ihn vielleicht zu bezwingen.

B. C.-S.: Du hast in meiner Praxis mit Zwangserkrankten gearbeitet. Was war das Besondere an diesen Workshops?

T.K.: Sehr unterschiedliche Menschen mit völlig verschiedenen Symptomen sollen zunächst zu einer Gruppe zusammenwachsen, die das Vertrauen, sich zu zeigen, voraussetzt. Je nach Belastbarkeit brauchen Einzelne viel Zuspruch. Einer gewissen Hoffnungslosigkeit muss eine ordentliche Portion Motivation entgegengesetzt werden. Das ist immer so, wenn die Energien erschöpft sind. Deshalb haben auch alle jedes Mal den Wechsel zwischen Aktivität (kämpfen, tanzen, schreien...) und Ruhe (Entspannung mit Klangschalen) sehr genossen. Da sich alles auch auf körperlicher Ebene zeigt, braucht nicht jeder über seinen Zwang zu sprechen. Erkenne dich selbst, dann erkennst du den anderen, heißt es in den Kampfkünsten. Mit Partnerübungen, die die Konzentration auf das Hier und Jetzt lenken, nehmen sich alle in besonderer Weise wahr. Die Teilnehmer waren überrascht, dass sich Grenzen auflösten.

Tai-Chi ist eine sehr gute von vielen Möglichkeiten, Selbstentfremdung und Zwänge zu überwinden. Bei einer Vorher-Nachher-Messung konnten wir teilweise erhebliche Reduktionen von Zwängen nach den oben beschriebenen Workshops nachweisen. Neben der Verbesserung der Achtsamkeit ist der Erfolg unserer Workshops sicher auch den reichhaltigen Elementen an Reizkonfrontation zu verdanken. Denn neben Tai-Chi bauten wir in unsere Workshops auch Elemente aus verschiedenen anderen Kampfkünsten ein. Teilnehmer mit Waschzwängen zum Beispiel konfrontierten sich bei einigen Judo-Bodenübungen erfolgreich mit Schmutz. Andere Teilnehmer konfrontierten sich mit ihren aggressiven Zwangsgedanken bei Kampfübungen, die wir mit einem Stock ausgeführt haben. Die Atmosphäre war sicher auch sehr motivierend, weil jeder vom anderen Teilnehmer wusste, dass dieser ebenfalls Zwänge hatte, woraus ein gesunder Wettbewerb des Konfrontierens entstand.

Achtsamkeit erreichen wir auch ohne Literatur oder Workshop mit sehr einfachen Mitteln: indem ich meine Aufmerksamkeit auf die eigene Person lenke. Das Sprechen in der Ich-Form ist im Gegensatz zur Benutzung des kleinen Wörtchens »man« eine deutlich achtsamere Ausdrucksweise im Kontakt mit anderen Menschen. In meinem Praxiszimmer hängt ein Spiegel, weil in der Sozialpsychologie festgestellt wurde, dass Spiegel im Raum die Aufmerksamkeit auf die eigene Person lenken, also die Selbstwahrnehmung fördern.

8. Wachstum der Persönlichkeit – Die PSI-Theorie

Meinem Hochschullehrer Julius Kuhl verdanke ich die von ihm entwickelte PSI-Theorie[13] (Persönlichkeits-Systeme-Interaktion), die mir als wissenschaftliches Gerüst für die Beschreibung des Konflikts in der Persönlichkeit zwangskranker Menschen dient.

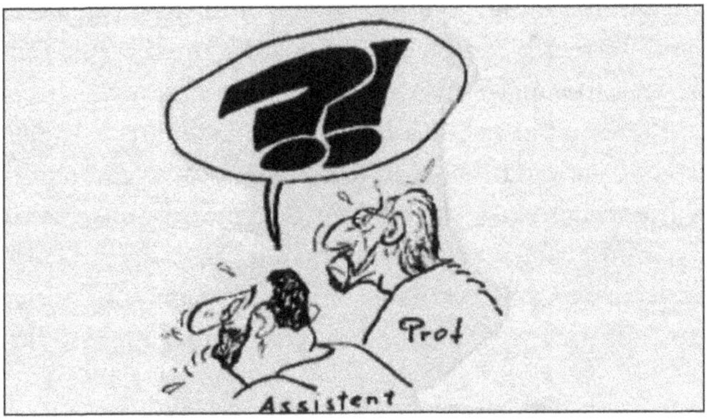

Professor Julius Kuhl und sein Assistent Doktor Miguel Kazén.
© Burkhard Ciupka-Schön

Sie bestätigt, dass es bei Zwangserkrankten im Kern um ein Zuviel an Selbstentfremdung geht. Die Kernannahmen der PSI-Theorie sind, dass sich unsere Psyche aus Einheiten mit speziellen Fähigkeiten und Eigenschaften zusammensetzt, die durch unterschiedliche Qualitäten unserer Gefühle angesteuert werden. Das »Selbst-System« wird durch Entspannung aktiviert, das »Fehler-Erkennungs-System« wird durch negativen Stress / negative Gefühle aktiviert. Diese Systeme unserer Psyche arbeiten nicht alle gleichzeitig, sondern stehen in einer gegensätzlichen Wechselwirkung. Die folgende Abbildung, die ich auch meinen Klienten in der Therapie präsentiere, stellt diesen Teil der PSI-Theorie in sehr vereinfachter Form als eine Stereoanlage dar. Wenn wir den Balanceregler oben in

Richtung Entspannung drehen, werden die Töne aus der »Selbst-Box« laut hörbar und die Töne aus der »Fehler-Erkennungs-Box« werden leise. Drehen wir den Regler in Richtung Stress, wird die »Fehler-Erkennungs-Box« laut und die »Selbst-Box« wird leise.

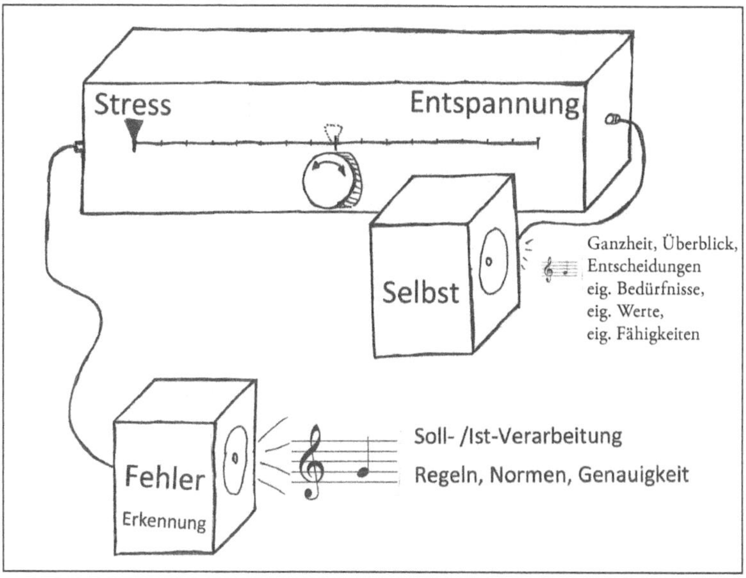

© Burkhard Ciupka-Schön

Das Selbst-System, das Kuhl in seiner PSI-Theorie das »Extensionsgedächtnis« nennt, setzen wir für die Wahrnehmung von ganzheitlichen Situationslandschaften ein. Die Wahrnehmung der Ganzheit ist Voraussetzung für die Unterscheidung von wichtig und unwichtig und ist damit eine Bedingung für Entscheidungen. Das ganzheitlich wahrnehmende Selbst-System nutzen wir unter anderem zum Verstehen anderer Menschen und vor allem zum Wahrnehmen unserer eigenen Person. Wer sich gut entspannen kann und damit sein eigenes Selbst-System gut aktivieren kann, verfügt im wahrsten Sinne des Wortes über Selbst-Bewusstsein, was so viel heißt wie, dass ein Mensch mit aktivem Selbst weiß, was er will. Ein aktives Selbst-System kann gleichzeitig alle wichtigen Aspekte der eigenen Person erfassen: Erfahrungen, Bedürfnisse, Werte, Fähigkeiten, Ziele, Wünsche und Vorlieben können in den eigenen

Entscheidungen berücksichtigt werden. Menschen mit einem aktiven Selbst-System finden wir häufig in Führungspositionen, weil sie effektiv in ihren Entscheidungen sind. Untersuchungen zeigen aber, dass auch Führungskräfte durch subjektiv empfundenen Stress in ihren Fähigkeiten zur Entscheidung und Selbstwahrnehmung beeinträchtigt werden können.

Durch Stress und abnehmende Entspannung verschieben wir den Balanceregler, wie bei dem obigen Radio in Richtung »Fehler-Erkennungs-System«. Das Fehler-Erkennungs-System (das Objekt-Erkennungssystem nach der PSI-Theorie) wird durch Stress aktiviert. Seine wichtige Aufgabe in unserem Alltag ist die Verarbeitung von Regeln, Normen, Gesetzen und Moral. Anders ausgedrückt: Das Fehler-Erkennungs-System zeigt uns die Anforderungen, die wir von außen vorgeschrieben bekommen. Es vergleicht den Soll- mit dem Ist-Zustand einer Situation: Ist der Nagel weit genug eingeschlagen? Nein! Also muss ich mit dem Hammer noch einmal draufhauen. So, jetzt ist es gut!

Das Fehler-Erkennungs-System ist für die besondere Fähigkeit verantwortlich, Dinge sehr genau ausführen zu können. Menschen mit einem sehr gut entwickelten Fehler-Erkennungs-System sind überlegen, wenn Aufgaben ein Höchstmaß an Genauigkeit erfordern, zum Beispiel wenn ein Tischler auf den Zehntelmillimeter genau ein Werkstück anfertigt. Menschen, die in einem sehr großen Betrieb wie der Post oder in einer Behörde arbeiten, wenden stets peinlich genau die gleichen Vorschriften an, egal ob ein Brief in Schleswig-Holstein oder Bayern eingeworfen wird, überall gilt das gleiche Porto. Ob Kunde oder Mitarbeiter, jeder kann sich auf die Anwendung dieser Regeln verlassen, was wichtig ist, damit große Behörden oder Unternehmen funktionieren können. Ein gut entwickeltes Fehler-Erkennungs-System finden wir natürlich auch bei Menschen im Staatsdienst, weil hier Gesetze und Regeln befolgt oder bei der Bevölkerung durchgesetzt werden müssen.

Menschen, die beide Systeme gleichwertig und kooperativ einsetzen, wachsen zu gestandenen Persönlichkeiten, weil die Fähigkeiten beider Systeme benötigt werden: Genauigkeit und Selbstwahrnehmung. Menschen, die diese Fähigkeiten in etwa gleichwertig benutzen können, sind auf die meisten Alltagsaufgaben gut eingestellt. Die einseitige Nutzung des Fehler-Erkennungs-Systems stärkt dieses System, das Selbst-System verkümmert. Es entsteht ein Ungleichgewicht.

Nach der PSI-Theorie sollte eine Therapie das Ziel verfolgen, zwischen den Systemen innerhalb einer Persönlichkeit eine Balance herzustellen und damit eine Nutzung und Stärkung aller beteiligten Systeme zu erreichen.

Ein Problem entsteht dann, wenn der Schieberegler nicht mehr bewegt werden kann, so als ob er an einer Stelle festgerostet wäre und nur noch eines der beiden Systeme benutzt werden kann. Wenn, wie bei Zwangskranken, nur noch das Fehler-Erkennungs-System aktiv ist und das Selbst-System abgeschaltet bleibt, werden nur noch Fehler erkannt. Die Entscheidung »Ja, ja, der Fußboden ist schmutzig, das ist jetzt aber überhaupt nicht wichtig!« bleibt aus und es wird weitergeputzt. Zwangskranke sind berühmt für ihre äußerste Genauigkeit, bedauerlicherweise setzen sie ihre Genauigkeit aber oft dort ein, wo daraus keine Vorteile entstehen.

Mit Hilfe der Standarddiagnostik in meiner Praxis konnte ich einen engen Zusammenhang zwischen Persönlichkeitstypen und Zwangsstörungen in dem oben beschriebenen Sinne nachweisen. Wir wandten den Fragebogen von Kuhl (PSSI = Persönlichkeitsstil und -störungsinventar) an, der auf der PSI-Theorie basiert, und fanden bei Zwangskranken vor allem Persönlichkeitstypen, die eine starke Neigung zu selbstunsicherem, loyalem, abhängigem, spontanem und sorgfältigem Verhalten hatten. Alle diese Persönlichkeitstypen zeichnen sich auch durch ein dominantes »Fehler-Erkennungs-System« aus.[14]

Vorteile der PSI-Theorie

Was nützt uns die PSI-Theorie für die Therapie? Die PSI-Theorie ist kein Heilmittel wie ein Medikament oder ein Entspannungsverfahren. Ich sehe die PSI-Theorie als einen Kompass, der hilft, bei der verwirrenden Vielfalt an Fakten, Ursachen und Erscheinungsformen der Zwangserkrankung Orientierung und Überblick zu gewinnen.

Die PSI-Theorie liefert uns eine Reihe von verblüffenden und einleuchtenden Erklärungen für rätselhafte Phänomene der Zwangserkrankung:

Frage: *Warum können Zwangskranke mit ihren Zwangshandlungen nicht einfach aufhören, obwohl sie wissen, wie sinnlos ihre Zwangshandlungen sind?*

Antwort: *Viele Zwangskranke erleben während der Ausführung ihrer Rituale nicht nur Beruhigung, sondern auch ein Entfremdungsgefühl. Dieses Entfremdungsgefühl erzeugt einen unmittelbaren Leidensdruck, der aber nicht ausreicht, um ihre Zwangshandlung abzubrechen. Die PSI-Theorie erklärt dies mit dem stark aktivierten Fehler-Erkennungs-System, ausgelöst durch Stress/Anspannung in Verbindung mit einem Zwangsgedanken. Gleichzeitig wird das Selbst-System abgeschaltet, das den Unsinn der Zwangshandlung erkennen und einen Befehl zum Unterbrechen der Zwangshandlung geben könnte.*

Erst spät, wenn der Teufelskreis aus Zwangsgedanken, Anspannung und Zwangshandlungen nach einer Zeit des Exzesses durch ein Gefühl des »Richtigseins« zum Erliegen gekommen ist, erkennt das Selbst-System die Unsinnigkeit des ausgeführten Zwanges.

Frage: *Wie entwickeln sich Zwänge unerkannt über einen längeren Zeitraum?*

Antwort: *Über einen langjährigen Zeitraum betrachtet wird das Fehler-Erkennungs-System immer stärker, weil es zunehmend und ununterbrochen mit Stress/negativen Gefühlen gefüttert wird. Andererseits wird das Selbst-System, das Überblick und Einordnung der Handlungen vermittelt, immer weiter geschwächt, weil es Entspannung benötigt, die nicht vorhanden ist. Chronifizierte Zwänge sind immer und überall präsent und lassen die Betroffenen eigentlich nie richtig zur Ruhe kommen. Ruhe und Entspannung würden Zwangserkrankte benötigen, um ihr Selbst-System zu aktivieren, das ihnen sagen könnte: »Nun ist es genug …!«*

Frage: *Welche Chancen hätte eine Behandlung zu einem früheren Zeitpunkt der Krankheitsentwicklung?*

Antwort: *Wie bei fast allen Gesundheitsthemen ließe sich durch gesundheitliche Aufklärung und Öffentlichkeitsarbeit eine deutliche Verbesserung der Prognose der Zwangserkrankungen erreichen, wenn Zwangserkrankte zu einem früheren Zeitpunkt ihrer Entwicklung zu einer Kurskorrektur und einer Therapieaufnahme motiviert werden könnten.*

Frage: *Manchmal hören wir davon, dass Zwänge eine Funktion in der Familie und in der Partnerbeziehung der Betroffenen haben. Wie können wir das verstehen?*

Fallbeispiel

Eine Klientin mit schweren Waschzwängen, die mit Unterbrechungen schon seit Jahren von mir behandelt wird, lebte in einer sehr unglücklichen Partnerbeziehung. Im Gegensatz dazu behauptete sie aber hartnäckig, dass zu Hause alles in Ordnung sei und dass sie unter dem Mobbing am Arbeitsplatz leide. Schließlich räumte ich ein, dass ich mit meinem therapeutischen Latein am Ende sei und empfahl der Klientin mit Nachdruck die Behandlung in einer Spezialklinik für Zwangserkrankungen, weil die Zwänge der Klientin auf höchstem Niveau stagnierten. In der Klinik machte die Klientin gute Fortschritte und konfrontierte sich erfolgreich mit ihren Zwängen. Nach der Entlassung gelang es mir nicht, trotz optimaler Unterstützung, an die Erfolge in der Klinik anzuknüpfen und die Klientin erlitt einen schnellen Rückfall in ihre alten Zwangssymptome. Nach einigem Zögern stellte sich schließlich des Rätsels Lösung heraus: Die Klientin hatte in der Klinik einen Kurschatten gehabt, den sie nach der Entlassung verlassen musste. Zu Hause kehrte sie wieder in ihre unglückliche Welt zurück, was mit wiederkehrenden Zwängen gekoppelt war. Die Klientin erkannte ihr persönliches Unglück und den Zusammenhang mit ihren Zwängen und zog schließlich die notwendigen Konsequenzen und befreite sich aus ihrer unglücklichen Partnerschaft.

Antwort: *Ausgeprägte Zwänge erhalten unglückliche Partnerschaften oft aufrecht, weil ein abgeschaltetes Selbst-System keinen Zugang zu eigenen Bedürfnissen und damit keine Verbesserung der Situation ermöglicht. Die PSI-Theorie macht hier deutlich, dass es nicht ausreicht, allein mit Reizkonfrontation den Teufelskreis des Zwanges zu unterbrechen. Wenn Klienten es schaffen, ihre Zwänge deutlich zu reduzieren, werden sie entspannter und ihr »Selbst« wird aktiver. Häufig werden Zwangserkrankte erst im Zustand der Entspannung gewahr, wie unglücklich sie sind. An dieser Stelle fällt die Entscheidung, das Unglück zu beenden oder wieder in die Zwänge zurückzufallen. Manchmal kann aber auch ein »Urlaub vom Zwang« bei Wohnortswechsel, Klinikbehandlung oder einem echten Urlaub das Selbst-System aktivieren, da hier eine Entspannung erreicht wird, die zu Entscheidungen befähigt.*

Frage: *Welche Stimmungen und welche Qualitäten der Beziehungsgestaltung unterstützen die Therapie mit Zwangserkrankten?*

Antwort: *In der Therapie mit Zwangserkrankten sind die Qualität des therapeutischen Bündnisses und die darin vermittelte Grundstimmung von entscheidender Bedeutung. Aufgrund einer Selbstentfremdung, die Zwangskranke in ihrer Lebensgeschichte erleben, ist es wichtig, dass sie spüren, dass sie von ihrem Therapeuten ernst genommen werden. Bei der Schilderung ihrer Zwangssymptomatik wünschen sich Menschen mit Zwangserkrankungen Kompetenz, Aufmerksamkeit und Wertschätzung durch ihren Therapeuten. Therapeuten, die bei Zwangserkrankungen unerfahren sind, neigen dazu, die genaue Betrachtung der Zwänge zu vermeiden. Sie unterstützen jedoch damit die ungünstige Einstellung der meisten Betroffenen, an einer wirklich peinlichen Erkrankung zu leiden und minderwertig zu sein. Kompetente Therapeuten vermitteln Vertrauen. Sie zeigen durch Insiderwissen, dass sie sich mit Zwängen auskennen und sie vermitteln Zuversicht, die nötig ist, um einen Klienten bei einer Reizkonfrontation zu begleiten.*

Aus der PSI-Theorie lassen sich einige ungewöhnliche Vorschläge für das Therapeutenverhalten ableiten, die auf ein Gleichgewicht der Persönlichkeitssysteme und der Gefühlsqualitäten abzielen. Nach der PSI-Theorie wird das Fehler-Erkennungs-System durch positive Gefühle wie Entspannung und Freude, Spaß und Neugierde geschwächt und das Selbst-System gestärkt. Die Therapie mit Zwangserkrankten soll natürlich keine alberne Veranstaltung sein, weil Zwangserkrankte zu Beginn ihrer Therapie bei ihrer vorherrschenden negativen Stimmung abgeholt werden wollen. Lockerheit und Humor sollten aber zum festen Bestandteil einer entwicklungsorientierten Therapie für Zwangserkrankte werden. Aus diesem Grund haben meine Co-Autoren und ich ihre Beiträge auch mit einer ordentlichen Portion Humor und Lockerheit gewürzt.

Frage: *Warum bietet die Zwangsstörung eine so verwirrende Vielfalt im Erscheinungsbild?*

Antwort: *Ein stark aktiviertes Fehler-Erkennungs-System ist wenig wählerisch: Alles, was in den Fokus gerät, wird wie mit einer Lupe vergrößert. Sei es ein nicht perfekt gereinigter Fußboden, ein nicht exakt ausgeführtes religiöses Ritual oder eine nicht gut genug geprüfte Kontrolle der Haustürschließvorrichtung. Mit der unheilvollen Wirkung der übersteuerten Fehler-Erkennung wird also sowohl die Vielfalt der verschiedenen Zwangssymptome erklärbar als auch die hohe Komorbidität zu anderen Krankheiten wie Depressionen und Essstörungen. Denn die Fehler-Erkennung weitet sich aus auf Bereiche der persönlichen Biografie, in der »Fehlerhaftes« entdeckt wird, oder auf das persönliche Selbstbild, zum Beispiel die Körperkonturen, die als »fehlerhaft« bewertet werden. Auch einige Ängste werden durch eine übersteigerte Fehler-Erkennung hervorgerufen, indem das eigene Handeln in vielen Situationen als nicht perfekt wahrgenommen wird. In der Folge werden manche Situationen ganz gemieden, bis sie als nicht mehr beherrschbar oder als beängstigend erlebt werden.*

Eine erfolgreiche Therapie mit Reizkonfrontationen ist vom Rückfall in alte Zwangssysteme oder durch Symptomverschie-

bung in neue Zwänge bedroht, wenn es in der Therapie nicht gelingt, ein zu stark wirkendes Fehler-Erkennungs-System zu schwächen und das Selbst-System zu stärken.

Ein Zusammengehen von hohem Selbstbewusstsein, hohem Selbstwert und einer Zwangsstörung schließt sich nach der PSI-Theorie aus. Wenn ich in einem Bericht von einem Kollegen lese, dass ein Klient unter Zwangserkrankung und einer Narzisstischen Persönlichkeitsstörung leidet, gehe ich davon aus, dass eine dieser Diagnosen falsch ist. Narzissmus nach der PSI-Theorie bedeutet nämlich u.a. ein übersteigertes Selbstwertgefühl. Selbstwertgefühl haben Zwangskranke eindeutig zu wenig.

No risk, no fun! – Zwang und Stress

Eindeutig ist der Zusammenhang zwischen Zwang, Selbstentfremdung und Stress. Aufgaben im Beruf mit zu großer Schwierigkeit, unlösbare Konflikte, Zeitdruck, häufige Unterbrechungen in beruflichen Abläufen, fehlender Sinn und Undurchschaubarkeit sind einige offensichtliche Stressfaktoren, die Zwänge verstärken. Es gibt unauffällige Stressursachen wie Wechselschichtdienst oder ein Mangel an Wertschätzung, die auch von aufmerksamen Beobachtern übersehen werden, die dennoch eine entscheidende Rolle beim Zwang spielen können. Das Gleiche gilt für Unterforderungen: Wenn Aufgaben zu leicht sind oder zu viel Zeit zur Erledigung zur Verfügung steht, führt dies zu Langeweile. Langeweile ist genauso wie Überforderung eine negative Form von Stress und verstärkt Zwänge und Selbstentfremdung.

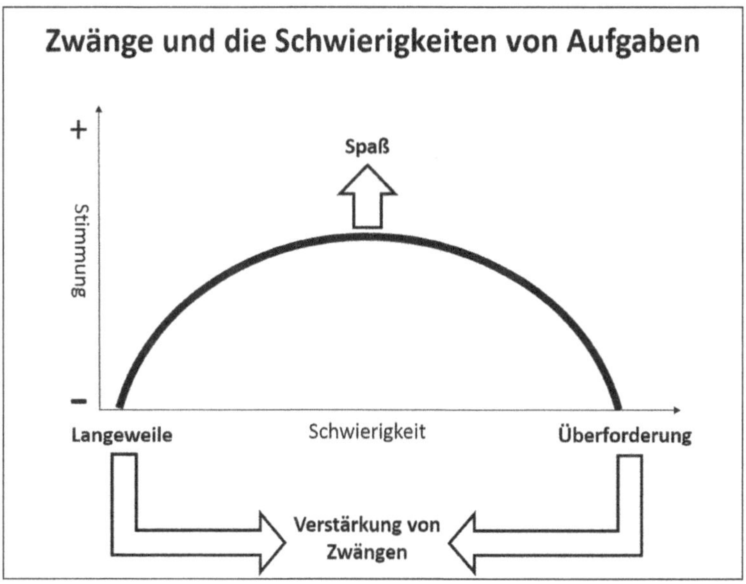

© Burkhard Ciupka-Schön

Das zuvor gezeichnete Modell soll den Zusammenhang zwischen den Schwierigkeiten von Aufgaben und der Verstärkung von Zwängen beschreiben. Im Bereich links unten ist die Schwierigkeit der Aufgaben minimal, es steht viel zu viel Zeit für die Erledigung zur Verfügung, es gibt keine Abwechslung und keine Herausforderung. Dies verstärkt den Zwang.

Von links nach rechts wächst die Schwierigkeit auf ein mittleres Maß, hier ist der Wohlfühlbereich, in dem Achtsamkeit und Selbstwahrnehmung optimal sind. Es steht genug Zeit für die Aufgabenerledigung zur Verfügung, es besteht eine gute Mischung aus Routine und neuen Herausforderungen, die das Interesse wecken. Spaß entsteht und der ist bekanntlich der Feind des Zwanges.

Ganz rechts finden wir eine maximale Schwierigkeit mit Zeitdruck, die wir als Überforderung und damit wieder als Verstärker des Zwanges kennen. Bei mittlerer Schwierigkeit haben wir einen Wohlfühlbereich. Jeder Zwangserkrankte sollte versuchen, sich möglichst häufig in diesem mittleren Bereich aufzuhalten. Ich rate dazu, sowohl dauerhafte Überforderung als auch dauerhafte Unterforderung zu vermeiden, weil beide die Selbstentfremdung und damit die Zwänge verstärken.

Viele Zwangsbetroffene, die in einer beruflichen Überforderungssituation stecken, hoffen auf eine Entlastung von ihren Zwängen durch Rente oder Arbeitslosigkeit. Wenn die Betroffenen eine Wahl haben, empfehle ich Rente oder Arbeitslosigkeit zu vermeiden, weil der Wechsel von einer Überforderung in eine Unterforderung keine Vorteile liefert. Eine Entlastung ist aber sicher sinnvoll.

Wenn sich die Betroffenen bereits in Rente oder Arbeitslosigkeit befinden, empfehle ich ihnen, eine sinnvolle Aufgabe wahrzunehmen, beispielsweise bei einer ehrenamtlichen Tätigkeit, befriedigende soziale Kontakte auszubauen, zum Beispiel in einer Selbsthilfegruppe, oder Hobbys nachzugehen, die einfach Freude machen.

Wenn Sie arbeitslos sind oder als Rentner zu viel Zeit zur Verfügung haben, entsteht schnell ein Problem. Je mehr Zeit und Aufmerksamkeit Sie Ihrem Zwang zur Verfügung stellen, desto mehr wird Ihr Zwang an zeitlicher Ausdehnung und an Bedeutung wachsen.

Gut zu wissen!

Und lassen Sie sich von mir versichern, der Zwang wird nie satt werden, im Gegenteil: Je mehr Zeit und Aufmerksamkeit Sie Ihrem Zwang widmen, desto unverschämter wird der Zwang immer neue Forderungen stellen.

9. Jeden Tag eine böse Tat!

Zwangskranke entschuldigen sich deutlich häufiger, als dies andere Menschen tun. In meinem Behandlungszimmer steht ein Sparschwein, auf dem mit großen Buchstaben »Schuld« geschrieben steht. Das Schuldschwein wird jedes Mal, wenn Klient oder Therapeut »Entschuldigung!« oder »Tut mir leid!« sagen, mit einem Cent gefüttert. Das Schuldschwein ist stets gut gefüllt. Niemand nimmt mein Schuldschwein so richtig ernst, aber albern findet es auch niemand. Ich beobachte, dass kaum noch Entschuldigungen ausgesprochen werden, wenn das Schwein zum Einsatz kommt.

Meine Klienten vermeiden nun Entschuldigungen und werden sensibel für ihr anhaltendes Schuldgefühl und ihre permanente Anspannung.

Es sind die schnell hingeworfenen Entschuldigungsformeln, die als kleine, fast unauffällige Zwangsrituale zu werten sind. Wohlüberlegte Entschuldigungen sind dagegen zu befürworten, wenn sie eine bewusste Reflexion einer zurückliegenden Situation enthalten. Zur Klärung von Konflikten sind echte Entschuldigungen notwendiger Bestandteil unseres sozialen Zusammenlebens. Entschuldigungen, die nichts klären, die nur die Anspannung des Moments neutralisieren, obwohl kein Vergehen vorliegt, sind ein Fall für mein Schuldschwein.

Ich versuche sogar, wann immer möglich, meine Klienten zu kleineren Frechheiten zu ermuntern und bitte sie zu beobachten, ob die schlimmsten Befürchtungen, die der Zwang suggeriert, wirklich eintreffen: Schmeißt mein Therapeut mich raus, wenn ich mir, ohne zu fragen, einen Stift ausleihe? Muss ich um Erlaubnis fragen, wenn ich auf die Toilette will? Ist es eine Katastrophe, wenn ich eine Minute zu spät zur Therapie erscheine?

Solche Fragen von Klienten lehne ich gerne scherzhaft ab (»Nein, Sie dürfen nicht zur Toilette!«), wobei es in der Regel zu einer humorvollen Eskalation kommt. Es ist mein voller Ernst: Spaß und

Humor sind sehr wirkungsvoll, beide mag der Zwang nämlich gar nicht. Ich weiß, dass es sehr schwierig ist, Humor in die Therapie einzubringen. Gerade wenn Nichtbetroffene gegenüber Betroffenen einen Scherz machen, können Betroffene schnell verärgert oder gedemütigt reagieren. Ich habe mir ausdrücklich die Rückendeckung der Co-Autoren dieses Buches geholt, die meinten, dass Humor die Distanz zum eigenen Zwang erhöht. Unter Betroffenen in einer Therapiegruppe oder Selbsthilfegruppe soll Humor durchaus üblich sein. Ich bin froh, dass ich diese guten Leute an Bord habe.

In der Sprache von Menschen mit einer Zwangserkrankung fällt auf, dass sie den Gebrauch von »Ich«-Aussagen eher meiden und stattdessen das kleine, unpersönliche Wörtchen »man« verwenden. Selbstverständlich übernehmen Menschen mehr Verantwortung, wenn sie sagen: »Ich werde morgen dieses oder jenes tun.« Im Vergleich zu: »Man sollte dieses oder jenes tun.« Das kleine Wort »man« dient hier mal wieder der Vermeidung von Schuldgefühlen. Gleichzeitig fördert »man« auch die Selbstentfremdung.

Genauso wie das Wort »ich« die Aufmerksamkeit auf die eigene Person lenkt, wird der gleiche Zweck auch durch einen Blick in den Spiegel oder eine Kamera erfüllt. Menschen, die in einen Spiegel blicken, erhöhen die Aufmerksamkeit auf die eigene Person ähnlich wie bei der Verwendung des Wortes »ich«. Die Verwendung eines Spiegels und des Wortes »ich« kostet Menschen, die von einem Zwang betroffen sind, eine gewisse Überwindung. Ein Spiegel hängt eher unauffällig in meinem Praxiszimmer. Manchmal stelle ich mich mit meinen Klienten davor auf, um das Betrachten und einen positiven wertschätzenden Dialog mit der eigenen Person zu üben. Die Stärkung des Ich/Selbst ist neben der Reizkonfrontation für mich die wichtigste Säule in der Therapie.

10. Der Zwangsteufel

Neben Herrn Tur Tur, dem Scheinriesen, ist der »Zwangsteufel« eine weitere Möglichkeit, seinem Zwang einen Namen und ein Gesicht zu geben.

Natürlich gab es bereits im Mittelalter Menschen, die unter Zwangsstörungen litten. In Ermangelung der modernen Kenntnisse über Ursachen, die wir heute besitzen, waren die Mitbürger im Mittelalter davon überzeugt, dass Zwangskranke von einem Teufel besessen waren, für den der Exorzist gerufen wurde.

Auch heute noch taucht das Bild des Zwangsteufels immer wieder in spontanen Berichten von Betroffenen auf, die eine Einsicht in ihre Zwangsstörung gewonnen haben. In belastenden Konfrontationssituationen, in denen komplizierte Theorien nicht verarbeitet werden können, hilft oft das einfache Bild vom Zwangsteufel. Es unterstützt viele Klienten dabei, Abstand von ihrem Zwang zu gewinnen. Dies ist vor allem dann fruchtbar, wenn die Betroffenen schon so weit sind, dass sie die Verantwortung für ihre Zwangshandlungen selbst übernehmen und nicht mehr die Zwänge als ein von außen auf sie einwirkendes Problem definieren.

Der Zwangsteufel sitzt in seinem Käfig, rüttelt heftig an den Gitterstäben und schreit laut und frech: »Füttere mich, füttere mich!!!«

Da sich der Besitzer des Zwangsteufels in seiner Not keinen besseren Rat weiß, macht der Besitzer alles, was sein unverschämter Zwangsteufel ihm befiehlt. Der Zwangsteufel macht obendrein eine große Anzahl leerer Versprechungen, die er nicht hält.

Was schmeckt dem Zwangsteufel besonders gut? Tabus, Rituale und Rückversicherungen im Hauptgang! Dazu noch Überforderung, Frustration, Ablehnung und Langeweile als Dessert! Bitte beachten Sie daher das Schild: »Füttern verboten!«

Wer dieses Schild missachtet, muss sich nicht wundern, dass sein Zwangsteufel immer fetter wird. Und je fetter der Zwangsteufel wird, desto hungriger und unverschämter wird er. Irgendwann ist der Zwangsteufel so fett geworden, dass der Käfig aus seinen Nähten platzt und der Zwangsteufel nicht mehr einzugrenzen ist.

Womit können Sie dem Zwangsteufel den Appetit verderben? Sinnvolle Aufgaben, Spaß, Humor und nette Menschen mag der Zwangsteufel gar nicht.

Und ich liebe es, dem Zwangsteufel seinen Appetit zu verderben.

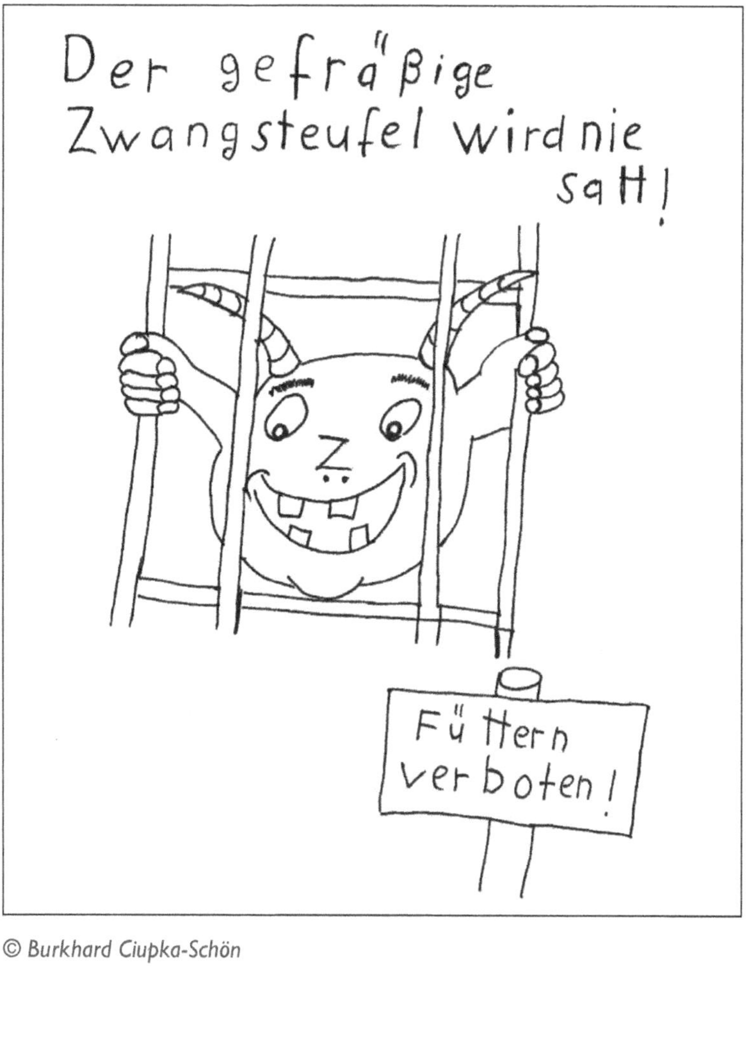

© Burkhard Ciupka-Schön

11. Von Pontius zu Pilatus – Wie und wo finden Sie die richtige Hilfe?

Medikamente gegen Zwänge

Es ist nicht einfach, bei Zwangserkrankungen die richtige psychotherapeutische Hilfe und die richtigen professionellen Helfer zu finden.

Bei einer Behandlung von Zwangserkrankungen mit Medikamenten ist die Situation einfacher: Die Behandlungssituation hat sich in diesem Bereich so positiv entwickelt, dass wir heute von einer flächendeckenden Versorgung mit einer medikamentösen Behandlung Zwangserkrankter im ambulanten und stationären Bereich sprechen können.

Die Klienten in meiner Praxis erhalten in der Regel von ihrem Hausarzt und mehr noch von ihrem Neurologen und Psychiater selektive Serotonin-Wiederaufnahmehemmer (sogenannte SSRI) verschrieben, die von der Weltgesundheitsorganisation WHO als Therapie der ersten Wahl bei der Behandlung von Zwangserkrankungen empfohlen werden. Entsprechend dem Stand der Fachliteratur werden die verschriebenen Medikamente in der Regel von den medizinischen Kollegen richtig dosiert. Richtige Dosierung heißt, dass die Dosierung der SSRI bei der Behandlung von Zwängen deutlich höher ausfallen muss als beim Einsatz bei Depressionen.[15]

Da Sie die entsprechenden Medikamente ohnehin von Ihrem Arzt in der richtigen Dosierung verschrieben bekommen, nenne ich nachfolgend nur die Substanzen:

Clomipramin, Fluvoxamin, Paroxetin, Fluoxetin, Sertralin, Citalopram, Escitalopram.

Clomipramin spielt in der Liste eine Sonderrolle. Es wird schon sehr lange erfolgreich bei der Behandlung von Zwangserkrankungen verwendet, hat also eine ähnliche Wirkung wie die SSRI. Es wird jedoch zu der Gruppe der trizyklischen Antidepressiva gerechnet.

Vor zwanzig Jahren waren SSRI als Medikamente der ersten Wahl bei Zwangsstörungen noch relativ unbekannt. Heute hingegen sind die meisten Ärzte mit dem Einsatz der SSRI bei Zwängen gut vertraut. In Gesprächen und in meiner Testdiagnostik stelle ich überwiegend eine ordentliche Wirkung der verschriebenen Medikamente fest. Da in der Regel zehn Wochen benötigt werden, um herauszufinden, ob das verschriebene Medikament in befriedigender Weise wirkt, ist viel Geduld und genügend Zeit zur Beobachtung erforderlich.

Im Zweifelsfall sollten bei einer Einstellung auf ein Medikament normierte psychologische Testskalen für die Messung der Symptomstärke eines Zwanges, zum Beispiel die Tabelle im vierten Kapitel oder die Yale-Brown-Obsessive-Compulsive-Scale (Y-BOCS), wiederholt eingesetzt werden, um festzustellen, ob das Medikament in der erwünschten Weise wirkt. Nicht selten stellen wir dabei fest, dass auch nach ausreichender Behandlungsdauer von mindestens zehn Wochen keine befriedigende Wirkung mit einem einzelnen Präparat erzielt wurde. Experten nennen diesen Fall ein Non-Responding. Bei einer Wirkung von deutlich unter 30 Prozent Verbesserung sollte überlegt werden, ob auf ein anderes Präparat umgestellt wird. Selten beobachten wir eine Wirkung von deutlich mehr als 50 Prozent, was einem sehr guten Behandlungsergebnis entspricht.

Regeln bei der medikamentösen Behandlung von Zwangserkrankungen:

- Die Dosierung der SSRI bei einer Zwangserkrankung ist deutlich höher im Vergleich zur Behandlung einer Depression mit demselben Präparat.
- Eine Behandlung mit SSRI ist über einen längeren Zeitraum notwendig. Eine positive Reaktion auf die Behandlung mit einem SSRI ist nach zehn bis zwölf Wochen zu erwarten.
- Die stabilsten Therapieerfolge sind bei einer Kombinationsbehandlung aus Verhaltenstherapie und SSRI zu erwarten.

- Wenn auf Verhaltenstherapie verzichtet wird, besteht eine hohe Rückfallwahrscheinlichkeit bei der Beendigung der Pharmakotherapie.
- Ein Drittel der Patienten sind Non-Responder bei jedem Präparat.
- Die Effektstärke ist bei allen Präparaten etwa gleich. Die zu erwartende Symptomminderung liegt bei 30 bis 50 Prozent.

Bei jedem der beschriebenen Medikamente, den SSRI und dem Clomipramin, beobachten wir eine Quote von etwa einem Drittel Non-Responder. Das heißt, bei richtiger Dosierung und ausreichender Dauer der Behandlung sprechen etwa ein Drittel der Behandelten auf die verschriebene Substanz nicht an. Eine Umstellung auf eine andere Substanz innerhalb der sieben hier genannten Mittel ist aber erfolgversprechend. Die erforderliche Wartezeit von zehn Wochen und die hohe Quote Non-Responder erwarten wir auch bei jeder anderen der aufgeführten Substanzen.

Die häufigsten Nebenwirkungen der SSRI sind Schwindel und Mundtrockenheit. Niedriger Blutdruck, Zittern und Schlafstörungen können ebenfalls als Nebenwirkung auftreten. In der Regel treten Nebenwirkungen in einer Anfangsphase auf, insbesondere, wenn die Dosis zu schnell erhöht wurde. Eine darüber hinausgehende anhaltende Unverträglichkeit kann ebenfalls ein Grund sein, auf eine andere Substanz innerhalb der SSRI zu wechseln.

Neben der Stimmungsaufhellung berichten Menschen, die mit SSRI behandelt werden, über eine Verbesserung ihrer Fähigkeit Entscheidungen zu treffen. Beide Effekte unterstützen die Wirkung einer Verhaltenstherapie, weil eine Reizkonfrontation eine Entscheidung für neue Lernerfahrungen einschließt. Die Stimmungsaufhellung eines wirksamen SSRI unterstützt Klienten dabei, ihre Probleme entschlossen und zuversichtlich anzupacken.

Zwangserkrankte werden nicht abhängig von SSRIs, eher das Gegenteil ist der Fall. Die meisten Betroffenen wünschen sich ein baldiges Absetzen ihres Medikaments. Von einem Absetzen in einer belastenden Situation rate ich ab, wenn das Präparat eine gute Wirkung erzielt und gut vertragen wird. Stets empfehle ich, das Absetzen mit dem verordnenden Arzt abzusprechen.

Wie Sie den richtigen Therapeuten finden

Die WHO empfiehlt neben der Einnahme von SSRI eine Behandlung mit kognitiver Verhaltenstherapie, die eine Reizkonfrontation einschließt. Eine Kombination aus Verhaltenstherapie und SSRI ist möglich und sinnvoll. Deutlich schwieriger ist es, eine geeignete Psychotherapie für Zwangserkrankte im ambulanten Setting zu finden, weil hier das Versorgungsnetz im Vergleich zur Medikamentenbehandlung noch deutliche Lücken aufweist.

Die Reizkonfrontation ist eine sehr einfache und wirkungsvolle Methode. Dennoch kommt sie nur bei einem Bruchteil der Betroffenen zum Einsatz. Dies hat zum Teil mit Defiziten in unserer psychotherapeutischen Versorgung von Zwangserkrankten in Deutschland zu tun. Seit über zwanzig Jahren höre ich von Betroffenen, dass sie erst nach einer längeren therapeutischen Odyssee eine Klinik oder einen ambulanten Therapeuten fanden, wo Erfahrungen und Kompetenzen bei der Behandlung von Zwangserkrankung nachvollziehbar waren.

Etwa zehnmal pro Jahr übernehme ich die Behandlung von Personen mit einer Zwangserkrankung, die kurz zuvor noch von einem anderen Kollegen behandelt wurden. Bei den übernommenen Personen habe ich stets die Erfahrung gemacht, dass das Problem nicht in einer übertriebenen Anspruchshaltung dieser Klienten liegt, sondern dass diese Betroffenen tatsächlich große Schwierigkeiten hatten, geeignete Hilfe zu finden.

Das kann daran liegen, dass die Zwangserkrankung sich erst im Verlauf der vorausgegangenen Behandlung entpuppt hat. So ist es ein häufiges Phänomen, dass sich erst im Laufe einer Behandlung herausstellt, dass Klienten, die sich zum Beispiel mit einem Burnout bei ihrem Therapeuten vorgestellt hatten, dahinter eine Zwangsstörung verbergen. Entweder werden diese Zwänge aus Scham bewusst verheimlicht. Oder die Symptomatik spielt sich überwiegend im Kopf ab und ist hochautomatisiert. In diesen Fällen ist es den Betroffenen selbst nicht bewusst gewesen, dass sie unter einer Zwangsstörung leiden. Ich hatte sogar schon zwangserkrankte Kollegen (Psychiatrie-Fachschwestern, Psychologen, Ärzte, Sozialarbeiter) in meiner Behandlung, die erst im Laufe unserer gemeinsamen Arbeit auf das Vorhandensein ihrer eigenen unauffälligen Zwänge aufmerksam wurden.

Gute Erfahrungen mache ich mit einer systematischen Testdiagnostik bestehend aus der *Yale-Brown Obsessive Compulsive Scale*[16], abgekürzt *Y-BOCS*, dem Persönlichkeitsstil und -störungsinventar (*PSSI*)[17] und dem strukturierten Kurz-Interview *Mini-DIBS*[18], in denen neben allen übrigen wichtigen Problembereichen auch versteckte Zwänge abgefragt werden. So werden wir auf die wichtigsten, eher offen zutage tretenden Problembereiche aufmerksam, haben aber gleichzeitig die Chancen genutzt, um auf verdeckte Problembereiche der Zwangserkrankung aufmerksam zu werden.

Es kann aber auch sein, dass sich ein zuvor behandelnder Kollege überschätzt oder die Bedeutung der ihm bekannten Zwangserkrankung verharmlost hat. Wenn Zwangserkrankte schon zu Beginn einer Behandlung den Wunsch anmelden, ihre Zwänge zu reduzieren, hat es sich immer mehr durchgesetzt, dass Kollegen, die sich diesbezüglich nicht so gut auskennen, an spezialisierte Kollegen oder spezialisierte Einrichtungen weiter verweisen. Leider gibt es aber immer noch Kollegen, die trotz Mangel an Kenntnissen bei Zwangsstörungen die Behandlung übernehmen und behaupten, dass sie sich auch in dem Bereich Zwangserkrankungen auskennen.

Meine Empfehlung:

Legen Sie die Karten offen auf den Tisch! Wenn Sie Zwänge beim Arzt oder Psychologen verheimlichen, ist die richtige Hilfe schwierig.

Nervenärzte oder Psychologen können Ihnen spezialisierte Therapeuten in Ihrer Umgebung empfehlen.

Wenn Nervenärzte an ihrem Standort schon längere Zeit niedergelassen sind, werden die Kollegen die Behandlersituation in ihrer Region wahrscheinlich gut kennen. Selbstverständlich finden Sie gute Empfehlungen für Kliniken und Therapeuten auch in einer der vielen regionalen Selbsthilfegruppen für Zwangserkrankte oder bei einer Selbsthilfeorganisation wie der Deutschen Gesellschaft Zwangserkrankungen e.V., die seit über zwanzig Jahren mit Kliniken und Therapeuten zusammenarbeiten, die sich Erfahrung und

Kompetenz bei der Behandlung von Zwangserkrankungen erworben haben.

Meine Empfehlung:
Lassen Sie sich vom Therapeuten Ihrer Wahl einen schlüssigen Behandlungsplan für Ihre Zwangserkrankung skizzieren!

Mit diesem Buch bemühe ich mich, gute Entscheidungshilfen zu geben. Betroffene sollten möglichst schon beim ersten Telefonat mit einem Therapeuten entscheiden können, ob sie auf die Warteliste aufgenommen werden möchten. Denn nach einer üblichen Wartezeit von einem halben bis zu einem ganzen Jahr feststellen zu müssen, dass ihr Therapeut sich bei Zwängen nicht auskennt, ist bitter. Auf die Behandlung von Zwangserkrankungen spezialisierte Therapeuten im ambulanten Setting sind nach wie vor selten.

Meine Empfehlung:
Stellen Sie folgende Fragen bei der Therapeutensuche:
- Arbeiten Sie mit kognitiver Verhaltenstherapie und Reizkonfrontation?
- Haben Sie Erfahrungen mit der Behandlung von Zwangserkrankten?
- Bieten Sie Reizkonfrontationen an, bei denen Sie, falls nötig, für Hausbesuche auch Ihre Praxis verlassen?

Die Hauptlast der Versorgung Zwangserkrankter mit Verhaltenstherapie tragen einige spezialisierte Kliniken im Norden und Süden unseres Landes. Kollegen, die in einer der spezialisierten Kliniken Zwänge behandeln, haben gleichzeitig nur ungefähr fünf Zwangspatienten zu betreuen. Ausgebildetes Personal aus der Pflege unterstützt die Psychologen als sogenannte Co-Therapeuten. Bei solch einer personellen Ausstattung lässt sich mit Zwangserkrankten schon recht überzeugend arbeiten. Dazu gesellt sich in den Kliniken ein Behandlungsansatz auf unterschiedlichen Ebenen: Neben dem Einzelgespräch, was das Rückgrat der ambulanten Therapie darstellt, punkten die Spezialkliniken mit Therapiegruppen, was meines Erachtens bei Zwangserkrankten ein wichtiges

Wirkelement darstellt. In der Regel gibt es in Spezialkliniken Therapiegruppen zur Verbesserung sozialer Kompetenzen. Selbstverständlich finden wir dort auch Gruppen, die mit Reizkonfrontationen und der Vermittlung von Entspannungstechniken arbeiten. Hinzu kommen je nach Klinik noch Kunsttherapie, Tanztherapie oder Musiktherapie, was von Fall zu Fall durchaus sinnvoll sein kann. Empfehlungen für geeignete Spezialkliniken finden Sie bei spezialisierten Ärzten und Psychologen und bei der Deutschen Gesellschaft Zwangserkrankungen e.V. (siehe Kapitel 13: Unterstützung beim Aufbau von Selbsthilfegruppen).

In der Regel werden Sie vor Beginn einer stationären Therapie zu einem Vorstellungsgespräch eingeladen, das Sie für Fragen zum Therapieangebot nutzen können.

Stationäre und ambulante Therapie im Vergleich

In meiner eigenen ambulanten Praxis arbeite ich zurzeit mit etwa fünfzig Zwangspatienten. Viele der Betroffenen waren vorher schon bei »Pontius und Pilatus«. Selbstverständlich kann ich alleine nicht die umfassenden Behandlungsmöglichkeiten einer Spezialklinik anbieten. Ich sehe meinen Auftrag darin, da wo es sinnvoll ist, mit Spezialkliniken zusammenzuarbeiten. Dazu ist es wichtig, die Stärken und Schwächen von ambulanter und stationärer Therapie zu kennen. Die unterschiedlichen Angebote geschickt zu nutzen, kann das Therapieergebnis deutlich verbessern.

	Ambulanter Therapeut	Klinik
Reizkonfrontation	Reizkonfrontationen können nur begrenzt angeboten werden, da Kollegen in der Niederlassung zwischen vierzig und siebzig Klienten betreuen. Und nur wenige der ambulanten Therapeuten verlassen ihr Therapiezimmer, um nach den Regeln der Kunst Reizkonfrontationen in der wohnortsnahen Umgebung durchzuführen. ☹	In Kliniken betreuen die Bezugstherapeuten etwa fünf bis zehn Patienten. Unterstützt werden Bezugstherapeuten durch Co-Therapeuten aus der Krankenpflege. Dem einzelnen Zwangspatienten werden so Reizkonfrontationen in hoher Frequenz angeboten. ☺
Medikamente	Die Einstellung auf einen Serotonin-Wiederaufnahmehemmer ist üblicher Alltag ambulanter Psychiater und Neurologen. Da die ambulante Therapie zeitlich unbefristet ist, lassen sich ambulant leichter Umstellungen des Medikamentes vornehmen, falls die Wirkung eines Präparates unbefriedigend ist. ☺☹	Die Einstellung auf einen Serotonin-Wiederaufnahmehemmer ist unter stationären Bedingungen zwar möglich, bietet aber keine wesentlichen Vorteile. Da viele Klinikbehandlungen unter acht Wochen liegen, kann nur unzureichend eingeschätzt werden, ob der Patient von einem Präparat ausreichend profitiert. In der Regel muss die Beobachtung einer optimalen Wirkung eines Präparates ambulant fortgesetzt werden. ☹

	Ambulanter Therapeut	**Klinik**
Therapeutenteam	Meistens wird die ambulante Therapie von einem Therapeuten allein geschultert, obwohl eine Zusammenarbeit mit Ärzten, Ergotherapeuten, Sporttherapeuten, Ernährungstherapeuten sehr sinnvoll wäre. Diese Kooperationen sind nicht selbstverständlich, sondern hängen sehr vom Engagement und der Bereitschaft der Beteiligten ab. ☺☹	In Kliniken finden wir immer eine Zusammenarbeit von Psychologen, Ärzten, Ergotherapeuten, Sporttherapeuten. Manchmal sind auch Musik-, Kunst-, Tanz- und Ernährungstherapeuten Mitglieder des multiprofessionellen Teams. ☺
Zusammenarbeit von Menschen, die von einem Zwang betroffen sind	Eine Vernetzung niedergelassener Therapeuten mit Selbsthilfegruppen Zwangserkrankter ist sehr sinnvoll, aber nicht regelmäßig anzutreffen. Gruppentherapie für Zwangserkrankte ist sehr sinnvoll, weil der soziale Vergleich Kräfte gegenseitiger Motivation und des Modelllernens freisetzt. Leider werden Gruppentherapien ambulant selten angeboten, denn es wird nur entweder eine Einzel- oder eine Gruppentherapie zur gleichen Zeit von den Krankenkassen bezahlt. ☺☹	Mitpatienten, die ebenfalls unter Zwängen leiden, führen in den Alltag der Klinik ein. Doppelzimmer sind zwar unbeliebt, aber wirkungsvoll, wenn zwei Betroffene sich gegenseitig bei der Reduzierung ihrer Zwänge unterstützen. In Therapiegruppen treffen Zwangserkrankte auf andere Betroffene, die sich untereinander Zwänge widerspiegeln und sich gegenseitig ein Vorbild bei der Bewältigung der Zwänge anbieten. ☺
Arbeit mit Angehörigen	Ambulant gelingt es leicht, Angehörige in die Therapie einzubeziehen, um Tabus, Rituale und Rückversicherungen abzubauen und um Stress und Konflikte gemeinsam mit Angehörigen zu bearbeiten. ☺	Kliniken für Zwangsstörungen sind nur im Norden und im Süden unseres Landes zu finden und daher für viele Angehörige, die an der Therapie beteiligt werden sollten, schwer erreichbar. ☹

	Ambulanter Therapeut	**Klinik**
Herauslösen aus belastenden Situationen in der Familie und am Arbeitsplatz	Belastende Situationen am Arbeitsplatz oder in der Familie bestehen in der ambulanten Therapie weiter fort und nehmen therapeutisch viel Raum ein. ☺☹	Durch den Abstand zu einer belastenden Lebenssituation ist die Konzentration auf das Zwangsthema möglich. ☺
Alltagstauglichkeit der Therapie	Betroffene können ihre Arbeit fortsetzen, die Versorgung kleiner Kinder ist kein Problem. ☺	Die Versorgung kleiner Kinder und ein gefährdeter Arbeitsplatz verhindern häufig eine stationäre Therapie. ☹
Eignung für bestimmte Zwänge	Von einer ambulanten Therapie profitieren bestimmte Zwänge, die in der wohnortsnahen Umgebung die größte Ausprägung haben, insbesondere Kontrollieren, Horten und Sammeln. ☺	Stationär haben einige Betroffene Urlaub vom Zwang, das heißt zwanghaftes Kontrollieren sowie Horten und Sammeln treten in einer Klinik nicht auf, es können hier keine Expositionen durchgeführt werden. ☹
Motivation und Einsicht	Betroffene mit hoher Selbstständigkeit und guter Einsicht in ihren Zwang profitieren von der ambulanten Therapie. Bei besonders ausgeprägten Zwangsstörungen ist es die Aufgabe der ambulanten Behandler, für eine stationäre Therapie zu motivieren und diese vor- und nachzubereiten. Kontroll-, Hort- und Sammelzwänge sind für Kliniken eher ungeeignet.	Betroffene mit großer Ausprägung ihres Zwanges benötigen Unterstützung bei der Krankheitseinsicht durch die Gesamtheit eines Therapeutenteams, unterstützenden Mitpatienten und einer höchstmöglich zwangsfreien Therapieumgebung.

Im Großen und Ganzen zeigt uns die Gegenüberstellung ambulanter und stationärer Therapie eine Überlegenheit der auf Zwang spezialisierten Kliniken. Die Vorteile von Kliniken liegen in ihrem sehr umfassenden Behandlungsangebot, in ihrer hohen Betreuungsdichte mit Reizkonfrontationen und Gruppenarbeit. Bei Gruppentherapie treffen Betroffene mit anderen Betroffenen zusammen. Häufig ist eine Gruppentherapie die erste Gelegenheit, bei der Zwangserkrankte von anderen Betroffenen über deren Zwangserkrankung erfahren. Das Lernen am Modell, wenn Betroffene in der Gruppe von ihren Reizkonfrontationen und anderen Therapiefortschritten berichten, ist ein starker Motivationsfaktor. Es profitieren vor allem Betroffene mit einer stärkeren Zwangssymptomatik, die in ihrer Entschlossenheit, ob sie sich mit ihren Zwängen konfrontieren wollen, noch sehr hin- und hergerissen sind.

Bei Kontrollzwängen, Hort- und Sammelzwängen und allen übrigen Zwängen, bei denen das Phänomen »Urlaub vom Zwang« eine große Rolle spielt, ist eine Klinik eher ungeeignet. Solange die meisten Spezialkliniken in Nord- oder Süddeutschland liegen, wird auch die Arbeit mit Angehörigen eine Domäne der ambulant tätigen Kollegen sein. Angehörige einzubeziehen, kann von entscheidender Bedeutung sein, weil sich erwiesen hat, dass Angehörige, die sich geschickt von den Anforderungen des Zwanges abgrenzen, die Entwicklung sehr positiv beeinflussen können. Es ist wichtig, gerade diese Angehörigen zu unterstützen, die ein großes Interesse an einem Zurückdrängen des Zwangs haben. Die Arbeit mit Angehörigen bietet auch die Chance der gemeinsamen Lösung von Konflikten, die den Zwang aufrechterhalten.

Eine Gruppentherapie für Zwangserkrankte ist im ambulanten Setting eher selten, weil sie für die niedergelassenen Kollegen einen zu großen Verwaltungsaufwand bedeutet. Hinzu kommt, dass nur eine Einzel- oder eine Gruppentherapie zeitgleich von der Krankenkasse bezahlt wird. Zwangserkrankte haben aber häufig eine ausgeprägte Symptomatik, die sich über einen langen Zeitraum entwickelt hat. Hier ist eine kombinierte Behandlung aus Einzel- und Gruppentherapie und anderen ergänzenden Therapieeinheiten, wie sie in Kliniken angeboten werden, sicher sinnvoll. Leider gibt es bei Zwängen eine Reihe von Konstellationen, bei denen eine Klinikbehandlung nicht infrage kommt.

Reizkonfrontationen am Wohnort zum Beispiel kann eine Klinik nicht bieten. Leider findet sie auch viel zu selten in einer ambulanten Therapie statt, weil niedergelassene Therapeuten eine hohe Zahl an Klienten zu betreuen haben und ihnen oft die Zeit fehlt.

Eine Therapie in einer Klinik ist oft auch nicht mit dem Alltag kompatibel: Um den Arbeitsplatz nicht zu gefährden oder weil die Betreuung von Kindern nicht gesichert ist, entscheiden sich viele Betroffene gegen eine stationäre Behandlung, obwohl sie auch vor Ort keinen geeigneten ambulanten Therapeuten finden. Es ist ein echtes Dilemma, weil gerade der Erhalt des Arbeitsplatzes und die Fähigkeit, die eigene Rolle als Mutter oder Vater zu erfüllen, von einer erfolgreichen Therapie der Zwangserkrankung abhängen würden.

Die ambulante Therapie für Zwangserkrankte könnte sich in Zukunft noch wesentlich verbessern. Eine deutlich positive Entwicklung zeigte sich in einer vermehrten medialen Berichterstattung nach der Gründung der Deutschen Gesellschaft Zwangserkrankungen e.V. im Jahre 1995. In der Folge wurde diesem Krankheitsbild sowohl in der Ausbildung von Therapeuten als auch von bereits praktizierenden Therapeuten mehr Aufmerksamkeit gewidmet. Trotzdem mangelt es nach wie vor an gut ausgebildeten Therapeuten im ambulanten Bereich, die sich als »Überzeugungstäter« der Behandlung der Zwangserkrankung verschrieben haben. Viele Betroffene, die aufgrund der besonderen Bedingungen ihres Zwanges eher von einer ambulanten Verhaltenstherapie profitieren würden, gehen in eine der Spezialkliniken, weil sie aus einer abgelegenen, unterversorgten Region stammen, wo sie keine Therapeuten finden, die ihre Zwänge ambulant behandeln könnten.

Einen Hoffnungsschimmer zur Verbesserung ambulanter Verhaltenstherapie gibt es nun seit dem Sommer 2016: Es wurde für niedergelassene Therapeuten die neue Abrechnungsziffer »Besuch« geschaffen, die einen Besuch zu Hause und an anderen Orten, an denen der Zwang besonders stark ausgeprägt ist, lukrativ macht. Daraus wird sich wahrscheinlich eine deutliche Verbesserung der ambulanten Versorgung mit Angeboten zur Reizkonfrontation bei Zwangserkrankten entwickeln.

12. Verhaltenstherapie bei Zwängen

Da die Verhaltenstherapie und damit verbunden die Reizkonfrontation nach der aktuellen Lehrmeinung und den Vorgaben der WHO als Mittel der ersten Wahl gilt, möchte ich die Reizkonfrontation hier ausführlich darstellen.

Das wichtigste Ziel in einer Verhaltenstherapie ist eine Behandlungspartnerschaft, in der die Betroffenen über den Behandlungsplan genau aufgeklärt werden. Meine Klienten sollen wissen, auf was sie sich bei einer begleiteten Reizkonfrontation einlassen. Sie sollen sich aktiv dafür oder dagegen entscheiden können. Erst wenn Betroffene alle wichtigen Informationen überblicken, können sie eine reife, eigenverantwortliche Entscheidung für die Verhaltenstherapie und gegen den Zwang treffen. Darin sehe ich die wesentliche Voraussetzung für den Erfolg der Behandlung. Selbstverständlich akzeptiere ich auch, wenn sich ein Patient gegen eine Reizkonfrontation entscheidet, was recht häufig vorkommt. Dann arbeiten wir an Motivation und Distanzierung, an Stress- und Konfliktbewältigung und an der Verbesserung von Selbstwahrnehmung und Achtsamkeit.

Die Verhaltenstherapie setzte sich als Behandlungsmethode erst relativ spät durch. Der aus Deutschland stammende Hans-Jürgen Eysenk war ein Pionier, der 1950 einen verhaltenstherapeutischen Arbeitskreis am Maudsley-Hospital in London gründete. In den 1960er Jahren wandten Kollegen um Isaak Marks[19] in England erstmals Verhaltenstherapie bei Zwangserkrankungen an und entwickelten daraus eine effektive Behandlungsmethode.

Zunächst hatte es der junge verhaltenstherapeutische Ansatz schwer, sich in Deutschland gegen die damals schon 60 Jahre bestehende Psychoanalyse Sigmund Freuds durchzusetzen. »Alte Hasen« unter den Therapeutenkollegen hielten an ihren alten Methoden fest. Mit dem Generationswechsel der Therapeuten setzte sich die Verhaltenstherapie bei der Behandlung von Zwängen aber immer mehr durch.

Die theoretische Grundlage der Verhaltenstherapie bildet die Lerntheorie, die sich mit der beobachtbaren Beschreibung gelernten Verhaltens auseinandersetzt. In einem Bemühen um größte Objektivität wurden zunächst die innere Welt der Bedürfnisse, Konflikte, Gedanken und Gefühle einer Person ausgeklammert. Die Seele wurde zur »Black Box«, zu einer dunklen Kiste, erklärt, über die Verhaltenstherapeuten damals keine Aussagen machen wollten, weil sich die Vorgänge im Inneren unserer Seele einer direkten Beobachtung entziehen. Andere Therapieformen wie Psychoanalyse, Tiefenpsychologie, Gestalttherapie und Logotherapie, die die Begriffe Bedürfnisse, Konflikte, Gedanken und Gefühle in das Zentrum ihrer Aufmerksamkeit stellten, wurden anfangs von Verhaltenstherapeuten als spekulativ und unwissenschaftlich kritisiert.

Inzwischen hat sich die Verhaltenstherapie von dieser zu radikalen Haltung abgewendet. Heute sprechen wir von der kognitiven Verhaltenstherapie und wollen damit die erneute Berücksichtigung von Motiven, Gedanken, Konflikten und Gefühlen unterstreichen. Bei einer der aktuellsten Entwicklungen in der Verhaltenstherapie geht es darum, zentrale Leitlinien unseres Verhaltens zu identifizieren, worauf die sogenannte Schematherapie beruht. Auch das aus dem Buddhismus stammende Konzept der Achtsamkeit hat insbesondere in der modernen Verhaltenstherapie von Angst- und Zwangsstörungen seinen Platz gefunden.

Der handlungsbezogene Charakter, der die Verhaltenstherapie in ihrem Ursprung auszeichnete, ist bis heute erhalten geblieben. Im Gegensatz zu den meisten anderen Therapieformen wird in der Verhaltenstherapie nicht nur über ein Problem gesprochen, sondern es werden Übungen ausgeführt, die direkt auf das Verhalten, auf das Denken, Fühlen und Handeln, einwirken. Beispiele für verhaltenstherapeutische Übungen sind das Selbstsicherheits- und Entspannungstraining, die systematische Desensibilisierung und die Reizüberflutung, die ich in den folgenden Kapiteln noch ausführlicher beschreiben werde. In ihrem Wesen interessiert sich die Verhaltenstherapie weniger für die Ursachen der Zwangserkrankung, sondern mehr für die Lösung konkreter Probleme, die zu einer Zwangserkrankung führen oder diese aufrechterhalten.

Reizkonfrontation als Maßanzug

Im Kern lernen Betroffene bei der Reizkonfrontation, im Rahmen ihrer Zwänge neue Risiken einzugehen. Ziel der Reizkonfrontation ist es, Anspannungen zu provozieren und kommen zu lassen, damit Klienten lernen, diese Anspannung besser zu akzeptieren.

Reizkonfrontation, die auch Exposition genannt wird, entfaltet dann ihre Wirkung, wenn sich die Betroffenen dazu entschließen, die Reizkonfrontation zum festen Bestandteil ihres Lebens zu erklären. Es gibt Hunderte von großen und kleinen Alltagssituationen, in denen Betroffene sich zwischen Reizkonfrontation und dem Füttern ihres Zwanges mit Ritualen, Vermeidung / Tabus und Rückversicherungen entscheiden müssen. Große, begleitete Reizkonfrontationen innerhalb einer Verhaltenstherapie sind für die meisten Betroffenen ein riesiger Schritt, der große Achtung und Wertschätzung verdient. Es reicht aber nicht aus, sich auf diese einzelnen Reizkonfrontationen im Rahmen der Therapie zu beschränken. Dann sind sie lediglich Tropfen auf dem heißen Stein.

> **Meine Empfehlung:**
> Machen Sie Reizkonfrontation zu einem Prinzip Ihres Alltags. Aller Anfang ist schwer, aber dann wird es immer leichter.

Innerhalb einer Therapie müssen begleitete Reizkonfrontationen allein schon deshalb begrenzt sein, weil die Krankenkasse nur eine begrenzte Anzahl an Sitzungen für die Durchführung von Expositionen bewilligt. Viel wichtiger ist aber das Argument, dass diejenigen Therapeuten, die unbegrenzte Begleitung bei den Expositionen zur Verfügung stellen würden, sehr schnell vom Zwang zum Rückversicherungspartner umfunktioniert werden würden, was das Gegenteil des erwünschten Effektes hervorriefe.

Ich benutze häufig das Bild, dass Klienten mit den Reizkonfrontationen in der Therapie einen Werkzeugkasten erwerben, den sie im Laufe ihres weiteren Lebens ständig bereit haben und benutzen sollten.

Häufig begegne ich dem Irrtum, dass Betroffene glauben, meine Aufgabe als Therapeut sei die eines Beschützers, der für eine Reduzierung von Anspannung sorgen muss. So wie ein Zahnarzt, der die Schmerzen der Behandlung mit einer Lokalanästhesie beseitigt. Nein, das Gegenteil ist der Fall. Rückversicherungsfragen bei Reizkonfrontationen wie: »Habe ich etwas Schlimmes gemacht?« oder »War das richtig so?« beantworte ich in der Regel nicht, wofür meine Klienten mich gerne lynchen würden. Auch Techniken der Entspannung, die eine Vermeidung der Anspannung ermöglichen würden, kann und will ich in diesem Stadium der Therapie nicht anbieten, weil es darum geht, Anspannung aufzusuchen und zu akzeptieren, sogar zu steigern, anstatt die Anspannung zu vermeiden.

Es kann sogar geschehen, dass Klienten die Konfrontationserfahrung innerlich ausblenden, so wie: »Ich bin eigentlich gar nicht wirklich hier, ich mache das eigentlich gar nicht!« oder: »Was ich in der Reizkonfrontation tue, mache ich nur, weil mein Therapeut das von mir verlangt. Eigentlich will ich eine Reizkonfrontation gar nicht machen. Eigentlich halte ich eine Reizkonfrontation für falsch!« Diese häufig zu findende Haltung erklärt das Scheitern vieler therapeutischer Bemühungen.

Ein unablässiges Reden in der Reizkonfrontation kann Klienten ebenfalls zur Ablenkung und inneren Vermeidung ihrer Anspannung dienen. In diesen Fällen bitte ich um Stillschweigen und erinnere an die Zielsetzung der Reizkonfrontation, die im bewussten Erleben der Anspannung und ihrer Begleiterscheinungen besteht. Zusätzlich spreche ich einige Qualitäten der Realitätsprüfung an:

»Wo sind Sie hier und was machen Sie hier?«

»Wir sind hier zu Hause in meinem Badezimmer und ich berühre gerade die Klobrille mit meiner nackten Hand!«

Es ist wichtig, in einer vorausgehenden Diagnostik herauszufinden, welche Form der Anspannung in der Reizkonfrontation zu erwarten ist. Die frühere Lehrmeinung, die noch in alten Therapieleitfäden zu finden ist, dass in der Reizkonfrontation stets Angst hervortrete, trifft nur in einem kleineren Teil der Fälle zu. Viel häufiger entdecke ich in der Reizkonfrontation die vermiedenen Gefühle Schuld, Ekel oder Unvollständigkeit. Das ist für Therapeuten wichtig zu wissen. Viele Therapeuten verspielen schnell das notwendige Vertrauen, weil sie ohne Erfahrungen und Wissen und aufgrund schlechter diagnostischer Vorbereitung bei ihren Klienten falsche Erwartungen in Bezug auf die zu erwartenden Anspannungseffekte geweckt haben.

Eine Klientin von mir lehnte mein Angebot einer begleiteten Reizkonfrontation ab. Als Begründung gab sie das verlorene Vertrauen in die Person ihres früheren Therapeuten an, der mit ihr eine Reizkonfrontation durchgeführt hatte. Bei der Beschreibung dessen, was sie in der Reizkonfrontation erwarte, habe der Therapeut ihr das Gefühl »Angst« angekündigt. Als die Klientin anstelle von Angst von einer massiven Traurigkeit überwältigt wurde, brach sie die Expositionen ab und verweigerte auch die weitere Zusammenarbeit in diese Richtung.

Ein weiterer Anfängerfehler von unerfahrenen Therapeuten besteht darin, dass sie die Anspannung, die die Reizkonfrontation bei ihrem Klienten auslöst, selbst als sehr unangenehm empfinden. Es kann durchaus vorkommen, dass Therapeuten pflichtgemäß nach einer Therapieanleitung eine Reizkonfrontation durchführen, aber nicht mit Haut und Haaren hinter diesem Konzept stehen. Therapeuten, die sich selbst der Sache nicht sicher sind, zeigen unter Umständen ihre empfundenen Schuldgefühle für das Leid, das sie in diesem Moment dem Klienten durch dic Reizkonfrontation zumuten. Klienten bemerken die Verunsicherung ihres Therapeuten, reagieren natürlich erst recht verunsichert und vermuten verständlicherweise, dass mit der Reizkonfrontation wohl irgendetwas nicht stimmen kann. Therapeuten sollten ihren Klienten also selbstbewusst wie ein Fels in der Brandung und gleichzeitig einfühlsam in der Reizkonfrontation begegnen.

Meine Empfehlung:
Wählen Sie einen kompetenten, erfahrenen Therapeuten aus, dem Sie vertrauen. Hören Sie auf Ihre innere Stimme und vernachlässigen Sie bei Ihrer Wahl weniger wichtige Aspekte (z.B. Alter, Aussehen, Entfernung vom Wohnort).

Wenn Therapeuten bemerken, dass bei der Reizkonfrontation Gefühle der Schuld, der Angst, des Ekels und Ähnlichem bei ihren Klienten auftreten, ist das grundsätzlich eine gute Sache, vorausgesetzt, dass diese Gefühle mit dem Zwang verbunden sind! Ich biete den Vergleich mit einer medizinischen Impfung an: Impfungen bedeuten, dass abgeschwächte Erreger einer Krankheit (zum Beispiel Grippe, Kinderlähmung, Pocken) in den Körper eines Patienten gebracht werden, damit die Immunabwehr des Patienten lernt, mit diesen Krankheitserregern umzugehen. Zu diesem Zweck bildet unsere Immunabwehr sogenannte Antikörper, die ganz spezifisch wirken. Analog lernt unser Gehirn in der Reizkonfrontation, auf unterschiedliche Formen von Anspannungen gezielt zu reagieren und diese zu regulieren.

Die Formen negativer Anspannung wie Ekel, Angst, Scham u.a., die uns bei Zwängen immer wieder begegnen, sind Gefühle, die Zwangskranke zunächst als »Feind« betrachten. Das ist aber eine für die Verbesserung der Symptomatik hinderliche Betrachtungsweise. Reizkonfrontation hat eine Veränderung dieses Feindbildes zum Ziel. Jedes dieser Gefühle ist ein wichtiger Helfer und hat zum Teil überlebenswichtige Funktionen. Angst schützt uns vor Gefahr. Ohne die Gefühle Scham und Schuld wäre unser soziales Zusammenleben unmöglich. Ekel ist ein natürlicher Schutz vor Krankheiten, über den wir auch ohne ein Medizinstudium verfügen. Durch die permanente Abwehr dieser Gefühle verlieren sie ihre Helferfunktion und beherrschen schließlich das ganze Leben.

Ich lobe meine Klienten für ihren Mut, sich auf die Reizkonfrontation einzulassen. Ich unterstreiche, dass genau die Verunsicherung, die die Anspannung auslöst, kein Signal für den Abbruch ist, sondern dass genau diese Verunsicherung zur Therapie gehört. Keinesfalls entschuldige ich mich für diesen Erfolg in der Therapie, für diese erfolgreiche Exposition. Mein Schuldschwein würde sich über diese unnötige Entschuldigung freuen.

Ablauf einer Reizkonfrontation

Im Folgenden möchte ich etwas genauer schildern, wie eine Reizexposition abläuft. Therapeut und Klient vereinbaren einen Bewertungsmaßstab, der dem Klienten zum Ausdruck der aktuell bewältigten Anspannung dient. In meiner Praxis hat es sich bewährt eine »0« für fehlende Anspannung, eine »5« für mittlere Anspannung und eine »10« für maximale Anspannung als Bewertungsmaßstab festzulegen. Funktion dieser »Monitoring« genannten Bewertung ist es, dass der Therapeut Informationen darüber erhält, welcher Reiz welche Anspannung verursacht und wie sich die Anspannung während der Reizkonfrontation entwickelt. Therapeuten sollten gerade die ersten Reizkonfrontationen bis zu dem Punkt begleiten, bis die Anspannung nach Überschreiten eines Maximums eindeutig rückläufig ist. Es ist kaum zu erwarten, dass eine Anspannungskurve in einer Expositionssitzung vollständig auf den Nullpunkt fällt. Wenn der Therapeut seinen Klienten bis zum Überschreiten des Scheitelpunktes begleitet, ist die Wahrscheinlichkeit, dass der Klient den Rest alleine schafft, am größten.

Sollte bekannt sein, dass die Reduktion der Anspannung beim Klienten sehr lange, das heißt über Tage, auf einem hohen Niveau verweilt, bis der Habituationseffekt eintritt, kann eine Terminierung der Reizkonfrontationen an mehreren aufeinanderfolgenden Tagen sinnvoll sein. In der Regel reicht es aber vollkommen aus, den Alltag nach einer Reizkonfrontation gut zu planen und zu strukturieren. Mitglieder aus der Selbsthilfegruppe oder Angehörige sind wichtig zur moralischen Unterstützung, um diese »heiße« Phase der Therapie gut zu überstehen.

Das Monitoring liefert aber vor allem wichtige Informationen für den Klienten selbst. Beispielweise wird die Erwartung, dass die Spannungskurve unendlich steigt, schon bald dadurch infrage gestellt, dass der Kurvenverlauf nach schnellem Anstieg auch schnell wieder abflacht. Natürlich hält sich die Spannung oft ein bis zwei Stunden auf hohem Niveau, geht dann aber langsam und anschließend immer schneller auf ein gut erträgliches Level zurück. Die Gespräche während der Reizkonfrontation bewegen sich in erster Linie um das Monitoring, um die Erwartungen und die häufig überraschenden Beobachtungen, dass alles doch nicht ganz so schlimm war, wie ursprünglich erwartet.

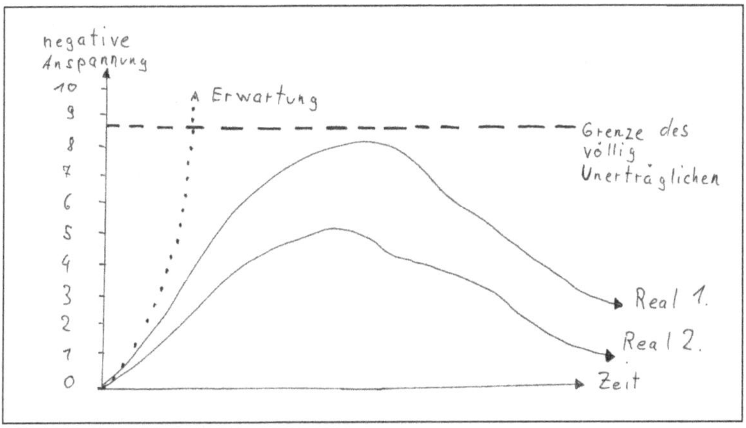

© *Burkhard Ciupka-Schön*

Die oben gezeigte gepunktete Anspannungskurve »Erwartung« fertige ich mit Klienten vor der Reizkonfrontation an. Während einer Reizkonfrontation ermitteln wir durch das Monitoring die reale Anspannung (durchgezogene Linie, Real 1.) im Verlauf. Meistens liegt die reale Anspannung unter der erwarteten Anspannung. Schon bei der Wiederholung der Reizkonfrontation erhalten wir im Monitoring in der Regel einen Verlauf (durchgezogene Linie, Real 2.), der von der Höhe der Anspannung deutlich niedriger und flacher verläuft. Dieser Trend setzt sich bei jeder Wiederholung der Reizkonfrontation fort.

Krönender Abschluss, der zum Weitermachen motiviert, ist die Erkenntnis: »Ich habe es geschafft und entgegen meiner Erwartung hat es mir gutgetan!«

Die Wirkungen von Reizkonfrontation im Überblick:

- Habituation, Gewöhnung, Verringerung der Anspannung nach einem vorübergehenden Anstieg.
- Habituation funktioniert physiologisch schneller und besser, je stärker die Erregung ist.

- Konfrontationskompetenz: »Ich kann das schaffen! Meine Anspannungen und Ängste verschwinden auch ohne meine zwanghaften Neutralisierungen.«
  »Die Grenzen des Unerträglichen liegen höher als ich dachte!«
- Neubewertung der Angst als lebensnotwendiger Helfer, der nicht als Feind dasteht.
- Verringerung der Gesamtangst, weil die Angst vor der Angst verschwindet.
- Prüfung der Realität, ob die befürchteten Erwartungen tatsächlich eintreten. Dies trifft aber nur bei bestimmten Erwartungen zu, zum Beispiel: »Ich werde nicht verrückt!«, »Ich verliere nicht die Kontrolle!« oder: »Ein nicht kontrollierter Herd verursacht keinen Hausbrand!«

Für die ersten Reizkonfrontationen ist es wichtig, einen übertriebenen Ehrgeiz zu vermeiden und ein überschaubares Thema zur Exposition auszuwählen, bei dem wir mit hoher Wahrscheinlichkeit einen Erfolg erwarten. Es ist bedeutsam, dass die ersten geplanten Reizkonfrontationen von Erfolg gekrönt sind, weil die Erfahrung, es schaffen zu können, sich positiv auf die Erwartung folgender Reizkonfrontationen auswirkt. Aus dem gleichen Grund sollten Therapeuten während dieser ersten Reizkonfrontationen auf jeden Fall anwesend bleiben, um sicherzustellen, dass alles gut läuft. Sie sollen gewährleisten, dass der mögliche Gewinn der Reizkonfrontation nicht durch vorzeitigen Abbruch, durch Vermeidung oder Neutralisierung wieder zunichtegemacht wird. Im ungünstigsten Fall sagen Klienten nach unzureichend begleiteten Reizkonfrontationen: »Ich bin ein Riesenpechvogel, nichts kann mir helfen, selbst die Verhaltenstherapie funktioniert bei mir nicht!«

Das sollte nicht passieren. Es ist ein wichtiges Kriterium für eine professionelle Anwendung der Reizkonfrontation, dass Therapeuten ihre Klienten dabei begleiten. Sehr schwierige Konfrontationen vom Schreibtisch aus zu dirigieren, ist ein No-Go. Und Betroffene sollten sich auf eine solche Konfrontation nicht einlassen und den Therapeuten wechseln.

Meine Empfehlung:
Tipps für Betroffene vor ihrer ersten Reizkonfrontation

1. Schreiben Sie auf eine Karte die drei wichtigsten Gründe, warum Sie Ihren Zwang besiegen wollen.
2. Schreiben Sie darunter die Gründe, falls vorhanden, die dafür sprechen, Ihren Zwang zu behalten.
3. Kleben Sie eine Kopie von Herrn Tur Tur, dem Zwangsteufel oder einer anderen Figur auf die Karte, die Ihnen die Mechanismen des Zwangs vor Augen führen.

Die Begleitung der Reizkonfrontation durch den Therapeuten hat neben der Motivation auch eine wichtige diagnostische Funktion. Es können in der Reizkonfrontation Gefühle und Erinnerungen auftreten, von denen der Betroffene selbst nichts ahnt, die den weiteren Verlauf der Therapie aber wesentlich beeinflussen:

Fallbeispiel
Ein Klient, der Anfang vierzig war und aus Japan stammte, fiel mir gleich bei unserer ersten Begegnung durch seine ausgesuchte Höflichkeit auf. Der Klient litt unter einem schlimmen Kontrollzwang mit besonderem Schwerpunkt beim Ausfüllen von Überweisungen und bei Kalendernotizen. Die stärkste durchgeführte Reizkonfrontation war die Benutzung eines Automaten für Kontoüberweisung in einer Bank. Mit äußerster Anspannung machte sich mein Klient an diese für ihn schwierigste Aufgabe. Der besonders zwanghafte Knackpunkt war die Tatsache, dass eine Überweisung, die einmal mit der Enter-Taste quittiert und abgeschickt wurde, nicht wieder rückgängig zu machen und nicht mehr kontrollierbar war, was bei ihm große Ängste auslöste. Die Reizkonfrontation fand in der Vorhalle einer Bank statt. Eine Bankangestellte bot ihre Hilfe für die von ihr erkannten »Schwierigkeiten« des Klienten an. Unerwartet heftig und ärgerlich wies der Klient das gut gemeinte Hilfsangebot der Angestellten zurück, was völlig unangemessen erschien und gar nicht zu den hoch entwickelten Manieren dieses Klienten passte.

Bei einer Folgesitzung reflektierten wir den Ablauf der Reizkonfrontation und ich stieß auf die nächste Überraschung: Mein Klient hatte überhaupt keine Erinnerung an seinen Wutausbruch. Obwohl er einräumte, dass dies so geschehen sein musste, wie ich es ihm berichtet hatte. Er war sehr peinlich berührt. In der Folgezeit beschäftigten wir uns in der Therapie noch häufiger mit dem Thema Aggression und deren Vermeidung in der Lebensgeschichte des Klienten.

Da Zwangskranke Risiken eher scheuen und lange versuchen, die Probleme, die der Zwang aufwirft, mit sich alleine auszumachen, haben sie meistens völlig unrealistische Erwartungen an eine Reizkonfrontation und schätzen die Folgen falsch ein. Unrealistische Befürchtungen wie Angst vor dem Verrücktwerden, Furcht vor einem völligen Kontrollverlust oder die Angst, dass ein schlecht kontrollierter Elektroherd einen Hausbrand auslöst, können schon nach einigen erfolgreichen Reizkonfrontationen erledigt sein. Diese sogenannte Realitätsprüfung funktioniert gut bei Zwängen, bei denen die befürchteten negativen Konsequenzen in der Gegenwart liegen, wie bei Kontrollzwängen. Viele zwanghaften Befürchtungen, die in einer ungewissen Zukunft liegen, beispielsweise ob ihre Tat Gottes Verdammnis zur Folge hat, lassen sich nicht überprüfen. Entscheiden Sie, ob Ihre Befürchtung real ist oder ob sie allein Ihrem Zwang entsprungen ist. Nach dem Prinzip, »Einmal prüfen ist Menschenrecht!«, können Sie auch einen Experten zurate ziehen, der Ihnen über die Vertretbarkeit eines Risikos Auskunft gibt, wenn Sie sich keine Entscheidung zutrauen.

Bei stärkerer Anspannung ist der Effekt der Habituation deutlich ausgeprägter. Hierfür gibt es einerseits physiologische Gründe, andererseits bringt eine Konfrontation mit schwierigen Situationen auch mit sich, dass eine leichtere Konfrontationsübung auf jeden Fall auch zu meistern ist. Habe ich dagegen nur eine geringe Anspannung gemeistert, bleibt der Gedanke, dass das Verrücktwerden oder der Kontrollverlust vielleicht doch noch kommen könnte, wenn das maximale Anspannungsniveau erreicht wird.

Eine Habituation, das heißt eine Gewöhnung und Beruhigung der Anspannung ohne zwanghafte Neutralisierung, stellt sich manchmal schnell ein, kann aber auch mehrere Tage in Anspruch nehmen. Auch bei der Frage nach der zu erwartenden Dauer ist es wichtig, dass Therapeuten kompetent Vertrauen vermitteln. Ein »Ich weiß nicht genau!« ist immer noch besser, als eine falsche Ankündigung. In den meisten Fällen hält sich die Anspannung ein paar Tage, selten einige Wochen. Als Faustregel gilt: Stärkere Anspannung in der Konfrontation bringt eine schnellere Habituation, also auch einen schnelleren Rückgang der Anspannung. Bei milderer Ausprägung der Anspannung kann der Rückgang länger dauern.

Wenn der Druck durch Anspannung für Sie sehr schlecht zu ertragen ist, empfehle ich ein gemäßigtes Programm aus Beschäftigungen und Verabredungen, ohne dabei in einen ablenkenden Aktionismus zu verfallen. Es geht schon darum, ein gewisses Maß an Anspannung zu akzeptieren und zu ertragen.

Längere Zeiten mit Anspannungen kommen aber auch daher, dass die befürchteten Auswirkungen der Zwänge sehr häufig in einer ungewiss einzugrenzenden Zukunft angesiedelt sind. Bei der Reizkonfrontation mit einem religiösen Zwangsgedanken lässt sich die Reaktion Gottes kaum direkt überprüfen. Bei religiösen Zwängen ist es daher hilfreich, Seelsorger und Pastöre zurate zu ziehen. Sie können helfen zu ergründen, ob bei einer bestimmten Handlung die Strafe Gottes zu erwarten ist oder ob die Straferwartung zum Beispiel das Ergebnis einer fehlgeleiteten religiösen Erziehung ist.

Ähnlich lassen sich Infektion mit Aids, Hepatitis oder Fuchsbandwurm in der Regel nicht direkt überprüfen, weil Inkubation und Nachweisbarkeit der Erreger viel Zeit benötigen können. Nach dem Prinzip, einmal prüfen ist Menschenrecht, ziehen wir hier auch gelegentlich Ärzte als Experten hinzu. In den meisten Fällen reicht hier eine Beratung der Experten aus. Selten sind hier Untersuchungen erforderlich. Experten geben ihre Meinung aber nur einmal ab, damit nicht auch hier der Rückversicherungsmechanismus greift.

Ärzte, Rechtsanwälte, Seelsorger und auch Psychologen werden von Zwangskranken immer wieder um Rückversicherung gebeten. Für die Experten ist es oft schwer zu durchschauen, dass sie gerade in einen Teufelskreis des Zwanges verwickelt worden sind. Insbesondere dann, wenn Menschen ihre Zwänge verbergen.

Ich selbst bin mir auch nicht sicher, ob ich das gut getarnte Verlangen nach Rückversicherung stets bemerke. Ein Klient rief mich am Morgen nach unserer Sitzung an, um einen Termin mit mir erneut zu überprüfen. Ich folgte einer inneren Eingebung und fragte:

»Ist die Terminfrage der einzige Grund, warum Sie mich anrufen?«

»Nein, wenn ich ganz ehrlich bin, ist der eigentliche Grund, dass ich überprüfen wollte, ob Sie noch leben.«

»Aber warum in aller Welt glauben Sie, ich hätte seit unserem Treffen gestern verstorben sein können?«

»Wir hatten uns doch gestern zum Abschied die Hand gegeben. Und da habe ich vielleicht etwas fest zugedrückt. Vielleicht könnte mein fester Händedruck bei Ihnen eine Embolie ausgelöst haben …!«

Es gibt viele Risikothemen, die im Rahmen von Zwängen auftauchen, zu denen wir keine Experten oder Statistik befragen können. Zum Beispiel die Frage, ob ein Klient hässlich ist, ob die Aussagen eines Klienten peinlich sind, ob andere Menschen bemerken, dass der Klient nicht gut genug rasiert ist, oder ob sich Menschen beim Besuch einer öffentlichen Toilette auf die Brille setzen oder nicht. Bei solchen Risikothemen greifen wir zum Mittel der Umfrage. Der Klient erhält die Aufgabe, eine gewisse Anzahl an Menschen in seinem Kollegen- oder Bekanntenkreis danach zu befragen, ob sie sich auf die Klobrille setzen oder nicht.

Bei einem anderen Klienten, der Angst vor Ablehnung durch eine mangelhafte Rasur hatte, habe ich mir mit ihm gemeinsam als Reizkonfrontation meinen halben Bart abrasiert und ich bat ihn, das Gleiche zu tun. Mit unseren halben Bärten gingen wir durch die Nachbarschaft meiner Praxis und fragten Passanten:

»Fällt Ihnen an uns etwas auf?«

»Nein, mir fällt an Ihnen beiden nichts auf«, antwortete mir eine ältere Dame, »doch, jetzt weiß ich, was Sie meinen, Sie haben einen Hut auf!«

Mein Klient und ich mussten feststellen, dass unsere halben Bärte fast niemanden interessierten und nur von einer Minderheit der Passanten wirklich bemerkt wurden.

Begleitete Reizkonfrontationen sollten in der Terminplanung des Therapeuten zeitlich großzügig angelegt sein, damit wenigstens ein gewisser Beruhigungseffekt innerhalb der Zeit, in der der Therapeut anwesend ist, erzielt werden kann. In der Regel reserviere ich mir für eine begleitete Reizkonfrontation einen Vormittags- oder einen Nachmittagsblock. Das hat den Vorteil, dass ich nicht unter dem Druck stehe, die Begleitung meines Klienten in der Reizkonfrontation vorzeitig abbrechen zu müssen, weil in meiner Praxis bereits ein anderer Klient wartet. Bei sehr verunsicherten Klienten, die ich nach einer Reizkonfrontation nicht alleine lassen möchte, können Angehörige als Co-Therapeuten einspringen. Eine Zusammenarbeit mit Ergotherapeuten war in diesem Zusammenhang auch schon mehrfach hilfreich.

Es kann auch sinnvoll sein, Reizkonfrontationen an verschiedenen aufeinanderfolgenden Tagen zu wiederholen. Erstens wird durch den nahen zweiten Termin die Motivation gestärkt, auf neutralisierende Zwangshandlungen zu verzichten. Zweitens kann bei der erneuten Reizkonfrontation bereits ein deutlicher Fortschritt beobachtet werden, nämlich dass die hervorgerufene Anspannung wesentlich geringer ausfällt und die Habituation auch merklich früher eintritt als beim ersten Versuch.

In der Regel werden Reizkonfrontationen häufiger wiederholt, um größere Übungseffekte zu erzielen. Man sollte Reizkonfrontationen so häufig durchführen, bis der Zwang das erwünschte minimale Ausmaß erreicht hat.

In der Tabelle sind Beispiele verschiedener Reizkonfrontationen bei Zwangserkrankungen aufgeführt:

Zwangsgedanke	Zwangshandlungen	Mögliche Reizkonfrontationen
»Ich muss alle Zeitungsartikel sammeln, weil diese sehr wichtige Informationen enthalten könnten, die für mich lebenswichtig sind!«	Horten von allen alten Zeitungen, bis die Wohnung völlig vermüllt, chaotisch und ungemütlich geworden ist.	Schrittweises Wegwerfen von Zeitungen, Aufräumen und Sortieren.
»Ich könnte durch meine Unaufmerksamkeit mit meinem Auto einen Verkehrsunfall verursachen und ich werde meines Lebens nicht mehr froh!«	Übertrieben defensives Fahren, vorzeitiges Bremsen bei Gelb, Vermeidung durch Nutzung öffentlicher Verkehrsmittel, Kontrolle des Polizeifunks, Kontrolle durch mehrfaches Abfahren von Wegstrecken.	Zügiges Fahren im Rahmen der gesetzlichen Möglichkeiten, Verzicht auf Kontrollen der Fahrstrecke und Hören des Polizeifunks.
»Ich habe Angst und Ekel vor Männerurin! – Ein Kontakt mit Männerurin wäre für mich katastrophal!«	Kontrolle, ob ein Kontakt mit Männerurin stattgefunden hat, exzessives zwanghaftes Waschen, Vermeidung aller Orte, die mit Männerurin in Verbindung gebracht werden.	Aufsuchen öffentlicher Toiletten, Besuch in einer urologischen Arztpraxis, Verzicht auf neutralisierendes Waschen und Kontrollieren.

Konkret wird also beim Hort- und Sammelzwang das Wegwerfen unnützer Gegenstände geübt. Bei Waschzwängen kann die Reizkonfrontation darin bestehen, sich die Hände zu verschmutzen, wobei das neutralisierende Händewaschen, das der Zwang fordert, unterlassen wird. Dies kostet Überwindung, erzeugt erhebliche Anspannung und wird häufig mit einer Zuspitzung der Gefühle Ekel, Angst, Scham und irrationaler Zwangsgedanken begleitet, die therapeutisch bearbeitet werden.

Jeder Zwang hat seine eigene Lerngeschichte und damit seine individuelle Ausgestaltung. Zwei Betroffene, die in einer Selbsthilfegruppe feststellen, dass sie beide unter einem Waschzwang leiden, werden bei allen Gemeinsamkeiten schnell auch die Unterschiede im Wesen ihrer Zwänge feststellen. Dies gilt auch für die hier dargestellten Hort- und Kontrollzwänge sowie für alle weiteren Zwänge.

Gut zu wissen!
Jeder Zwang ist anders! Je nach Zwangsgedanken und Zwangshandlung ist das Konzept der Reizkonfrontation wie ein Maßanzug, der auf die Problematik jedes einzelnen Betroffenen zugeschnitten sein muss.

Co-Therapie

Bei den Reizkonfrontationsübungen sollte zunehmend mehr Verantwortung vom Therapeuten auf den Klienten übertragen werden. Bei besonders hartnäckigen Zwängen bietet es sich an, Reizkonfrontationen durch geschultes Personal begleiten zu lassen und damit eine höhere Frequenz zu erzielen, als dies ein Therapeut alleine erreichen könnte. In spezialisierten Kliniken wird kompetente Begleitung durch Krankenpflegerinnen oder -pfleger mit einer abgeschlossenen Ausbildung im Psychiatriefach geleistet, die in Kliniken ganz offiziell Co-Therapeuten genannt werden. Nach einer Reihe erfolgreicher Reizkonfrontationen werden in Kliniken auch Mitpatienten damit betraut, sich gegenseitig bei Reizkonfrontationen zu unterstützen. Das abnehmende Kompetenzgefälle ist sogar erwünscht, weil mit fortscheitender Entwicklung mehr Verantwortung auf den Konfrontationskandidaten übergeht.

Anders sieht die Co-Therapie im ambulanten Bereich aus: Pflegepersonal oder Mitpatienten stehen hier zur Unterstützung nicht zur Verfügung. Daher bietet es sich an, Angehörige, Kollegen und Freunde, die am Fortschritt des Betroffenen interessiert sind, als begleitende »Co-Therapeuten« in die Reizkonfrontation einzubinden. In vielen Fällen läuft das auch sehr gut.

Völlig entnervte Angehörige, die keine Geduld mehr aufbringen können, weil sie bereits seit Jahren in das Leiden des Zwanges hineingezogen wurden, sind als Co-Therapeuten allerdings denkbar ungeeignet. Als Alternative finden sich eingeweihte Helfer in Selbsthilfegruppen Zwangserkrankter, die sich gegenseitig in der Begleitung von Reizkonfrontationen unterstützen. Als Vorbild hierfür kann die Frühphase der Suchtkrankenhilfe dienen: In den Zeiten, als Sucht noch nicht gesetzlich als Krankheit anerkannt wurde, gab es keine offiziellen Suchtberatungsstellen und Entwöhnungskliniken. In dieser Frühphase fanden Suchtkranke eine Unterstützung für ihre Abstinenz vor allem in Selbsthilfegruppen Suchterkrankter.

In ihrem Buch *Hilfreiche Briefe an Zwangskranke*[20] beschreibt Ulrike S., eine zwangskranke Frau aus Österreich, ihre Rolle als Co-Therapeutin genauer. Gemeinsam mit ihrem Therapeuten Gerhard Crombach bot sie ihre Hilfe für Zwangskranke in Innsbruck an. Das vorausgegangene Buch von Ulrike S. im gleichen Verlag *Der Weg aus der Zwangserkrankung. Bericht einer Betroffenen für ihre Leidensgefährten*[21] darf als lesenswerter Klassiker bezeichnet werden. In diesem Buch schildert Ulrike S. ihre erfolgreiche Therapie bei ihrem Therapeuten Gerhard Crombach. Durch ihre eigene Therapie erhält sie die nötige Qualifikation für ihre Co-Therapeutentätigkeit.

Um begleitete Reizkonfrontationen in hoher Frequenz und an den zwangsrelevanten Orten durchführen zu können, wäre eine Unterstützung durch Co-Therapeuten sehr sinnvoll. Nach dem Vorbild von Ulrike S. könnten dies Betroffene sein, die erfolgreich eine Verhaltenstherapie hinter sich gebracht haben und die ihre positiven Erfahrungen an andere Betroffene weitergeben. Alternativ könnten heute Psychologen mit einem Bachelorabschluss als Co-Therapeuten eingesetzt werden. Beide sehr sinnvollen Ansätze sind heute noch kaum verbreitet, weil es an einer rechtlichen Grundlage und einer Finanzierung der Co-Therapeuten fehlt.

Was zunächst mit Begleitung erreicht wird, sollte Schritt für Schritt dann auch alleine erreicht werden. Die Begleitung sollte abgebaut werden, damit gar nicht erst die Gefahr besteht, dass die Verantwortung während der Reizkonfrontation auf den Begleiter übertragen wird. Diese Gefahr der Übertragung von Verantwortung auf Therapeut oder Co-Therapeut ist bei Kontrollzwängen besonders groß. In einem Zwischenschritt kann es aber auch sinnvoll sein, dass sich der Begleiter die Augen zubindet. Wenn der Begleiter nichts sieht, hat er auch nicht sehen können, ob der Herd auch wirklich abgeschaltet ist. Also muss der Mensch mit Kontrollzwang diese Verantwortung ganz alleine tragen.

Meine Empfehlung:
Nutzen Sie zu Beginn von schwierigen Reizkonfrontationen professionelle Begleitung. Übernehmen Sie dann bei wachsender Erfahrung immer mehr Eigenverantwortung bei Reizkonfrontationen.

Flooding oder Salami-Taktik?

Bei den Reizkonfrontationen unterscheidet man zwei Methoden: die »Reizüberflutung« und die »Systematische Desensibilisierung«.

»Reizüberflutung« wird nach dem englischen Sprachgebrauch auch »Flooding« (engl. the flood, die Flut) genannt. Beim Flooding konfrontieren sich Zwangsbetroffene mit den schwierigsten Situationen bei gleichzeitigem Verzicht auf ihre neutralisierenden Zwangshandlungen. Zu den neutralisierenden Zwangshandlungen zähle ich ausdrücklich auch Rituale wie beispielsweise Zählen oder das Verlangen nach Rückversicherung.

In Kliniken wird bevorzugt das Flooding durchgeführt, weil die große zeitliche Effektivität hier im Vordergrund steht, denn nach etwa acht Wochen endet hier die Behandlung. Die Unterstützung durch Mitpatienten und ein größeres Therapeutenteam hilft den Patienten einer Klinik beim Bewältigen der größeren Anspannung, die ein Flooding provoziert.

Die Alternative zum Flooding wird in Fachkreisen die »Systematische Desensibilisierung« genannt. Weil dies ein echter Zungenbrecher ist, bevorzugen meine Klienten und ich die Bezeichnung »Salami-Taktik«. Hier beginnen wir bei der Reizkonfrontation mit leichteren Übungen und steigern dann schrittweise die Schwierigkeitsstufen.

Beide Methoden haben Vor- und Nachteile, die ich mit meinen Klienten diskutiere, bevor ich sie um eine Entscheidung für eine dieser beiden Methoden bitte:

	Flooding/ Reizüberflutung	**Systematische Desensibilisierung (SD) / Salami-Taktik**
Vorteile	Schnelle Resultate und hohe Generalisierung auf viele Angst- und Zwangsbereiche.	Schonende Vorgehensweise mit der Möglichkeit, Expositionen in Eigenregie durchzuführen.
Nachteile	Hohe Belastung, die höhere Anforderung an die Motivation des Betroffenen, die Distanz zum Zwang und an die therapeutische Begleitung stellt.	Die Durchführung von Expositionen muss über einen längeren Zeitraum erfolgen, die Durchführbarkeit des SD ist nur bei einer großen Vielfalt vorhandener Schwierigkeitsstufen möglich.

Gut zu wissen!
Die meisten Klienten in meiner Praxis entscheiden sich für die Salami-Taktik. Hochmotivierte, belastbare Klienten, die an einem schnellen Ergebnis interessiert sind, bevorzugen nach allem Für und Wider jedoch auch gerne das Flooding.

Die Zwangsmatrix

Die folgende Tabelle nennen wir in der Therapie die »Zwangsmatrix«. Teils als Hausaufgabe, teils als Besprechung in der Therapiestunde suchen wir für die Zwangsmatrix drei bis fünf wichtige zwanghafte Problembereiche, die nach Themen (Fettdruck) und nach Schwierigkeit (Kursivdruck) geordnet sind. Die Schwierigkeit reicht von 0, einer völlig entspannten Situation, bis zu 10, dem Grad maximaler Anspannung.

Sind in einer Kategorie mehrere Schwierigkeitsstufen mit einem zwanghaften Verhaltensmuster besetzt, ist in dieser Kategorie eine systematische Desensibilisierung möglich. Je mehr gefüllte Zellen pro Kategorie mit zwanghaften Situationen besetzt sind, desto kleiner können die Schritte bei der Steigerung der Schwierigkeit gewählt werden. Besonders motivierte Klienten erkenne ich daran, dass diese nach einer Motivations- und Distanzarbeit bereits eigenständig ohne Aufforderung Reizkonfrontationen in den Schwierigkeitsstufen von 0 bis 5 durchführen. Gerade dieser Personenkreis profitiert von einer ambulanten Therapie, die gezwungenermaßen mit einem Minimum an Betreuung auskommen muss.

Beispiel einer Zwangsmatrix:

	Haus: Ordnung und Sauberkeit, Kontrolle und Putzen	**»Ich bin zu dick – ich darf nicht so viel essen!«**	**Kontrolle von Geldbeträgen in genauen Stückelungen**	**Wäsche genau kontrollieren und Kante auf Kante legen**
0 keine Anspannung	Fernsehen	Essen in der Familie	Münzen im Sparschwein zählen	
1	Staubputzen der Fußbodenleisten	Essen im Restaurant bestellen		Sortieren von Socken auf links
2	Beststeckschublade sortieren und putzen	Lebensmittel einkaufen		
3	Ist der Herd auch sauber und ausgeschaltet?		Münzen in die Parkuhr werfen	
4	Spielzeug der Tochter putzen	Öffentliches Essen im Restaurant oder auf Feiern		Hosen sortieren und genau in den Schrank einräumen
5 mittlere Anspannung			Geld abheben	Welche Wäsche befindet sich wo?
6	Arbeitsplatte in der Küche putzen	Aufzählen, was gegessen wurde		
7				Sind die Hemden des Ehemannes in Ordnung?

8	Blumen auf Fenster-bänken im Haus auf Schädlinge untersuchen		Mit einem Geldschein an Park-automaten bezahlen	Kontrolle der Kleidung der Tochter. Ist sie zu klein?
9	Rosenstrauch im Garten auf Schädlinge kontrollieren		Überweisun-gen großer Beträge am Automaten	
10 maximale Anspannung	Den Garten-weg nach Blättern ab-suchen	Sich nackt im Spiegel betrachten	Überweisun-gen großer Beträge über das Internet	Kleider-schrank vor Unordnung und fremdem Eindringen schützen

Die oben beschriebene Zwangsmatrix stammt von einer einzelnen Klientin. Getrennt nach den Themen »Ordnung und Sauberkeit im Haus«, »Ich bin zu dick!«, »Kontrolle von Geld« und »Kontrolle von Wäsche«, haben wir systematische Desensibilisierungen mit begleiteten und eigenständigen Reizkonfrontationen durchgeführt. Zum Beispiel haben wir die Übungen der Kategorien »Ordnung und Sauberkeit« und »Kontrolle« im Rahmen eines Hausbesuches unter therapeutischer Anleitung zu Hause gemacht. Stets ging es darum, die Kontrollen und Reinigungsarbeiten unter größtmöglichem Zeitdruck und ohne Rituale durchzuführen. Die vermiedene Handlung, sich nackt im Spiegel zu betrachten, führte meine Klientin eigenständig durch, weil sie in den leichteren Schwierigkeitsstufen der Kategorie »Ich bin zu dick – ich darf nicht so viel essen!« bereits erfolgreich geübt hatte.

Motivations- und Distanzarbeit

Natürlich dauert es eine Weile, bis die Motivation zur Reizkonfrontation entsteht. Diesem Prozess gebe ich so viel Raum und Zeit, bis mir mein Klient einen »echten Auftrag« erteilt hat. Ein sicheres Erkennungsmerkmal für einen »echten Auftrag« sehe ich unter anderem darin, dass Klienten eigenständig, ohne Anweisung,

Reizkonfrontationen mit einer mittleren Schwierigkeit, das heißt bis 5 in unserer Zwangsmatrix, ausführen. In meinem vorher beschriebenen Beispiel hatte meine Klientin bereits mittelschwere Reizkonfrontationen durchgeführt: Zum Beispiel ist es ihr gelungen, das Spielzeug ihrer Tochter und die Hosen ihres Ehemannes in großer Geschwindigkeit zu sortieren und dabei mit einem Minimum an Putz- und Kontrollritualen auszukommen.

Häufig sind es Aspekte der Selbstentfremdung und fehlinformierter Selbstzuschreibung, die Zwangserkrankte in die Therapie treiben. Weil Angehörige, Vorgesetzte oder Kollegen Druck machen, wollen die meisten Zwangserkrankten eine Lösung ihres Problems. Für eine Reizkonfrontation fehlt ihnen aber die Unterstützung aus dem eigenen »Selbst-System«. Ich bekomme dann einen unvollständigen Auftrag für meine Therapie im Sinne von »Wasch mich, aber mach mich nicht nass!«.

Viele Zwangskranke sagen von sich selbst: »Wir Menschen mit Zwangserkrankungen sind die besten Schauspieler, wenn es darum geht, das wirkliche Wesen des Zwanges vor unserer Umwelt zu verbergen! Seit vielen Jahren haben wir unser Versteckspiel geübt.«

Damit verbergen Zwangskranke meistens auch vor sich selbst, wie viel Schaden der Zwang bei ihnen anrichtet. Stattdessen weisen viele Zwangskranke in den ersten Therapiestunden auf die vermeintliche Nützlichkeit und Notwendigkeit verschiedener Zwangshandlungen hin, was selbstverständlich keiner nüchternen Überprüfung standhält. In der Therapie mache ich die Nachteile des Zwanges sichtbar. Mein »Schuld-Schwein«, das meine Klienten mit einem Cent-Stück füttern, macht Zwangserkrankten deutlich, wie häufig sie sich entschuldigen und damit das Gefühl »Schuld« vermeiden, anstatt es zuzulassen. So lernen meine Klienten die zwei Mechanismen »Teufelskreis« und »doppelte Rückkopplung« schon sehr früh in der Therapie kennen. Sie verstehen dadurch, wie ihr Zwang funktioniert und dass der geringfügige Nutzen der Zwangshandlung durch vorübergehende Beruhigung mit sehr viel größeren Schäden (Rückzug, Aufwertung des Zwangsgedankens usw.) erkauft wird. Selbstbeobachtungsprotokolle machen Zwänge bewusst erfahrbar, so dass automatisierte Zwänge sichtbar werden. Scheinriese und Zwangsteufel liefern uns eine bildhafte Unterstützung zum Aufbau echter Motivation und zur Entwicklung eines Auftrages für eine Reizkonfrontation.

Am erfolgreichsten aber verläuft die Motivations- und Distanzarbeit dann, wenn Klienten bemerken, dass ihr Zwang nicht hält, was er verspricht. Dies sei an einem Beispiel aus unserer Zwangsmatrix verdeutlicht: Eine Klientin hat als junges Mädchen mit ansehen müssen, wie sich ihre Eltern lange gestritten hatten und sich schließlich trennten, was für sie damals eine große Katastrophe war. Im Zuge des Streits der Eltern verwahrloste die Wohnung der Eltern zunehmend. Seither sind die Begriffe Unsauberkeit und Unordnung auf der einen Seite und Disharmonie und Streit auf der anderen Seite für diese Klientin zu einer untrennbaren Einheit verschmolzen. Unordnung und Schmutz waren für die Klientin gleichbedeutend mit Streit und Trennung. Gedanken an Streit und Gefühle der Disharmonie bekämpft die Klientin mit zwanghaftem Putzen und Aufräumen. In der Therapie wurde aber deutlich, dass zwanghaftes Putzen und Aufräumen Ursache fast aller ihrer Ehekonflikte waren. Als Problemlösung erweisen sich diese Zwangshandlungen als denkbar ungeeignet.

Hausbesuche

Die oben beschriebene Zwangsmatrix vervollständige ich in der Regel noch während der Hausbesuche bei meinen Klienten. Fast immer bringen Hausbesuche zusätzliche wichtige diagnostische Informationen ans Tageslicht, weil Zwänge in den eigenen vier Wänden besonders häufig sind und selten von den Betroffenen zurückgehalten werden. Meistens sind Zwänge zu Hause auch so hoch automatisiert, dass die Betroffenen selbst gar keine Sprache für diesen oder jenen Zwang haben.

Zu Beginn eines Hausbesuchs ist es mir wichtig, meinem Gastgeber meinen Respekt zu signalisieren und nicht wie ein Elefant im Porzellanladen herumzutrampeln. Stets frage ich höflich, wo ich meine Jacke hinhängen darf oder ob ich meine Schuhe ausziehen soll. Neben der Frage des Respekts und der Höflichkeit möchte ich bekräftigen, dass die Klienten die volle Steuerung und Verantwortung über das Geschehen in der Reizkonfrontation behalten. Das Konfrontieren in der eigenen Wohnung oder am eigenen Arbeitsplatz ist bei vielen Zwängen, bei denen Kontrolle, Symmetrie, Sauberkeit und Ordnung eine Rolle spielen, von entscheidender Bedeutung.

Bericht meiner Klientin Katja Ungermanns:

Obwohl ich bereits seit einigen Jahren bei einer Psychologin verhaltenstherapeutisch behandelt wurde, wurden meine Zwänge immer schlimmer und ich beschloss, eine Selbsthilfegruppe zu besuchen, um dort einen Tipp für einen Zwangsspezialisten zu bekommen. Es ging in dieser Runde um Zwänge und Rückversicherungen.

Auf meine Frage nach einem Therapeuten, der dies gut behandeln kann, sagte einer der Gruppenteilnehmer zu mir »Der Ciupka kennt sich damit aus«. Ich rief bei ihm an und war fest entschlossen, direkt mit Konfrontationen zu starten. Daher fragte ich ihn bereits im ersten Telefonat: »Führen Sie auch Konfrontationstherapie durch?« Er bejahte dies und ich war voller Hoffnung und Tatendrang. So schlimm, wie es jetzt war, durfte und konnte es nicht bleiben. Ich hatte bereits zwei Berufsausbildungen hinter mir. (1. Arzthelferin; 2. Fachangestellte für Arbeitsförderung). Aufgrund der Zwänge konnte ich beide Berufe nicht mehr ausüben. Auch im privaten Umfeld machten sich die Zwänge breit und wurden immer dominanter. Schließlich hatten sie »all inklusive« bei mir und bekamen alles, was sie wollten.

Beginn der Behandlung bei Herrn Ciupka-Schön:
Wir starteten nicht direkt mit Floodings, wie von mir gefordert, was mir anfangs einen Dämpfer gab. Heute weiß ich, dass dies völlig richtig war. Herr Ciupka-Schön machte sich erst ein umfassendes Bild des »Gesamtpakets«. Er konnte so die Konfrontation zielgenau steuern und ich hatte die Möglichkeit, Vertrauen zu ihm aufzubauen. Ohne eine vertrauensvolle Therapeuten-Patientinnen-Beziehung geht es nämlich nicht.

Als Herr Ciupka-Schön erstmalig zum Hausbesuch kam, war er vorsichtig und hat mich nicht mit irgendwelchen Konfrontationen überrumpelt. So fragte er mich, wo er seinen Hut ablegen dürfe. Daraufhin sagte ich: »Egal – Sie besuchen mich, nicht meine Zwänge.« Es gab aber durchaus Zeiten und Situationen in meiner »Zwangskarriere«, in denen das Hinlegen eines Hutes durch einen Besucher eine kleine Katastrophe bei mir ausgelöst hätte.

Haustürflooding:

Problem: Haustür abschließen und dann gehen (z. B. zur Arbeit).

Zwang: Ich hatte immer das Gefühl, dass die Tür nicht richtig zu ist und kontrollierte immer und immer wieder, ob die Tür wirklich zu ist.

(Dies war völlig überflüssig, da wir eine Sicherheitshaustür haben, die nach dem Schließen automatisch verriegelt.)

Konfrontation: Haustür offen lassen und gehen.

Fazit/Erfolg: Dies war sehr schwierig für mich – aber sehr effektiv: Bereits nach kurzer Zeit konnte ich wieder die Haustür abschließen und gehen.

Flooding Kleiderschrank:

Problem: Saubere, frisch gewaschene Wäsche in den Kleiderschrank räumen.

Zwang: Ich hatte immer das Gefühl, dass die Wäsche nicht sauber ist und mein Kleiderschrank durch die Wäsche »verseucht« wird. Ich befürchtete, nichts »Sauberes und Reines« mehr zum Anziehen zu haben.

Konfrontation: Herr Ciupka-Schön »verseuchte« meinen Kleiderschrank, indem er mit ungewaschenen Händen verschiedene Kleidungsstücke berührte. Welche Kleidungsstücke dies waren, sah ich nicht. Dies war wichtig, damit ich die betreffenden Kleidungsstücke in einem »Zwangsanfall« nicht aus dem Schrank entfernte.

Fazit / Erfolg: Auch dies war nicht einfach für mich – aber auch hier wieder sehr effektiv: Ich konnte wieder Wäsche waschen, trocknen und in den Schrank räumen und das »Wäschechaos« fand nach langer Zeit endlich ein Ende.

In der Behandlung und besonders in den Floodings war es Herrn Ciupka-Schön immer wichtig, mich nicht mit irgendwelchen Dingen zu überrumpeln, sondern dass ich mich als Betroffene bewusst für etwas, zum Beispiel eine Konfrontationsübung, entscheide. Tut man dies, ist man auf dem richtigen Weg und erhält alle professionelle Hilfe von ihm.

Wie ist es jetzt? Mir geht es deutlich besser und die Zwänge sind größtenteils Geschichte. Es lohnt sich, zu kämpfen – auch wenn dies nicht immer leicht ist.

Katja Ungermanns, Jahrgang 1971, Mönchengladbach

Hausbesuche bei Zwangserkrankten mit Reizkonfrontationen, sogenannte »Homefloodings«, sind unter Verhaltenstherapeuten unbestritten die wirkungsvollsten Instrumente, um Zwängen den Garaus zu machen. Dennoch werden Hausbesuche heute noch viel zu selten von Therapeuten angeboten und von Klienten angenommen. Vergleichbar ist der Hausbesuch in seiner Effektivität noch mit Reizkonfrontationen am Arbeitsplatz und anderen Originalschauplätzen, an denen der Zwang bevorzugt sein Unwesen treibt. Beispielsweise besuche ich zurzeit einen Klienten am Arbeitsplatz, der sich mit seinen schlimmen Kontrollzwängen an seinem PC-Arbeitsplatz konfrontiert. Abteilungsleiter und Betriebsrat mussten vorher zustimmen. Die Floodings finden im Büro gemeinsam mit drei eingeweihten Kollegen statt, mit denen mein Klient das Büro teilt. Homefloodings und Floodings am Arbeitsplatz werden aber entgegen ihrer anerkannt hohen Effektivität bedauerlicherweise kaum ausgeführt. Dafür gibt es einige gute Gründe:

- Floodings finden überwiegend in Kliniken statt, wo Homefloodings oder Floodings am Arbeitsplatz nicht angeboten werden können.

- Floodings am Arbeitsplatz scheitern meistens an der Scham der Betroffenen und an der fehlenden Unterstützung durch Kollegen und Vorgesetzte.
- Homefloodings und Floodings am Arbeitsplatz werden von Betroffenen selbst abgelehnt, weil sie in der Hierarchie der Schwierigkeit ganz weit oben stehen.
- Therapeuten scheuen das Risiko von Floodings außerhalb der Praxis, weil diese schwieriger in die Terminplanung zu integrieren sind.
- Wenn Therapeuten bei einem Hausbesuch zu Gast sind, fühlen sie sich in einer schwächeren, unsicheren Position.
- Therapeuten schrecken vor emotionalen Ausbrüchen ihrer Klienten zurück, insbesondere wenn in öffentlichen Situationen Menschen außerhalb der Therapie zu Zeugen werden.

13. Selbsthilfegruppen Zwangserkrankter

Vom Tag der Gründung der Deutschen Gesellschaft Zwangserkrankung e.V. (DGZ) im September 1995 bis Ende 2000 war ich als Geschäftsführer Mitglied im Team der DGZ-Geschäftsstelle. Zu Beginn waren bei uns in der Geschäftsstelle drei Selbsthilfegruppen Zwangserkrankter in Deutschland registriert. Durch Medienarbeit der DGZ in dieser Phase wuchs die Zahl der Selbsthilfegruppen rapide auf etwa hundert bundesweit an.

Vor der Geburt dieser Selbsthilfebewegung Zwangskranker in Deutschland im Jahre 1995 gingen die wenigen geouteten Betroffenen, die an einem Austausch interessiert waren, in eine der vielen hundert Selbsthilfegruppen von Menschen mit einer Depression oder mit einer Angsterkrankung. Edgar Mannhaupt, einer der Co-Autoren des Buches, bestätigt in seinem Bericht auch meine Erfahrung, dass Zwangsbetroffene sich in einer Gemeinschaft mit Menschen am wohlsten fühlen, die ebenfalls unter einer Zwangsstörung leiden. In anderen Selbsthilfegruppen, in denen die Themen Angst und Depression im Vordergrund stehen, geraten Zwangskranke schnell wieder in die ungeliebte Außenseiterrolle.

Die DGZ vermittelte die Zusammenarbeit von Medien und Selbsthilfegruppen. Presseartikel in regionalen Tageszeitungen bildeten die Ausgangsbasis zur Gründung neuer regionaler Gruppen. Ausgelöst durch Beiträge zum Thema Zwangserkrankungen in Talkshows und Gesundheitssendungen meldeten sich allein zwischen den Jahren 1995 bis 2000 etwa 50.000 Betroffene in der DGZ Geschäftsstelle. Zwei Drittel der Anrufer und Briefschreiber fragten nach einer Selbsthilfegruppe für Zwangserkrankte.

»Gemeinsam sind wir stark!«

Der Austausch in Selbsthilfegruppen ist für Zwangserkrankte sehr hilfreich, weil sie darin ihre Isolation überwinden können und Information über zielführende Behandlungen erhalten. Häufig sprechen Betroffene in Selbsthilfegruppen das erste Mal in ihrem Leben mit Menschen, die wie sie selbst unter Zwängen leiden. Verständnis von Angehörigen oder Therapeuten kann nicht das Einfühlungsvermögen ersetzen, das Betroffene von anderen Betroffenen erhalten können, die tagtäglich das Gleiche erleben wie sie selbst.

Ich war Zeuge vieler Gründungstreffen von Selbsthilfegruppen. Ich konnte beobachten, dass Betroffene, die ihre Zwänge in der Öffentlichkeit nie erwähnt hatten, nun in dieser Runde Gleichgesinnter sehr offen über ihr Leiden berichten konnten. Fast immer fanden sich in einer Vorstellungsrunde mindestens zwei Personen, die das gleiche Zwangssymptom beschrieben. Ich erlebte rührende Szenen wie diese, als eine Betroffene zu einer anderen sagte: »Ich treffe dich hier heute zum ersten Mal in meinem Leben, aber genau das, was du uns hier berichtet hast, ist auch mein Alltag. Du könntest meine Schwester sein, so sehr kann ich mich in deiner Erzählung wiederfinden!«

Gut zu wissen!

Unter einer Selbsthilfegruppe verstehen wir den Zusammenschluss von Betroffenen mit gleicher Problemlage zum gemeinschaftlichen Gedankenaustausch und zur gemeinsamen Lösung typischer Probleme.

Das Wort »Selbst« im Begriff Selbsthilfegruppe unterstreicht die Eigenverantwortung, die jedes Mitglied der Gruppe trägt. Durch die Übernahme von Verantwortung und das Einbringen in die Gruppe üben Betroffene soziale Kompetenz nach einer langen Phase des Rückzugs und der Isolation, die den Zwang begleitet hatte. Eine Selbsthilfegruppe funktioniert nur dann, wenn möglichst viele der Mitwirkenden die Bereitschaft mitbringen, einen aktiven Beitrag zu leisten. Mitglieder einer Selbsthilfegruppe finden viele Antworten auf offene Fragen, Ideen für Probleme und Rückenstärkung bei schwierigen Herausforderungen. Empfehlungen aus der Gruppe für oder gegen bestimmte Medikamente sind frei von Unternehmerinteressen, Empfehlungen für oder gegen einen Therapeuten sind frei von kollegialen Bindungen.

Allerdings ist nicht jeder Interessent für eine Selbsthilfegruppe ausreichend stabil für diese Art der Bewältigung seiner Zwänge. In der Regel erwarten Betroffene in einer akuten Belastungssituation die Hilfe von anderen. Der Gedanke, selbst Hilfe an andere Mitglieder der Gruppe weiterzugeben, ist zunächst noch eine Überforderung.

Eine gut funktionierende Selbsthilfegruppe hat gewisse Stärken, die in einzelnen Aspekten eine Einzeltherapie sogar übertreffen kann. Eine Selbsthilfegruppe kann eine Therapie wohl nicht ersetzen, aber sie stellt eine wertvolle Ergänzung der Therapie dar, was auch durch wissenschaftliche Untersuchungen belegt wird.

Beispielsweise werden Betroffene in der Einzeltherapie kaum andere Betroffene kennenlernen, weil Therapeuten schweigepflichtig sind und keine Kontakte zu anderen Klienten vermitteln können. Eine Gruppe hilft den Betroffenen bei dem wichtigen Bedürfnis, ihre Isolation und ihr Außenseiterdasein zu überwinden. Betroffene vergleichen ihre als verrückt empfundenen Zwänge mit anderen Betroffenen. Die Gruppe ist der Ort, wo keiner über die Zwänge des anderen lacht. Viel Kränkung wird damit überwunden. Im Austausch über den Umgang mit Angehörigen, Freunden und Kollegen werden immer wieder ähnliche Probleme berichtet, kreative Lösungen können in einer Gemeinschaft leichter gefunden werden. Solidarität anderer Gruppenmitglieder hilft in einem selbstbewussteren Auftreten gegenüber den Menschen im Alltag, die nicht betroffen sind.

Aus verhaltenstherapeutischer Perspektive können Selbsthilfegruppen eine mögliche Plattform für die Fortsetzung von Expositionsübungen sein. Die Idee dabei ist, dass Mitglieder der Gruppe anderen Mitgliedern Unterstützung und Motivation bei Expositionen anbieten. Früher wurde diese Idee noch weniger umgesetzt. Aber heute versammeln sich vermehrt Betroffene in den Selbsthilfegruppen, die durch eine erfolgreiche Therapie zum Experten ihrer Zwangsstörung geworden sind. Verhaltenstherapeuten sagen gerne, dass sich Klienten in einer guten Therapie einen Werkzeugkasten für Expositionsübungen erarbeiten. Am Ball bleiben und mit dem Werkzeugkasten arbeiten, führt zu einer echten langfristigen Bewältigung der Zwänge. Selbsthilfegruppen in der Suchtkrankenhilfe motivieren viele Menschen in ihrer Sucht abstinent zu bleiben. Nach diesem Vorbild können auch Selbsthilfegruppen Zwangserkrankter eine wichtige Stütze für die Reizkonfrontation sein.

Nach einer erfolgreichen Behandlung gewinnen Betroffene viel freie Zeit, die vorher der Zwang beansprucht hatte. Es ist wichtig, dem Zwang von vornherein den Nährboden zu entziehen und nicht zu viel freie Zeit und damit verbundene Langeweile aufkommen zu lassen. Denn dies könnte den Zwang wieder verstärken.

Leider beobachten Therapieforscher nur bei einem Drittel der Betroffenen eine völlige Befreiung von ihren Zwängen. Die Selbsthilfegruppe kann eine langfristige Stütze bei Rückfällen in den Zwang sein und eine Hilfe bei Lebenskrisen, die häufig mit einem Rückfall im Zusammenhang stehen.

Auf meiner Homepage www.praxis-ciupka-schoen.vpweb.de finden Leser mit dem Interesse, eine Selbsthilfegruppe aufzubauen, eine Sammlung bewährter nützlicher Regeln und den »Problemlösefilter«, bei dem eine Struktur für den Ablauf einer Gruppensitzung vorgestellt wird.

Gut zu wissen!

Selbsthilfegruppen können eine effektive Unterstützung einer Therapie sein. Auch findet man in einer Gruppe Gleichgesinnte, mit denen man die neu gewonnene freie Zeit sinnvoll verbringen kann.

Wer sich für das »Prinzip des Gebens und Nehmens« in einer Selbsthilfegruppe noch nicht stabil genug fühlt, sollte überlegen, ob hier erst eine Einzel- oder Gruppentherapie sinnvoller wäre.

Unterstützung beim Aufbau von Selbsthilfegruppen

Ziel der Deutschen Gesellschaft Zwangserkrankungen e.V. (DGZ) ist es, Selbsthilfe-Interessierte zusammenzubringen. In erster Linie vermitteln die DGZ potentielle »Neuzugänge« an bestehende Selbsthilfegruppen in ihrer Umgebung. Dazu ist es wichtig, dass Neugründungen und Auflösungen von Selbsthilfegruppen an die DGZ weitergemeldet werden. Für die Vermittlung wäre es günstig, wenn jede Gruppe einen Ansprechpartner bestimmt, an den Interessenten verwiesen werden können.

Die DGZ unterstützt bei Bedarf auch bei der Öffentlichkeitsarbeit zur Gründung einer Selbsthilfegruppe. Das »DGZ Selbsthilfegruppen-Bundestreffen«, das jährlich stattfindet, dient als Forum zum Gedankenaustausch der verschiedenen Selbsthilfegruppen für Zwangserkrankungen in Deutschland. Dort werden auch Hilfen zur konkreten Gruppenarbeit gegeben.

Selbsthilfekontaktstellen bieten auch Unterstützung beim Bereitstellen eines geeigneten Raumes. Regionale Selbsthilfekontaktstellen liefern organisatorische und eventuell sogar finanzielle Hilfen beim Aufbau von Gruppen. Außerdem beraten sie Menschen, die eine Selbsthilfegruppe gründen wollen. Pfarreien, Volkshochschulen, Krankenkassen, Therapeuten und Kliniken sind ebenfalls häufige Gastgeber von Selbsthilfegruppen.

Deutsche Gesellschaft Zwangserkrankungen e.V.
Postfach 70 23 34 - 22023 Hamburg
Telefon: (040) 689 13 700
Allgemeine Sprechzeit: Montag bis Freitag von 10:00 – 12:00 Uhr
Mitgliedern bieten wir weitere Sprechzeiten nach Vereinbarung an.
Internet: http://www.zwaenge.de

Nützliche Regeln in einer Selbsthilfegruppe

Überlegen Sie, welche Regeln Sie brauchen können oder ob Sie noch wichtige Regeln ergänzen möchten!

- Pünktlichkeit, damit es zu keinen Störungen in intensiven Situationen kommt.
- Feste Zeiten, damit sich der Einzelne auf die Gruppe verlassen kann.
- Offenheit & Ehrlichkeit: Wenn Probleme gelöst werden sollen, muss jeder bereit sein, sich zu öffnen, über eigene Schwierigkeiten zu sprechen und ernsthaft daran zu arbeiten.
- Verschwiegenheit als Schutz des Einzelnen, das heißt das Gesprochene hat außerhalb der Runde nichts zu suchen. *Lieber miteinander reden als übereinander reden!*
- Akzeptanz des Gesagten: Jeder hat ein Recht auf seine Meinung, bei persönlichen Erfahrungen gibt es kein »richtig« und »falsch«.
- Ich-Botschaften: Sagen Sie »ich« statt »man«, damit tragen Sie die Verantwortung für Ihre Meinung.
- Ernsthaftigkeit der Mitgliedschaft: Hinderlich sind Menschen, die sich nicht als Mitglied, sondern als Besucher empfinden und keine Verantwortung übernehmen möchten.
- Beständigkeit der Teilnahme, sonst entsteht kein Gruppengefühl und die gemeinsame Arbeit wird unnötig erschwert.
- Warteliste: So nimmt die Gruppe nur wirklich motivierte Leute auf – die anderen sind vorher abgesprungen.
- Ein Hauptthema, statt vieler Themen: Die natürliche Konzentration lässt nach circa. einer Stunde intensiven Arbeitens merklich nach, daher werden Sie in einer Sitzung nur ein Thema wirklich erschöpfend behandeln können, viele Themen anschneiden, heißt fast immer, zu keinem greifbaren Ergebnis zu kommen.
- Redeabstinenz für Neueinsteiger: Viele Gruppen berichten über Personen, die ein- bis dreimal kommen, sofort sehr viel Aufmerksamkeit beanspruchen und anschließend ohne Erklärung wegbleiben, was die Zurückgebliebenen als sehr enttäuschend empfinden. Hier könnte eine Auflage sinnvoll sein, dass neue Teilnehmer sich erst einmal in Arbeitsweise und Strukturen der Gruppe einleben und in den ersten drei Sitzungen nicht das Hauptthema bestimmen sollen – motivierte Teilnehmer werden sich darauf einlassen und Kriseninterventionen gehören nicht zur Zuständigkeit einer Selbsthilfegruppe.

- *Die Schweinsteiger-Regel: Die Bälle immer schön flach halten!* Die Bewältigung einer ganzen Lebensgeschichte oder einer Anballung an Frust und Problemen überfordert die Zuhörer. Zerlegen Sie große Probleme in kleine Zwischenschritte, verfolgen Sie deren Lösung konsequent und lösungsorientiert.

14. Ursachen von Zwangsstörungen

Ursachen und kein Ende

Ärzte und Psychologen, die sich mit Zwangserkrankungen beschäftigen, gehen heute davon aus, dass eine Ursache alleine nicht ausreicht, um Zwänge auszulösen. Sehr wahrscheinlich ist, dass ein Zusammentreffen verschiedener Belastungsfaktoren aus den Bereichen Stress, Erbanlage, Persönlichkeit und der Lebensgeschichte zusammenkommen müssen. Die Zusammensetzung der Ursachen ist bei jedem Betroffenen eine andere. Ist eine kritische Masse ungünstiger Momente überschritten, wird der Teufelskreis des Zwanges in Gang gesetzt. Mit dem Teufelskreis entsteht langsam und unauffällig ein stabiles, sich selbst erhaltendes System aus Zwangsgedanken, Anspannung und Zwangshandlungen. Dieser Teufelskreis hält also die Betroffenen in einem ganz eigenen System gefangen, erhöht den subjektiv empfundenen Druck und sorgt für zusätzlichen Stress. Letzterer treibt erneut in Zwangsgedanken, Anspannung und Zwangshandlungen. Für die Therapie ist dieser Teufelskreis besonders relevant, weil er einerseits einen hohen Anteil am Zwangsgeschehen hat und andererseits besonders beeinflussbar ist. Der große Vorteil dieses Teufelskreises für die Therapie liegt darin, dass er in der Gegenwart wirkt und daher für Gegenmaßnahmen gut zugänglich ist.

Wenn man beim Teufelskreis doch so gut ansetzen kann, warum beschäftigen wir uns dann noch mit anderen Ursachen? Diese Frage ist insofern berechtigt, als es bei vielen Menschen auch zusätzliche, sehr versteckt im Hintergrund schlummernde Ursachen gibt, so dass die alleinige Arbeit am Teufelskreis nicht ausreicht. Eine gute Therapie deckt weitere Ursachen in der Persönlichkeit und in der Motivation der Klienten auf, die ebenfalls im Hier und Jetzt wirken und verändert werden sollten. Aber dies bringt nicht unbedingt einen Fortschritt in der Therapie.

Dennoch gehört eine umfassende Erarbeitung eines Krankheitsmodells zu jeder guten Therapie. Betroffene sollten zu Experten ihrer Störung werden, sie sollten wissen, wie ihre Zwangsstörung funktioniert und eigenständige, reife Entscheidungen gegen ihren Zwang und zur Verbesserung ihrer Lage treffen. Die Vermittlung von Wissen über den aktuellen Forschungsstand zum Thema Zwänge durch den Therapeuten ist daher eine Notwendigkeit, damit Zwangserkrankte eine gute Basis für erwachsene Entscheidungen haben.

In dem Wunsch, eine Erklärung für ihren Zwang zu finden, die außerhalb ihrer eigenen Person liegt und die damit vielleicht ihr Selbstwertgefühl wieder verbessert, stellen Betroffene häufig die Frage nach dem Sinn ihres Zwanges. »Warum habe ich diesen Zwang?« – »Warum hat es gerade mich getroffen?« Ergebnisse aus der genetischen Forschung tragen zwar bis zu einem gewissen Grad zu Antworten bei, für die Therapie lässt sich jedoch nur wenig Gewinn daraus ziehen. Wie bereits dargelegt, haben Zwangskranke eine Neigung zur Selbstentfremdung und zu einem dominanten »Fehler-Erkennungs-System«, was unter anderem zur Folge hat, dass sie gerne »vom Hundertsten ins Tausendste« kommen und dabei die Informationsverarbeitung ihres Gehirns mit einem Zuviel an Input belasten. Die Vermittlung von Informationen über die Erkrankung und die Klärung unbekannter Ursachen ist ein wichtiges Anliegen jeder Therapie, die genaue Kenntnis der Ursachen ist jedoch nur dann wichtig, wenn sie der Problemlösung und der Bewältigung dient. Es besteht bei Zwangserkrankten die Gefahr, sich in einer übertriebenen Suche nach Ursachen zu verheddern und die Bewältigung der Zwänge zu vernachlässigen, wenn nicht gar zu blockieren.

Ein weiteres Motiv für die häufige Frage nach den Ursachen vermute ich bei Betroffenen in dem Gefühl der Scham, das bei zwangserkrankten Menschen besonders ausgeprägt ist. Zwangserkrankten ist es wichtig, gute Gründe als Rechtfertigung für ihre Zwangserkrankung vorweisen zu können, die möglichst wissenschaftlich fundiert sind. Wissenschaftliche Argumente sind für Betroffene Entschuldigungen erster Klasse. Die Suche nach Entschuldigungen ist typisch menschlich und bei Zwangsbetroffenen besonders verbreitet. Nüchtern betrachtet ist die Suche nach einer Entschuldigung für die Ausprägung der Zwänge entbehrlich. Denn die Zwangserkrankung ist keine »Schnapsidee«. Für eine Tätowierung oder eine schlechte Angewohnheit haben sich Menschen bewusst entschieden und sie müssen deren Konsequenzen daher selber ausbaden. Unsere Gesellschaft sieht für schwerwiegendes, schuldhaftes Verhalten sogar Strafen vor. Dies ist aber bei Erkrankungen wie der Zwangsstörung keineswegs der Fall. Kein Betroffener sucht sich seine Zwangserkrankung selber aus. Zwangserkrankungen sind ein Fall für die Behandlung. Entschuldigungen oder gar Bestrafungen sind selbstverständlich Unsinn.

Ein weiteres Motiv für die Suche nach den Ursachen der Erkrankung kann die Vermeidung sein. 1995 lernte ich eine sehr kluge Klientin als Mitglied der Osnabrücker Selbsthilfegruppe für Zwangserkrankungen kennen. 2005 meldete sie sich in meiner Krefelder Praxis zurück und führte bei mir eine recht erfolgreiche Verhaltenstherapie mit Reizkonfrontationen durch. In den zehn Jahren zwischen unserem ersten Treffen und dem Beginn unserer gemeinsamen Therapie hatte sie eine tiefenpsychologische Behandlung absolviert. Sie sagte mir: »Rückblickend betrachtet habe ich in dieser tiefenpsychologischen Behandlung viele wertvolle Dinge über die Beziehungen in meiner Familie und die Zusammenhänge mit meiner Zwangsstörung gelernt. Vor allen Dingen die problematische Beziehung zu meinem Vater ist hier zur Sprache gekommen. Für die Verringerung meiner Zwänge hat diese Klärung familiärer Ursachen aber nicht viel gebracht. Wenn ich ganz ehrlich bin, war diese Therapie mit der Klärung der Ursachen von Zwängen eine Vermeidungsstrategie von mir. Ich hatte das Gefühl, etwas Wichtiges und Sinnvolles zu tun, was mein schlechtes Gewissen für die offensichtliche Vermeidung beruhigte. Aber eigentlich war mir schon damals klar, dass die Konfrontation der richtige Weg ist!«

Wenn die Suche nach Ursachen nur dazu dient, Entschuldigungen zu finden oder die Auseinandersetzung mit den Zwängen zu vermeiden, dann sollten wir den Ursachen in der Therapie so wenig Raum geben wie möglich. Anders sieht es aus, wenn Zwänge Folge einer schweren Traumatisierung sind. Hier hat die Behandlung des

Traumas Vorrang. Ist durch eine vorgeschaltete Traumatherapie genug Stabilität erreicht, kann auch die verhaltenstherapeutische Behandlung von Zwängen angegangen werden. Das hier vorgestellte Prinzip der erwachsenen Entscheidung zur Reizkonfrontation ist gerade in diesem Zusammenhang wichtig, um eine Retraumatisierung zu vermeiden.

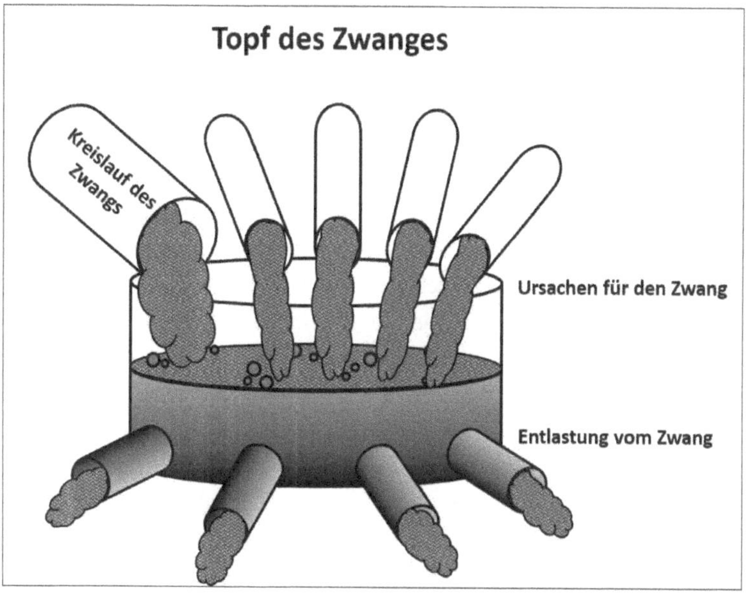

© *Burkhard Ciupka-Schön*

Das oben gezeichnete Modell soll zeigen, wie aus dem Zusammenfluss verschiedener Ursachen ein Zwang entsteht. Von oben wird der »Topf des Zwanges« mit Ursachen befüllt. Unten entleert sich der Topf um das Maß an Entlastungen und Kraftquellen, die der betroffene Mensch besitzt.

Wirkungsvolle Entlastungsfunktion können haben: Funktionierende familiäre Bindungen, Freundschaften, gutes Aussehen, gesicherte Existenz, Gesundheit, Sport, sinnvolle berufliche Tätigkeiten, Hobbys. Sehr wichtig sind Partner, die den Betroffenen unterstützen, die dem Zwang aber auch Grenzen aufzeigen. In der Therapie sollten gerade die Kraftquellen, über die ein Betroffener verfügt, bestärkt werden. Immer wieder finden wir alte Quellen für

Kraft und Selbstwert, die auf dem Altar des Zwanges geopfert worden sind, die wir aber reaktivieren können.

Biologische Ursachen

Heute sind sich wohl alle Experten einig, dass Zwänge nicht wie Erreger von außen übertragen werden. Es gab mal in den 1990er Jahren eine Forschungsrichtung, die den Befall mit sogenannten Borna-Viren als Ursache der Zwangsstörungen untersucht hatte. Dies hat sich jedoch nicht verifizieren lassen.

Auch hirnchirurgische Eingriffe waren bisher nicht erfolgreich. In einem hochkomplexen Gehirn mit einigen Milliarden Nervenzellen genau die richtigen Bahnen zu finden, um die Impulsleitung für den Zwang zu unterbrechen, vergleiche ich mit der sprichwörtlichen Suche nach der Nadel im Heuhaufen. Doch selbst wenn dieses Problem eines Tages gelöst sein sollte, werden psychochirurgische Behandlungen wohl nur in den Extremfällen von Zwangserkrankungen, die eine besonders schlechte Heilungsprognose haben, zu rechtfertigen sein. Die von Professor Sturm vorgestellte Tiefenhirnstimulation[22] wurde von der Presse als Hirnschrittmacher bezeichnet und von Betroffenen mit großem Interesse aufgenommen. Bei der Tiefenhirnstimulation werden diejenigen neuronalen Bahnen mit leichten Strömen stimuliert, die eine wichtige biologische Rolle bei den Zwängen spielen sollen. Eine besondere Schwierigkeit liegt in der genauen Platzierung der stimulierenden Elektroden dieses »Hirnschrittmachers«. Ein Standardwerkzeug zur Behandlung von Zwangserkrankungen wird das sicher nie werden. Bemerkenswert ist aber die große Aufmerksamkeit, die der Hirnschrittmacher in der breiten Bevölkerung auslöste. Das besondere Interesse vieler Betroffenen an dieser wenig erprobten medizinischen Technik drückt aus, wie verzweifelt und hoffnungslos viele Betroffene sind.

Auch die Rolle der Ernährung wurde untersucht. Es wurden aber noch keine Erkenntnisse gefunden, die uns weiterführen.

Aussichtsreich hingegen erscheint die Untersuchung des Zusammenhangs zwischen Ausdauersport und Zwangserkrankung. In angemessener Dosierung fördert Sport die Fitness, ein gutes

Aussehen und damit den Selbstwert. Sport fördert die Entspannung und reduziert in einem gewissen Maße die Zwänge. Ist der Sport aber die einzige Bewältigungsstrategie, neigen manche Betroffene zu einer Verzwängelung des Sports, das heißt zu einem übertriebenen Ausüben. Auch bei Hochleistungssportlern finden wir häufig zwanghafte Strukturen, weil wohl nur eine fanatische Ausrichtung auf eine Sportart, ein konsequentes Ignorieren aller eigenen Bedürfnisse und ein Vernachlässigen der eigenen Gesundheit Weltklasseerfolge ermöglicht. Um verschlissene Kniegelenke und eine Verlagerung des Zwanges auf einen anderen Bereich zu vermeiden, empfehle ich meinen Klienten, Sport in Maßen zu betreiben, beispielsweise eine Stunde Radfahren täglich im zügigen Tempo. Hausärzte und Sportlehrer geben Auskunft über geeignete Sportarten und ein geeignetes Pensum, wobei Alter und Fitnessgrad eine Rolle spielen.

Sowieso ist es sinnvoll, die Bewältigung eines Zwanges auf eine breite Basis zu stellen. Aktiv wird heute noch die Frage verfolgt, ob Zwänge genetische Ursachen haben. Ein gewisser Einfluss der Erbanlagen gilt heute als gesichert und erklärt teilweise, warum es eine Häufung von Zwangserkrankungen unter genetisch eng verwandten Menschen gibt. Bisher lassen sich genetisch bedingte Merkmale bei heute lebenden Menschen nur bei wenigen Krankheitsbildern verändern. Sollte durch gentechnischen Fortschritt in Zukunft eine Gentherapie gegen Zwangserkrankungen zur Verfügung stehen, bleiben hier ethische Bedenken. Eine Häufung von Zwängen in einer Familie erklärt sich nicht allein durch Gene. Sondern auch durch eine Erziehung, die Werte wie Sauberkeit, Ordnung und Sicherheit in den Vordergrund stellt.

Die recht ordentliche Wirkung von Serotonin-Wiederaufnahmehemmern wird von biologisch orientierten Therapeuten als Beleg für die »Serotonin-Hypothese« ins Feld geführt. In der Serotonin-Hypothese wird das Wiedereintreten des Botenstoffs Serotonin in den synaptischen Spalt der Nervenzelle beschrieben. Es wird ein Zusammenhang zwischen der Wiederaufnahme des Serotonins und der Zwangserkrankung angenommen. Durch den Begriff »Hypothese« wird bereits angedeutet, dass dieser Mechanismus bei Zwangsstörungen noch nicht endgültig geklärt ist.

Ursachen aus psychoanalytischer Sicht

Sigmund Freud leistete Pionierarbeit für die Psychotherapie, weil er als einer der Ersten die Zusammenhänge zwischen den ersten Begegnungen zwischen einem Kind und seinen Eltern und dem Entstehen sogenannter Neurosen untersuchte und behandelte. Psychoanalytische Begriffe wie Verdrängung und Übertragungen sind fester Bestandteil unserer Alltagssprache geworden und werden heute bedenkenlos auch von den meisten meiner verhaltenstherapeutischen Kolleginnen und Kollegen benutzt.

Im Strukturmodell der Psychoanalyse lässt sich das Entstehen von Zwängen in einem Konflikt zwischen den moralischen Regeln der Gesellschaft beschreiben, die im ÜBER-ICH lokalisiert werden, und den Triebimpulsen Sex und Aggression, die nach Freud im ES vermutet werden. Zwänge entstehen nach einer psychoanalytischen Deutung wenn ÜBER-ICH und ES auf ein schwaches ICH treffen, das in der Vermittlung zwischen den beiden Kontrahenten überfordert ist.

Die Behandlungsmethode von Freud bestand darin, lang zurückliegende, verdrängte Konflikte und aktuell unterdrückte Aggressionen aufzudecken, durchzuarbeiten und aufzulösen.

1995 war die Kontroverse, ob die Verhaltenstherapie zu wenig zur Klärung von Ursachen und Behandlungsmöglichkeiten der Zwangserkrankung liefere, noch im vollen Gang. Unisono sagten Psychoanalytiker und viele Betroffene, dass es wichtig sei, in der frühen Kindheit nach Ursachen für die Zwangserkrankung zu forschen, weil die einfachen lernpsychologischen Modelle der Verhaltenstherapie sie nicht überzeugten.

In »Der Rattenmann« beschrieb Freud 1909 in einer Fallgeschichte einen jungen Akademiker[23] von damals 29 Jahren, der an aggressiven Zwangsgedanken litt und dessen Behandlung Freud ab dem Jahre 1907 durchführte. Die Behandlung wurde im Jahre 1908 erfolgreich abgeschlossen und wird gerne als Beleg erfolgreicher Psychoanalyse bei Zwangserkrankungen angeführt. Der Patient litt unter der Befürchtung, sich die Kehle mit einem Rasiermesser aufzuschlitzen. Eine andere Zwangsvorstellung war, dass seinem Vater ein Unglück geschehe, wenn er sich eine Frau nackt vorstelle.

Die Zwangsvorstellung einer »Rattenstrafe«, die darin bestehen sollte, dass Ratten sich in seinen After fressen, gab der Fallgeschichte ihren Namen.

Freud war bei keinem seiner Fälle als Zeuge gegenwärtig, als sich die von ihm vermuteten frühkindlichen schädigenden Einflüsse durch Vater oder Mutter bei seinen Patienten ereignet haben sollten. Die Belege für die Entstehung von Neurosen konnte Freud ausschließlich aus den Berichten seiner Patienten erschließen.

Wir wissen heute, dass Erinnerungen eines Menschen sehr stark von seiner aktuellen emotionalen Befindlichkeit beeinflusst werden und dass das Gedächtnis eines Menschen teilweise erhebliche Lücken aufweist. Uns fallen diese Gedächtnislücken in der Regel nicht auf, weil wir die fehlenden Stücke mit dem auffüllen, was uns durch Situationen suggeriert wird und was uns im Hier und Jetzt plausibel erscheint. Meine rüstige Mutter (82) und ihre Schwester (83) demonstrieren mir sehr eindrücklich, wie lückenhaft unser Gedächtnis oft ist. Bei ihren Erinnerungen aus der gemeinsamen Kindheit erzählen sie ein und dieselbe Episode auf völlig unterschiedliche Weise, weil Mutter und Tante dieselbe Geschichte aus verschiedenen Perspektiven mit verschiedenen Bewertungen erinnert haben.

Das wirft die Frage auf, wie beweiskräftig Erinnerungen an weit zurückliegende Ereignisse sind. Daher wissen wir nicht, ob Berichte von Patienten die Wahrheit wiedergeben, weil sich nicht exakt belegen lässt, ob sich die Dinge so abgespielt haben, wie dies vom Patienten berichtet wird. Oder ob die Erinnerung an die Beziehung zu den Eltern durch die aktuelle psychische Belastung stark negativ gefärbt wird.

Theorien, Ursachen und Behandlungserfolg bilden nicht zwangsläufig eine Einheit. Konnte Freud dem »Rattenmann« mit seiner Psychoanalyse weiterhelfen? Das ist heute nach über hundert Jahren kaum noch zu ermitteln. Neben einer Reihe psychoanalytischer Interventionen gab Freud seinem Patienten zur Einführung die strikte Anweisung, alles zu sagen, was ihm durch den Kopf gehe, auch wenn es ihm unangenehm sei oder er es für unwichtig halte, es als nicht dazugehörig oder sogar als unsinnig erscheine. Durch diese Anweisung konnte Freud seinen jungen Patienten dazu bewegen, frank und frei über seine aggressiven und sexuellen Zwangsgedanken zu sprechen und er erhielt wohl dabei Freuds Akzeptanz und Aufmerksamkeit. Jeder, der sich mit aggressiven Zwangsgedanken auskennt, weiß, dass das alleinige Aussprechen von aggressiven und sexuellen Zwangsgedanken das Überwinden großer innerer Wiederstände erfordert und für Betroffene keine Selbstverständlichkeit ist. Aggressive und sexuelle Zwangsgedanken sind im historischen Wien sicher noch ein größeres Tabu gewesen als heute. Der »Rattenmann« hatte damals sicher sehr große Angst davor, durch das Schildern seiner Gedanken für völlig verrückt gehalten zu werden.

Die Ironie in dieser Geschichte besteht für mich darin, dass das Aussprechen von aggressiven und sexuellen Zwangsgedanken für den »Rattenmann« schon das Überwinden starker innerer Widerstände bedeutet haben muss. Damit erfüllt das Aussprechen dieser Zwangsgedanken für mich bereits die Kriterien einer verhaltenstherapeutischen Reizkonfrontation. Wenn Freud sich nicht dazu verleiten ließ, dem Rattenmann eine Rückversicherung zu geben, was wir aufgrund der von Freud propagierten therapeutischen Zurückhaltung annehmen dürfen, wird diese Reizkonfrontation für den »Rattenmann« sicher eine wohltuende Wirkung gehabt haben. Manchmal lassen sich in unserem beruflichen Alltag Verhaltenstherapie und Psychoanalyse nicht sauber auseinanderhalten.

Die aktuellen S3 Leitlinien der WHO bestätigen die hohe Wirksamkeit der Reizkonfrontation auf einem höchst wissenschaftlichen Niveau. Die Verhaltenstherapie liefert vergleichsweise einfache Erklärungen für die Ursachen von Zwangserkrankungen und ist bei der Behandlung sehr erfolgreich. Ich finde, wer heilt, hat recht.

Bindungsstörungen als Ursachen

Das beschriebene Dilemma der geringen Verlässlichkeit unserer Erinnerungen könnte in nächster Zukunft die entwicklungspsychologische Bindungsforschung lösen. Die Bindungstheorie ist eine psychologische Theorie des britischen Kinderpsychiaters John Bowlby[24], in der der Aufbau und die Veränderung enger Beziehungen im Laufe des Lebens beschrieben werden. In Abhängigkeit von der Qualität der frühen emotionalen Mutter-Kind-Beziehung entwickelt sich eine »sichere Bindung«, eine »unsicher-vermeidende Bindung«, eine »unsicher-ambivalente Bindung« oder eine »desorganisiert-desorientierte Bindung«. Diese Bindungstypen haben Auswirkungen auf die weitere Entwicklung des Kindes.

Durch meine Erfahrung mit vielen Klienten sehe ich einen engen Zusammenhang der Bindungsqualität mit der Zwangsstörung. Ein wissenschaftlich belastbarer Beweis konnte jedoch wegen des hohen Aufwandes beweiskräftiger Längsschnittstudien bisher noch nicht erbracht werden. Längsschnittuntersuchungen begleiten dieselbe Person über einen Zeitraum von vielen Jahren. Diese Studien legen nahe, dass es einen Zusammenhang zwischen früher Sicherheit in der Mutter-Kind-Bindung und der Stabilität der sich später entwickelnden Persönlichkeit des Erwachsenen gibt. Solche Untersuchungen ziehen sich über Jahre hin und verursachen große Kosten. Deshalb sind beweiskräftige Längsschnittuntersuchungen, die exakt und objektiv die frühen Entwicklungsbedingungen Zwangserkrankter klären könnten, bisher noch nicht erfolgt. Unsere Erkenntnisse über die frühen Entstehungsbedingungen von Zwängen fußen auf Vermutungen und Erinnerungen und diese sind, wie oben ausgeführt, leider ungenau. Wer für sich eine persönliche Erklärung für seine Zwänge sucht, ohne einen wissenschaftlichen Anspruch zu haben, findet in der Entwicklungspsychologie und in der Psychoanalyse trotzdem hilfreiche Ansätze.

Symbole als Ursache

Die Sprache des Menschen hat eine enorme Vielfalt und Ausdrucksstärke, unser sprachlicher Gebrauch von Symbolen und Metaphern erweitert unsere Möglichkeiten, auch komplexe und abstrakte Sachverhalte zu benennen. Stecken hinter Zwangshandlungen symbolische Botschaften, die uns Hinweise auf die Ursachen einer Zwangserkrankung in der Geschichte der Betroffenen liefern?

Ein junger Homosexueller berichtete mir, dass sein Vater ihn aus Wut als einen »dreckigen Schwulen« beschimpft hatte. Besteht ein Zusammenhang zwischen dieser Beleidigung und dem zwanghaften Waschen dieses jungen Mannes, der seinem Vater gefallen möchte? Der junge Mann fühlt sich schuldig und lehnt die eigene Homosexualität ab. Der Vater glaubt, dass Homosexualität eine Krankheit wäre. Ist das zwanghafte Waschen als eine Form der Hygiene zu verstehen, mit der der junge Zwangskranke weitere Erreger der Krankheit Homosexualität abwehren möchte?

Die Haut ist das Organ, das uns nach außen abgrenzt und unser Inneres schützt. Ist zwanghaftes Waschen als ein Versuch zu verstehen, sich symbolisch nach außen abzugrenzen? Dieser Vergleich drängt sich auf, wenn der Therapeut sieht, dass der Betroffene mit einem Waschzwang in einer Familie lebt, in der persönliche Grenzen nach Kräften missachtet werden.

Was ist dran, wenn wir Zwänge nach ihrer symbolhaften Bedeutung betrachten? Viele nüchtern denkende Therapeuten lehnen diese Sicht als spekulativ und unwissenschaftlich ab. Doch ähnlich wie die einzelnen Sterne eines Sternbildes physikalisch kaum etwas miteinander zu tun haben, kann sich unser Gehirn nicht der Versuchung entziehen, hier Zusammenhänge zu stiften. So hat schon Sigmund Freud versucht, einen Zusammenhang zwischen den Träumen und Fehlleistungen seiner Patienten und ihren verdrängten aggressiven und sexuellen Botschaften aus dem ES, die vom ÜBER-ICH nicht geduldet werden, zu finden. Die Zwangsvorstellungen des »Rattenmannes« deutete Freud als Ausdruck der Unterdrückung von Aggression und Sexualität.

Mein eigener Hochschullehrer Prof. Dr. Julius Kuhl widmete sich als Forscher dem Phänomen der »unerledigten Absichten«, die er im psychologischen Labor nachwies. Er gab den Probanden einfache Aufträge, wie zum Beispiel: »Bitte spitzen Sie den Bleistift an!«, und hinderte sie dann durch einen Vorwand an der Ausführung der Aufträge. In einem späteren Gedächtnistest wurde der Proband gebeten, Aktivitäten aus einer Lernliste zu erinnern. Und siehe da, der anzuspitzende Bleistift tauchte bei den Erinnerungen wieder auf, obwohl die Aktivität »Bleistift anspitzen« gar nicht auf der Lernliste stand. Kuhls Deutung: Unerledigte Absichten sind nicht automatisch verschwunden, wenn wir an deren Ausführung gehindert werden. Irgendwie besteht die unerledigte Absicht weiter fort und sucht sich einen Weg, um zu ihrer Ausführung zu kommen. Kuhl hatte einen eleganten Weg durch ein wissenschaftliches Minenfeld gefunden: dem Unbewussten, das von vielen psychologischen Forschern gemieden wird. Haben Zwangshandlungen und Zwangsgedanken eine tiefere Bedeutung? Stecken unerledigte Absichten und Aufgaben im Sinne von Kuhl dahinter?

Nicolas Hoffmann, ein Berliner Psychologe, entwickelte für die Zwangserkrankung das »Zwei-Bühnen-Modell«, das an die Theorie der unerledigten Absichten von Prof. Dr. Kuhl erinnert. Dem oben genannten jungen Mann bot ich die zusammenhängende Darstellung seines Zwanges und seines Familienproblems nach dem Zwei-Bühnen-Modell von Nicolas Hoffmann an.

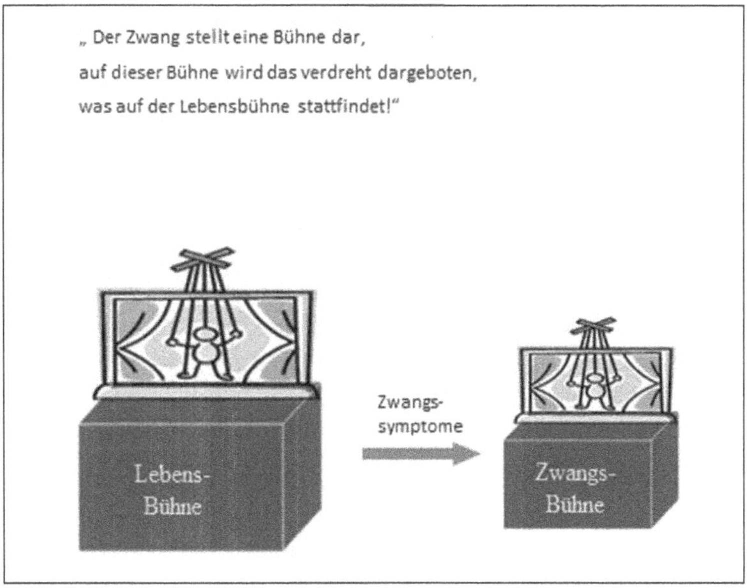

© Burkhard Ciupka-Schön

Lebens-Bühne	Zwangs-Bühne
Im wirklichen Leben hat die betroffene Person ein scheinbar unlösbares Problem: Der Vater lehnt die Homosexualität seines Sohnes ab und beschimpft ihn als »dreckigen Schwulen«. Der Sohn möchte seinem Vater gefallen, möchte seine Homosexualität ablegen, obwohl er diese nicht verleugnen kann. Der Sohn ekelt sich vor sich selbst, weil er nicht hinter seiner eigenen Homosexualität steht.	Auf der Zwangsbühne werden ein exzessives Waschen und eine extreme Vermeidung von Schmutz dargeboten. Der »schwule Dreck« wird symbolisch abgewaschen. Der scheinbare Vorteil des Zwanges liegt auf der Hand: Er bietet die Illusion einer Lösung für das unlösbare Problem, den Vater zufriedenzustellen. Durch die Fixierung auf seinen Zwang, durch die Vermeidung öffentlicher schmutziger Orte, wird die Homosexualität praktisch nicht ausgeübt. Der Konflikt kommt zur Ruhe, bleibt aber ungelöst.

Meine Empfehlung:
Einige Forscher und Therapeuten vermuten in den Inhalten von Zwangssymptomen symbolische Hinweise auf ungelöste Konflikte und unerledigte Absichten. Sie können gerne überlegen, welche Botschaft sich hinter Ihrem Zwang verbirgt.

Achten Sie aber bitte darauf, dass das Nachdenken darüber nicht zu viel Raum einnimmt, denn dann besteht die Gefahr, dass es zu einer Vermeidungsstrategie wird.

Kritische Lebensereignisse als Ursache

Die Bewältigung kritischer Lebensereignisse ist in der Regel ein zentraler Bestandteil einer Therapie, insbesondere, wenn sie nicht allzu lange zurückliegen.

Eine Zwangsstörung zeigt sich häufig zum ersten Mal im Jugendalter oder bei jungen Erwachsenen. Für diese Häufung sind verschiedene Ursachen zu nennen. Eine der wichtigsten Ursachen ist das massierte Erscheinen von Entwicklungsaufgaben, die Menschen in dieser Zeit zu meistern haben und die zur Überforderung werden können. Hier sind erste sexuelle Erfahrungen, zunehmendes Abnabeln vom Elternhaus, Abschluss in Schule und Ausbildung und der Wechsel des Wohnortes zur Aufnahme eines Studiums zu nennen. Bei jungen Männern kann der Zivildienst oder der Dienst in der Bundeswehr Auslöser für eine Zwangserkrankung sein. Bei zwangskranken Frauen benennen etwa ein Drittel der Betroffenen eine Schwangerschaft und Geburt als auslösende oder verstärkende Momente für ihre Zwänge.

Erwachsene in der Lebensmitte und diejenigen, die die Lebensmitte bereits überschritten haben, erkranken selten erstmalig an Zwängen. Trotzdem können kritische Lebensereignisse, die typisch sind für spätere Lebensabschnitte, wie eine Kündigung, Scheidung, Mobbing und Todesfälle, Auslöser für Zwänge sein. Doch bei den meisten älteren Menschen, die erstmalig einen Therapeuten wegen ihrer Zwänge aufsuchen, gab es eine zwanghafte Vorgeschichte. In diesen Fällen waren Zwänge bereits vorhanden, haben subjektiv aber nicht gestört.

Insgesamt nimmt mit zunehmendem Alter die Neigung ab, Zwänge zu entwickeln, die vorher noch nicht da waren. In der Therapie suchen wir angemessene Antworten auf die Herausforderungen durch kritische Lebensereignisse. Ziel ist es, übermäßigen Stress abzubauen, der nachweisbar und eng mit Zwängen zusammenhängt.

Systemische Ursachen

Das innere Geiseldrama der Zwangserkrankung verwickelt in der Regel mindestens einen nahen Angehörigen in ein System aus Ritual, Tabu und Rückversicherung. Im Extremfall zeigen Eltern oder Partner von Betroffenen das gleiche Zwangsverhalten, obwohl sie selbst gar keine Zwänge haben, weil sie sich den gleichen Regeln des Zwanges unterworfen haben. Unser Gesundheitssystem funktioniert zumeist nach einem medizinischen Modell, nachdem nur eine Person eine Diagnose erhält und auch nur diese eine Person behandelt wird. Die Diagnose »Angehöriger eines Zwangskranken« gibt es nicht, obwohl Angehörige meistens derartig tief im Zwang verstrickt sind, dass sie selbst professionelle Hilfe benötigen und wir die Spielregeln des familiären Gesamtsystems verändern müssen, um einen Zwang erfolgreich zu behandeln.

Ein junger Mann, der noch in seiner Ursprungsfamilie lebte, sagte mir, dass er in seiner Familie durch seine Kontrollzwänge eine ungeheure Macht und Kontrolle ausübe, was ihm vor dem Ausbruch seiner Zwänge unmöglich war.

Eine unglückliche Ehefrau scheute die Trennung von ihrem Mann, weil sie die finanziellen Risiken und das Alleinsein fürchtete. Mit ihren Waschzwängen und Reinigungsritualen machte sie ihrem Ehemann das Sexualleben zur Hölle, was es ihr ermöglichte, den Ehemann sexuell auf Abstand zu halten und ihr Leben im Ehegefängnis einigermaßen erträglich zu machen.

Diese Beispiele machen deutlich, dass es nicht allein ausreicht, Reizkonfrontationen mit der betroffenen Person durchzuführen. Es gibt Beziehungssysteme, die von außen auf den Zwang verstärkend wirken. Nur wenn es gelingt, neurotische Beziehungssysteme zu verändern, wird sich durch eine Reizkonfrontation eine dauerhafte Stabilität erzielen lassen. In meiner Praxis steht jederzeit ein extra Stuhl bereit, damit wir spontan auch Angehörige an einem Therapiegespräch beteiligen können.

Liegt eine intakte Beziehung vor, werden Angehörige zu wichtigen Behandlungspartnern. Angehörige werden bei den Vereinbarungen zur Reizkonfrontation mit einbezogen, grenzen sich auf angemessene Weise von Rückversicherungen und Tabu-Forderungen ab und unterstützen den Betroffenen wertschätzend bei der Durchführung von Reizkonfrontationen. Stehen verborgene oder offene Aggressionen zwischen dem Betroffenen und seinen Angehörigen, sind diese als Co-Therapeuten nicht zu gebrauchen.

Ein verzweifelter Vater offenbarte mir, dass er ohne Absprache mit seinem Sohn den Wasser-Haupthahn im Keller abgedreht habe, um das exzessive Duschen seines Sohnes zu unterbrechen. Selbstverständlich habe ich diesem Vater widersprochen, der behauptete, damit im Sinne der verhaltenstherapeutischen Reizkonfrontation gehandelt zu haben.

Reizkonfrontationen funktionieren nur, wenn der Betroffene diese Reizkonfrontation freiwillig und aus eigener Überzeugung auf sich nimmt. Angehörige, die kein Einfühlungsvermögen dafür besitzen, was der Betroffene in einer Reizkonfrontation leistet, und die ungebeten Konfrontationssituationen erzeugen, diskreditieren die Methode der Konfrontation, zerstören Vertrauen und bewirken genau das Gegenteil dessen, was ursprünglich beabsichtigt war.

In sehr neurotischen Beziehungssystemen können Angehörige auch als Bremse für den therapeutischen Fortschritt wirken. Wenn Angehörige Angst vor dem gewachsenen Selbstbewusstsein des Betroffenen ohne Zwang haben, stören sie den Prozess. Dann sage ich meinen Klienten: »Das System will Sie wiederhaben!«

Gut zu wissen!

1. Angehörige spielen bei der Behandlung einer Zwangserkrankung eine große Rolle, insbesondere im Zusammenhang mit Rückversicherungen.
2. Bei einer intakten Beziehung zum Betroffenen können Angehörige entscheidende Hilfe leisten.
3. Neurotische Beziehungssysteme (z.B. gegenseitige Abhängigkeit) zwischen Betroffenen und Angehörigen werden zur Therapiebremse, wenn es nicht gelingt, reifere Formen des Miteinanders zu entwickeln.

Instinkte als Ursachen

In der Ethologie, zu deren bekanntesten Vertretern Konrad Lorenz zählt, wird nach angeborenen Verhaltensmustern geforscht, die wir auch Instinkte nennen. Die Angst vor Höhe lässt sich nur unbefriedigend durch eine gelernte Angst erklären. Kaum jemand von uns hat in jungen Jahren Bäume bestiegen und durch das eigene Herabfallen die Höhenangst entwickeln können.

Bei Affen und auch bei vielen unserer menschlichen Vorfahren war es wohl durchaus üblich, in frühen Jahren Schutz auf Bäumen zu suchen. Bei diesem bei den meisten Primaten verbreiteten Verhalten macht eine angeborene Höhenangst als Anpassungsmerkmal durchaus Sinn. Höhe bietet nicht nur Schutz, sondern auch das beträchtliche Risiko des Herunterfallens, so dass eine Höhenangst vor Unaufmerksamkeit schützt.

Ähnliche Anpassungsvorteile bietet uns ein angeborener Sinn für Hygiene. Sauberes, gewaschenes Essen enthält weniger Krankheitserreger. Hygiene bei der Betreuung von Säuglingen und Kleinkindern erhöht deren Chance, das Erwachsenenalter gesund zu erreichen. Ist die Hygiene unserer Vorfahren eine instinktive Wurzel für den Waschzwang?

Zwanghafte Kontrollen richten sich vorrangig auf die eigene Wohnung, das eigene Haus oder den eigenen Arbeitsplatz. Fremde Umgebungen bieten häufig einen Urlaub vom Zwang. Wird das Rätsel, dass zwanghafte Kontrollen nur in einer vertrauten Umgebung durchgeführt werden, durch ein altes Verhaltensmuster erklärbar? Liegt hier eine Art »Revierschutz-Instinkt« vor?

Die Ähnlichkeit vieler zwanghafter Muster könnte solche Erklärungen plausibel machen.

15. Sind Zwänge heilbar?

Die sehr häufig von Betroffenen gestellte Frage, ob Zwänge heilbar sind, kann ich nicht einfach mit Ja oder Nein beantworten. Dennoch bemühe ich mich um eine klare Antwort, weil es wichtig ist, den Pessimismus vieler Betroffener und den therapeutischen Nihilismus vieler Kollegen zu durchbrechen.

Zunächst bitte ich Sie zu überprüfen, was Sie sich unter dem Begriff Heilung vorstellen. Krankheiten sind älter als die Menschheit und in der Regel hinterlässt jede Krankheit ihre Spuren. Eine hundertprozentige Beseitigung jeder Spur von Krankheit ist sowohl bei körperlichen wie seelischen Erkrankungen die Ausnahme. Eine Verbesserung um 50 Prozent wird schon als gutes Behandlungsergebnis gesehen, wenn wir alle Krankheiten statistisch als Gesamtheit betrachten.

Jede Zwangshandlung legt eine Erinnerungsspur an, die wir nicht so einfach wieder löschen können. So arbeitet unser Gehirn nicht. Zur besseren Erklärung möchte ich das Neuronale Modell für das »Zwangsgedächtnis« vorstellen:

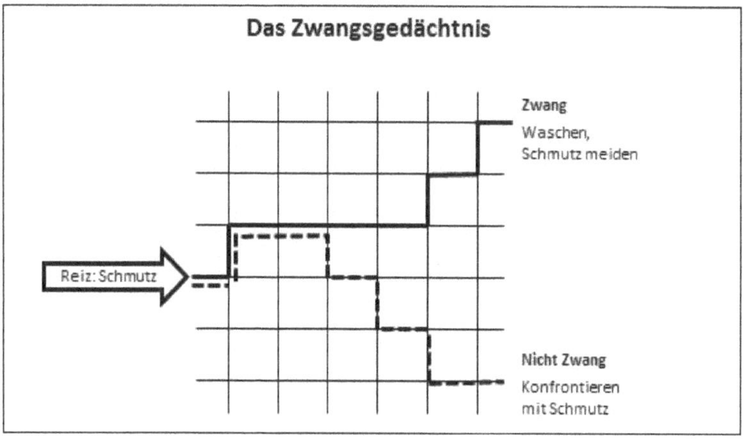

© Burkhard Ciupka-Schön

Sehen wir uns das oben gezeigte Gitter an: Heutige Neurowissenschaftler stellen sich Lernen als eine zunehmende Verknüpfung verschiedener Nervenzellen (Neuronen) vor. Jeder Kreuzungspunkt in unserem Gitter soll einem Neuron entsprechen. Links wird unser Wahrnehmungssystem durch den Reiz »Schmutz« angesprochen. Über die Aktivierung bestimmter Nervenzellen kommt es zu *einer* möglichen Reaktion bei diesem auslösenden Reiz: Ich wasche mich beziehungsweise ich vermeide den Schmutz.

Bei Zwangserkrankten werden in einem Prozess der steten Wiederholung immer wieder die gleichen Nervenzellen aktiviert. Je öfter diese Nervenbahnen benutzt werden, umso stabiler wird die Verbindung zwischen dem auslösenden Reiz und dem gezeigten Verhalten. So wird eine stabile Spur gelegt, das zwanghafte Waschen und Meiden von Schmutz wird gelernt, es »brennt« sich sozusagen ins Gedächtnis ein. Die Idee, dass Schmutz gefährlich ist, und die Angst, die mich an die Bedrohlichkeit von Schmutz erinnert, kommen hinzu, was aus Gründen der Übersichtlichkeit hier nicht dargestellt ist. Diese Art des Lernprozesses ist durch die durchgezogene Linie, bei der ganz bestimmte Neuronen miteinander verknüpft sind, repräsentiert. Es ist ein eigenes Gedächtnis für den Zwang entstanden.

Die unterbrochene Linie stellt die Verknüpfungen von Neuronen nach einer Verhaltenstherapie dar, was einer Konfrontation mit Schmutz und einer Akzeptanz von Beschmutzung entspricht. Doch mit dem Anlegen der neuen nichtzwanghaften Verknüpfung bleibt das alte Zwangsgedächtnis weiter bestehen und wird nicht automatisch abgebaut. Das Zwangsgedächtnis bleibt intakt, wird von der betroffenen Person aber nicht mehr genutzt und aktiviert. Dennoch bleibt das Risiko bestehen, dass Betroffene auf die alten, zwanghaften Bahnungen zurückgreifen und die altbekannten, stark verinnerlichten Verhaltensmuster wieder ausüben. Dies ist immer dann der Fall, wenn Betroffene großen Stress erleben oder wenn in der Therapie keine Lösung für ein Problem entwickelt wurde. Eine Lösung können sinnvolle Tätigkeiten sein, wie eine gute Arbeit, ein Hobby oder ein Ehrenamt, die die Zeit füllen, die vorher dem Zwang zur Verfügung gestellt wurde.

16. Coming out durch Medienarbeit

Zwischen 2002 und 2009 ging der zwangskranke Detektiv Adrian Monk in insgesamt 125 Folgen auf Tätersuche. Die Krimiserie wird heute noch wiederholt. Monk ist ein ebenso genialer wie neurotischer Ermittler, der durch seine Auftritte einem breiten Publikum das Thema Zwänge näher gebracht hat. Das Ganze hat einen entscheidenden Schönheitsfehler: So deutlich wie Monk präsentiert kaum ein Betroffener seine Zwänge in der Öffentlichkeit. Zwangskranke behaupten über sich, die besten Schauspieler zu sein, wenn es um das Verbergen der als sehr peinlich empfundenen Zwänge geht.

Die amerikanische Komödie »Besser geht's nicht« (1997) mit Jack Nicholson in der ideal besetzten Hauptrolle ist eines der wenigen Beispiele, sich dem Thema Zwangserkrankungen mit Humor zu nähern, das auch von vielen Betroffenen akzeptiert wird: Der erfolgreiche New Yorker Schriftsteller Melvin leidet an einer Zwangserkrankung. Im Restaurant benutzt er ausschließlich sein eigenes Plastikbesteck, sein Badezimmerschränkchen ist bis oben mit Stücken von Handseife gefüllt, weil er nach jedem Händewaschen ein benutztes Stück Seife in den Mülleimer wirft. Das Treten auf Pflasterfugen ist tabu. Gegenüber Mitmenschen verhält sich Melvin als echtes Ekel, macht herablassende, schwulenfeindliche und rassistische Sprüche. Doch die Liebe zur selbstbewussten Kellnerin Carol, die ihn in seinem Stammrestaurant bedient, bewirkt bei Melvin eine positive Entwicklung. Melvin unterstützt die alleinerziehende Carol, finanziert eine Behandlung von Carols asthmakrankem Sohn. Schließlich entwickelt Melvin sogar eine Freundschaft zu einem schwulen und einem farbigen Nachbarn, die er vorher abgelehnt hatte. Die erfolgreiche Behandlung seiner Zwänge wird im Film äußerst verkürzt durch die Einnahme von Medikamenten dargestellt. Die Selbsthilfegruppe Zwangserkrankter aus Osnabrück berichtete mir über den Besuch im Kino kurz nach dem Start des Films: »Die Mitglieder unserer Gruppe hatten die gesamte vordere Reihe belegt. In vielen der gezeigten Szenen konnten wir uns wiedererkennen, über viele Szenen konnten wir lachen, manchmal sogar so laut, so dass wir im Publikum wahrscheinlich besonders aufgefallen sind!«

In *Aviator* (USA 2004) stellte Leonardo Di Caprio in der Hauptrolle den zwangskranken amerikanischen Milliardär Howard Hughes dar. *Aviator* basierte auf verschiedenen Biografien von Howard Hughes und gewann 5 Oskars. Der Film schildert Hughes' bewegtes Leben, in dem er Kontakte zu den schönsten Frauen Hollywoods pflegte. Die Millionen, die Hughes von seinen Eltern erbte, mehrte er stetig durch aufwendige, erfolgreiche Filmproduktionen, durch die Entwicklung wegweisender Flugzeuge und den Aufbau der Fluglinie TWA, die unter seiner Führung in das Geschäft der Transatlantikflüge einstieg. Der Zuschauer wird allmählich an die Zwangserkrankung von Hughes herangeführt. Schon in der ersten Szene wird ein zwanghaftes Waschverhalten gezeigt, bei dem Hughes als Kind in einer Badewanne sitzt. Als Erwachsener wird Hughes von Ängsten um seine Gesundheit gequält. Einen Teller mit Erbsen kann Hughes nicht essen, weil die Erbsen nicht in der erforderlichen Anzahl und Ordnung auf dem Teller liegen. Und so wird die gesamte Lebensgeschichte mit einer äußerst realistischen Schilderung von Hughes' Zwängen verwoben. Der Film eignet sich sogar als Demonstrationsfilm für Psychotherapeuten in der Ausbildung, weil hier eine große Vielzahl von Zwangsritualen gezeigt wird. Dennoch können Laien die Funktionen der gezeigten Zwänge in dem Film kaum verstehen, weil der Zuschauer nichts über den Zusammenhang zwischen den gezeigten Zwangshandlungen und den dahinterstehenden Zwangsgedanken und emotionalen Anspannungen erfährt, die ausgespart bleiben. DiCaprio gibt sich in seinem Mienenspiel erkennbare Mühe, die negative Anspannung seiner Zwänge auszudrücken, die Howard Hughes in diesen Momenten bewegt haben wird. Das Zusammenspiel von Zwangsgedanken, Anspannung und Zwangshandlung bleibt dem Zuschauer aber verborgen.

Dadurch entsteht beim Publikum der Eindruck, dass Zwänge nur aus den sichtbaren Zwangshandlungen bestehen. Dies ist unzureichend, weil jede Zwangshandlung mit einem Zwangsgedanken und einer negativen Anspannung wie Schuld, Ekel, Scham und Angst verbunden ist. Ein Gedanke wird zum Zwangsgedanken und eine Handlung wird zur Zwangshandlung durch die zugehörige Spannung. Spannung ist der wesentliche Kern des Zwanges, den bewegte Bilder nicht vermitteln. Erzählungen und Berichte sind hier besser geeignet.

Obwohl Zwangserkrankungen heute zu den vierthäufigsten seelischen Störungen gezählt werden, spielen sie im Alltag einer ambulanten psychotherapeutischen Praxis oder in einer psychiatrischen Fachklinik eher eine untergeordnete Rolle. Im Gegensatz dazu gibt es eine Reihe von Psychosomatischen Kliniken, die auf Zwänge spezialisiert sind. Hier müssen Betroffene meist mit einer Wartezeit rechnen.

Nur jeder zehnte Zwangskranke sucht therapeutische Hilfe. Während einem depressiven Menschen seine seelische Qual meistens äußerlich anzusehen ist, haben selbst schwerst zwangskranke Menschen in der Regel ein angepasstes und völlig unauffälliges Erscheinungsbild. Selbst alte Hasen unter den Therapeutenkollegen reagieren völlig überrascht, wenn sie erfahren, dass ihre Patienten schon länger an einer Zwangsstörung leiden, die jedoch in der Therapie noch nicht benannt wurde. Wie bereits beschrieben, beginnen Zwänge meistens in früher Jugend und selten im reifen Erwachsenenalter. Daher ist es sehr wahrscheinlich, dass der Zwang schon lange bestanden hatte, wenn Patienten Mitte dreißig ihren ersten Therapeuten aufsuchen.

Um die vielen unerkannten Zwänge während einer Therapie aufzudecken, gibt es eine einfache Möglichkeit: Therapeuten müssten bei ihrer routinemäßigen Befunderhebung folgende drei Screening-Fragen mit dem Blick auf Zwangsstörungen stellen:

- »Kontrollieren Sie Dinge deutlich länger, als dies andere Menschen tun?«
- »Waschen Sie sich häufiger oder putzen Sie Ihre Wohnung deutlich gründlicher und länger, als dies andere Menschen tun?«
- »Haben Sie übertriebene, sich aufdrängende Gedanken, die sich um Katastrophen drehen?«

Bei gezielten Fragen geben Betroffene in der Regel eine ehrliche Antwort, auch wenn sie von selbst ihren Zwang nicht ansprechen würden. Und so kann man mit diesen einfachen Fragen etwa 80 Prozent der Betroffenen erkennen.

> **Meine Empfehlung:**
> Medien greifen das Thema Zwänge heute immer häufiger auf. Nutzen Sie die zunehmende Bekanntheit der Zwangserkrankung und gehen Sie offener damit um. Raus aus dem Schattendasein!

Parallel dazu ist es wichtig, die breite Öffentlichkeit über die Erkrankung zu informieren und darüber die Betroffenen aus ihrem »Schattendasein« zu befreien. Dazu leistet die Aufklärung in den Medien einen enormen, wenn auch nicht immer unumstrittenen Beitrag. Die Deutsche Gesellschaft Zwangserkrankung e.V. (DGZ) hat es sich auf ihre Fahne geschrieben, das in den meisten Fällen verborgene Leiden Zwangserkrankter über ein Fachpublikum hinaus in einer breiten Öffentlichkeit bekannter zu machen. Mitglieder der DGZ traten teils als Experten, teils als Betroffene und Angehörige in Talkshows und in Gesundheitssendungen auf und erreichten damit ein Millionenpublikum. In der Folge erreichten Wäschekörbe voller Post die Geschäftsstelle der DGZ mit Fragen nach Informationsmaterial und Adressen spezialisierter Therapieangebote und Selbsthilfegruppen. In den ersten fünf Jahren wurden etwa 30.000 Telefonanrufe von drei festen Mitarbeitern beantwortet.

Einige Monate nach Gründung der DGZ wurde eine Studie bei betroffenen DGZ-Mitgliedern durchgeführt: Dabei zeigte sich, dass bei den Befragten etwa durchschnittlich 11 Jahre zwischen der Bewusstwerdung ihrer Zwangserkrankung und ihrem ersten Therapeutenkontakt lagen.

Aktuellen Studien zufolge gehen wir heute davon aus, dass zwischen dem »Outen« oder der Selbsterkenntnis und der ersten Therapie etwa vier Jahr vergehen. Diese Verkürzung der Wartezeit wäre ohne Öffentlichkeitsarbeit nicht möglich gewesen, daher muss die Arbeit mit Presse, Funk und Fernsehen unbedingt fortgesetzt werden. Zwischen 1995 und 2000 waren es gerade die verpönten Talkshows (Vera am Mittag, Schreinemakers live, Talkshow Fliege, Arabella), die Betroffene und deren Angehörige einluden. Heute ist der Boom der Talkshows deutlich zurückgegangen und wir sind im Zeitalter der Dokusoaps angekommen (Die Super Nanny, The biggest Looser, Raus aus dem Messie Chaos). In England, Belgien und den Niederlanden sind vergleichbare Dokusoaps mit Zwangserkrankten bereits mit großem Erfolg gelaufen. In den Niederlanden befindet sich eine Produktion bereits in der 3. Staffel (Levenslang met Dwang?). Dabei werden acht Zwangskranke auf einer Reise durch Thailand von vier Therapeutinnen begleitet und bauen auf diesem Roadtrip per Reizkonfrontation viele ihrer Zwänge ab.

Teil III

Erfahrungsberichte

1. Edgar Mannhaupt: Zwänge sind falsche Freunde

Ich kam 1960 als Sohn eines Schreiners und einer Hausfrau zur Welt. So lange ich mich zurückerinnere, habe ich den Zwang als Begleiter zur Seite gehabt. Namentlich vorgestellt wurde mir dieser Schatten aber erst im Alter von zweiunddreißig. Die in diesen Jahren unfreiwillig gemachten Erfahrungen und gewonnenen Einsichten versuche ich im Folgenden aus meiner Sicht als Betroffener ohne jeglichen wissenschaftlichen Anspruch auf Richtigkeit lebensnah zu schildern.

Meiner Meinung nach bedingen eine solche Krankheit mehrere Umstände und Faktoren – zumindest war es bei mir so. Eine gewisse Zwanghaftigkeit kennt, so denke ich, jeder. Beispiele gefällig? Ihr Handy signalisiert, dass eine Nachricht eingegangen ist. Wie lange können Sie dem Drang, die Nachricht zu lesen, widerstehen, obwohl die Situation gerade ungünstig ist, weil Sie gerade mit dem Auto fahren, mit Freunden gemütlich beisammensitzen oder sich im Kino befinden?

Wie lange halten Sie einen unbedeutenden Kratzer an Ihrem neu erstandenen Wagen aus? Der nächste Kratzer kommt bestimmt! Gescheiter wäre es doch, bei einem späteren Verkauf die gesammelten Werke beseitigen zu lassen. »Ich muss da aber immer hingucken!«, hört man meist.

Haben Sie schon Ihr Testament gemacht? »Jetzt doch noch nicht, ich bin doch noch zu jung dafür!« Versteckt sich dahinter nicht auch die Befürchtung, man würde beim Niederlegen seines Letzten Willens dem Sensenmann eher begegnen?

Da gibt es Hobbyheimwerker, die ihr elektrisches Werkzeug nur von einem bestimmten Hersteller in ihrer Werkstatt dulden und deren handwerkliches Geschick bei einem anderen Geräteheresteller ins Stocken gerät.

»Fahr vorsichtig!« Wer hat diesen Spruch noch nicht gehört und belächelt oder ist davon genervt? Trotzdem besteht das Bedürfnis, ihn einem lieben Menschen mit auf den Weg zu geben. Unterdrückt man diesen Spruch einmal bewusst, bleibt sicherlich ein ungutes Gefühl zurück und es schleicht sich vielleicht die Angst ein, dass man da etwas heraufbeschworen hat.

Dann die ganzen Varianten von Aberglauben. Nur zur Erinnerung: der zerbrochene Spiegel, die über den Weg laufende schwarze Katze und das Händegeben über Kreuz ...

Diese bekannten Verhaltensmuster stellen natürlich alleine noch keine Zwangserkrankung dar. Nochmals: Es bedarf noch einiger anderer Zutaten. Es ist wie in der Chemie, einzelne Stoffe sind allein für sich betrachtet oft völlig harmlos oder sogar nützlich. Aber die Kombination und die Veränderung der Dosierung können darüber entscheiden, ob wir einen ertragsfördernden Dünger oder aber zerstörerischen Sprengstoff entwickelt haben. Die Kompliziertheit und Komplexität der menschlichen Psyche dürfte mit der der Chemie zumindest vergleichbar sein. In der Chaostheorie wird oft der Vergleich gebracht, dass schon der Flügelschlag eines Schmetterlings ausschlaggebend dafür sein kann, ob aus einem kleinen Windhauch ein laues Lüftchen oder ein Tornado wird. Kleine Dinge, die kaum ins Auge fallen, vermögen das Ruder in eine völlig andere Richtung herumzureißen.

Nun zu den weiteren Elementarteilchen, die den Zwang begünstigen.

Vorerkrankungen

Ein gewissenhafter Arzt fragt bei einer Neuvorstellung eines Patienten nach eventuellen Vorerkrankungen in der Familie. In meinem Fall kann ich das einwandfrei bejahen. Hierbei vermag ich aber nicht aufzuschlüsseln, ob diese Vorerkrankungen genetisch oder durch Kopieren von bestimmten Mustern prägend für mich waren. Sofort fällt mir hier mein Vater ein. Beim Verlassen der Wohnung musste er immer der Letzte sein. Damit stellte er sicher, dass alle Elektrogeräte ausgeschaltet und die Fenster und vor allem die Haustür ordnungsgemäß verschlossen waren. Rituell wurde dabei »Zu! Zu! Zu!« oder »Aus! Aus! Aus!« geflüstert. Seine Anspannung konnte man regelmäßig an seiner schweißbedeckten Stirn ablesen. Besonders das Ritual um den Elektroherd war mit einer kirchlichen Zeremonie vergleichbar und hat sich mir ins Gedächtnis eingebrannt. Jeder einzelne Schalter wurde mit dem Zeigefinger der rechten Hand berührt. Alles musste dreimal wiederholt werden. Es fehlte nur noch der Weihrauch, dann wäre das Schauspiel perfekt gewesen. Diese Momente zeigten mir als Kind deutlich, dass man nicht so ohne Weiteres die Wohnung verlassen kann. Die Prüfung, ob alles in Ordnung ist, bedurfte einer penibel einzuhaltenden Vorgehensweise. Unterlässt man auch nur eine dieser Prüfungshandlungen, hat »es« keine Wirkung. Der »Zauber« kann nur wirken, wenn die Formel, das Ritual, peinlichst befolgt wird.

Wurde unser Auto abgestellt, folgten ähnliche Handlungen. Mehrmals wurde die Handbremse betätigt, mehrmals wurde um den Wagen herumgegangen und mehrmals wurden die Fenster abgetastet, ob sie auch zu sind. Gott sei Dank konnten wir uns nur einen Zweitürer leisten. Doppelte Türenanzahl hätte doppelte – wenn nicht sogar vierfache Kontrolle bedeutet. Wir wären nie von der Karre weggekommen. Diese Kontrolle um den geparkten Wagen fand verständlicherweise meist im öffentlichen Raum statt. Ein Gefühl von Peinlichkeit verspüre ich daher heute noch. Eine Zentralverriegelung gab es damals, zumindest in unserer Preisklasse, noch nicht, hätte aber sicherlich auch keine Erleichterung geschaffen. Die kann ja mal einen Aussetzer haben.

Ob Stalin auch ein Zwängler war, weiß ich nicht. Aber der auf ihn zurückzuführende Ausspruch »Vertrauen ist gut. Kontrolle ist besser!« traf auf meinen Vater zu hundert Prozent zu. Und in dem Maße, wie er einer Zentralverriegelung misstraut hätte, misstraute er auch mir. Es ist mir nicht erinnerlich, dass er mir jemals den Autoschlüssel überließ, damit ich einen Gegenstand herausholen sollte. Das war einerseits für mich mit Bequemlichkeit verbunden, da ich nicht den Laufburschen spielen musste. Doch viel gravierender war die Erkenntnis, dass Vater mir nicht zutraute, sein Auto wieder ordnungsgemäß abzuschließen. Das fehlende Vertrauen spiegelte sich in allen erdenklichen Lebenslagen wider und hatte den zusätzlichen Effekt, dass ich nicht die nötige Sicherheit erlangte, eine Sache eigenständig und eigenverantwortlich zu regeln. Erst sehr viel später ist mir bewusst geworden, dass er mir nie Verantwortung übertragen und sich auch nicht auf mich verlassen hat.

Auch mütterlicherseits bekam ich eine gehörige Portion in Sachen Zwang aufgehalst. Beim Verlassen des Hauses wurde jeder von uns mit Weihwasser bekreuzigt; der Weihwasserkessel hing neben der Haustür. Weitere Kesselchen hingen in den Schlafräumen, damit man sich auch vor dem Schlafengehen noch den passenden Segen geben konnte. Fast überflüssig ist es wohl zu erwähnen, dass sonntags immer in die Kirche gegangen werden musste. Konnte ich einmal nicht, beschlich mich ein ungutes Gefühl. Die Quittung für diese Bequemlichkeit würde ich schon bekommen. Auf die inhaltliche Qualität des Gottesdienstes legten die Eltern allerdings keinen so großen Wert. Bevorzugt wurden Gottesdienste, die sich durch besondere Kürze hervortaten. Dementsprechend wurden im Umkreis unseres Domizils mehrere Kirchen getestet.

Auch Mutter befolgte in abgeschwächter Form das Herd-aus- und Tür-zu-Ritual meines Vaters. »Da wird doch wohl nichts passieren?!« war ein häufiger Ausspruch. Heute weiß ich, dass dies eine Rückversicherung war.

Auch meine Eltern hatten ihre Vorgeschichte. Mit vier Jahren verlor mein Vater seinen Vater. Dieser hatte sich aus Verzweiflung 1917 das Leben genommen, als er seine Einberufung zur Teilnahme am Ersten Weltkrieg bekommen hatte. Er hatte so große Furcht vor dem Sterben an der Front, dass er sich mit Tabletten einen komfortableren Tod verschaffte. Die Möglichkeit, dass er den Krieg eventuell doch überleben könnte, zog er wohl nicht in Erwägung. Allein die Vorstellung, im Krieg zu sterben, und die Angst vor der Katastrophe trieben ihn in den Tod, nicht die Katastrophe selbst! Die Nähe zum Zwang drängt sich hier auf.

Dann der Zweite Weltkrieg, in dessen Folge meine Eltern ihre Heimat Schlesien verlassen mussten. Die Erlebnisse als Soldat und die anschließende russische Kriegsgefangenschaft haben sicherlich tiefe Narben bei meinem Vater hinterlassen. Doch das war noch nicht Unglück genug. Mein in den letzten Kriegstagen geborener Bruder Reinhard erkrankte noch in Schlesien an einer Hirnhautentzündung. Der Flüchtlingstransport über mehrere Wochen und verschiedene Stationen war dem Heilungsprozess nicht dienlich. Mein gesund geborener Bruder ist seither geistig behindert und Epileptiker. Damit war für meine Eltern eine Katastrophe eingetreten, die die ganze Familie und das Lebensgefühl geprägt hat.

Versuche meiner Eltern, für meinen Bruder eine Kriegsopferrente zu bekommen, scheiterten Anfang der Fünfzigerjahre kläglich. Mein Vater war verbittert. Wenig später stellte sich heraus, dass der begutachtende Arzt, der seitens der Rentenbehörde bei der Prüfung des Rentenanspruchs eingesetzt wurde, in Kriegszeiten seine Lorbeeren auf der Krankenstation eines KZs verdient hatte. Welche Geisteshaltung einem geistig Behinderten gegenüber bestand, ist unschwer zu erraten. Vater sah in jedem einen Feind und unsere Familie als eine Burg im Belagerungszustand. So schmorten wir im eigenen Saft mit den Gewürzen Misstrauen, Selbstgerechtigkeit, Verdrossenheit und Missmut. Dazu kam der unausgesprochene Vorwurf gegenüber meiner Mutter, nicht genügend auf den Jungen aufgepasst zu haben.

1959 entschieden sich meine Eltern, noch ein Kind zu bekommen. Das war dann ich! »Wer soll sich denn später mal um Reinhard kümmern?«, sagte mir einmal meine Mutter. Hätte man mich als Knochenmarkspender für einen an Leukämie erkrankten Bruder gezeugt, wäre das für mich eine einmalige und überschaubare Verpflichtung gewesen; so aber ist es – bis heute – eine permanente Lebensaufgabe, verbunden mit einem schlechten Gewissen, wenn ich meinen Bruder mal nicht zu einem Wochenendaufenthalt zu mir hole. Ich will doch nicht der unsympathische Kain aus der Bibel sein, der nicht der Hüter seines Bruders sein wollte.

Als Lebensleitlinien haben mir meine Eltern so einiges in mein Handgepäck gesteckt. Hier nur die prägnantesten:

- Man kann alles verlieren, außer dem, was man im Kopf hat. Also sieh zu, dass du schlau wirst und Kopfarbeit leistest. (Nebenbei sei bemerkt, dass sich der Zwang nur im Kopf abspielt! Da habe ich wohl mein Plansoll erfüllt.)

- Es darf niemand durch mein Verschulden zu Schaden kommen. »Da zahlst du ein Leben lang!«
- Traue keinem, alle wollen dich nur übers Ohr hauen.
- Der Staat hat uns alles genommen und lässt uns kleine Leute im Regen stehen.
- Übernimm bloß keine Verantwortung! Die suchen nur einen Dummen, der den Kopf hinhalten soll.
- Im Leben bekommt man nichts geschenkt.
- Man soll den Tag nicht vor dem Abend loben. Freu dich bloß nicht zu früh. Das dicke Ende kommt noch.

All das war dazu geeignet, sich ständig unsicher bis unruhig zu fühlen. Meine Grundstimmung war permanent negativ gefärbt. Wenn ich mal Lebensfreude empfunden habe, war mir sofort bewusst, dass das nicht gut sein konnte. Man will ja nicht den Neid der Götter hervorrufen.

»Ein Kind müssen wir ja wenigstens gesund durchkriegen!«, so der elterliche Originalton. Die Folge war eine nahezu perfekte Überbehütung. Ironie hierbei ist jedoch, dass ich gerade hierdurch krank gemacht wurde. Sie beschrieben drohende Katastrophen und erzeugten so in mir große Ängste. Hervorragend wurde ich darin geschult, Risiken zu erkennen und sie erst gar nicht einzugehen. Und sollte man mal ein solches zu bestehen haben, so kann man nur verlieren! »Schau nur auf uns, wie es uns und deinem kranken Bruder ergangen ist!« Risikofreudigkeit gehört daher nicht zu meinen hervorzuhebenden Eigenschaften. Dass man dabei auch gewinnen kann, kam mir nicht in den Sinn. Mir wurde vorgelebt, dass einem keiner hilft, wenn man hinfällt. Dass man wieder aufstehen kann und muss, war mir nicht bewusst. Den selbstbestimmten Umgang mit Lebenswidrigkeiten habe ich nicht erlernt. Heute weiß ich, dass neben der Fehlervermeidung die Fehlerbewältigung mindestens genauso wichtig ist. Aus Fehlern lernen, bedeutet mitunter auch, dass sie erst einmal begangen werden müssen. Mit dem Risikomanagement meiner Eltern wäre niemals eine Mondlandung möglich gewesen, es wäre nie eine bemannte Rakete abgeschossen worden, aber wer wäre nicht gerne der Erste auf dem Mond gewesen?

Meist gibt es auch ein Leben nach der Katastrophe! Risiko lohnt sich! Das ist heute mehr und mehr mein Motto.

Aber entscheidend ist, was mir in meinen wichtigen Entwicklungsphasen mitgegeben wurde. Die Schilderungen meiner Eltern über Krieg und Flucht waren so eindringlich, dass ich mich ebenfalls als Opfer des Zweiten Weltkriegs ansah. Was meine Eltern nicht verarbeitet haben, legten sie mir in die Wiege.

Und nun zur nächsten wichtigen Sprosse der Karriereleiter zum perfekten Zwängler.

Lebenskatastrophen

Hierbei kommt es allein auf die subjektive Bewertung und Bedeutung des Betroffenen an. Objektiv gesehen hat der Umzug unserer Familie von der lärmenden Großstadt Düsseldorf auf das Land in eine eigene Immobilie eine Verbesserung (eigenes Häuschen, bessere Luft, weniger Verkehr, Ruhe und Natur) dargestellt. Für mich als Achtjähriger war es die reine Katastrophe. Ich vermisste die Lebendigkeit meiner Stadt und vor allem meine Spiel- und Schulkameraden. Auf dem Dorf kam mir alles rückständig und altmodisch vor. Die Dorfgemeinschaft verhielt sich den Zugezogenen gegenüber erst einmal sehr reserviert. Durch meinen behinderten Bruder waren wir hier zudem viel auffälliger als in der Stadt. Soziale Kontakte gelangen mir nur in verschwindend geringem Maße.

Besonders der Schulwechsel machte mir zu schaffen. Ich fühlte mich in der Klasse nicht wohl und die neue Klassenlehrerin war auch nicht mein Fall. Meine Leistungen rutschten ins untere Mittelfeld ab. So ein Schulwechsel ist nicht zu unterschätzen. Auf den umzugsbedingten Wechsel folgte anderthalb Jahre später, nach Beendigung der Grundschule, der Wechsel auf die Realschule in der nahegelegenen Kreisstadt. Leistungsmäßig fiel ich nun in den Keller. Insbesondere mit meiner Deutschlehrerin kam ich gar nicht klar. Ich fühlte mich gemobbt, da sie meine Unfähigkeit der Klasse regelrecht vorführte. Meine Eltern konnten mir in dieser Zeit nicht beistehen, da sie nicht in der Lage waren, meine Wissensdefizite auszugleichen. Viel schlimmer war aber für mich, dass sie dem unprofessionellen Verhalten der Lehrerin keinen Einhalt gebieten konnten. Meine Eltern und ich fühlten uns mal wieder in unserer Opferrolle bestätigt. »Die wollen einfach nicht, dass aus einem Arbeiterkind etwas Gescheites wird!« In mir entstand ein Gefühl von Ohnmacht und Wut. Nach nur einem Jahr war der Drops gelutscht. Ich musste zur Hauptschule wechseln. Für meine Mutter war das ein dramatischer Abstieg. Eine Nachbarin schaffte es regelmäßig, meine Mutter mit Sätzen wie »Unser Christoph macht uns so viel Freude auf dem Gymnasium!« zu demütigen; mit Erfolg! Den so erzeugten Unmut meiner Mutter spüre ich heute noch im Nacken. Meine Noten waren zwar auf der Hauptschule erheblich besser geworden, aber ich war eben nur ein Hauptschüler. Das wurde mir nicht zuletzt von meinem Cousin Norbert oft und gerne bei Verwandtenbesuchen an der gemeinsamen Kaffeetafel genüsslich unter die Nase gerieben. »Eigentlich habe ich es gar nicht nötig, dass ich mich mit dir, einem Hauptschüler, abgebe.« Ich wusste nicht, wie mir geschah. Das war eine unglaubliche Brüskierung, ein Gefühl von Scham, Wut und Enttäuschung. Enttäuschung auch deshalb, weil meine Eltern in keiner Weise reagierten. Aber auch ich verharrte innerlich in einer Schockstarre und vermochte dem nichts entgegenzusetzen. Äußerlich tat ich so, als wäre nichts geschehen. Eigentlich fehlte nur noch die Aussage, dass meine Eltern nicht in der Lage seien, vorzeigbare, gesunde leistungsfähige Kinder hervorzubringen. Da der Behinderte und dort der Hauptschüler und sonst nichts Vorzeigbares.

Familienkonflikte

Vater war nicht in der Lage, die Behinderung meines fünfzehn Jahre älteren Bruders zu akzeptieren beziehungsweise zu verarbeiten. Ursache seines Unglücks war demnach mein Bruder. Unentwegt wurde Reinhard mit diesem Vorwurf konfrontiert. Dieser reagierte sich dann gelegentlich mit autoaggressiven Attacken ab. So schlug er sich mit einem schweren Aschenbecher den Kopf blutig oder malträtierte mit einem Kartoffelschälmesser seinen Oberkörper. Mit drei Jahren musste ich erstmals derartige Konflikte miterleben und es sollten noch einige folgen. Nie kam es aber so weit, dass Polizei oder ein Arzt gerufen werden musste. So konnte man den Ball schön flach halten. Mich befiel immer wieder das Gefühl der Schockstarre, der Machtlosigkeit und des hilflos Ausgeliefertseins.

Die Katastrophe

Dann kam doch eines Tages die Katastrophe, die mich bis heute geprägt hat. Trotz aller Vorsichtsmaßnahmen, Gebeten, Ritualen und sonstigen Beschwörungen, die der Unglücksvermeidung dienten, war es uns nicht vergönnt, dem Schicksal zu entkommen. Ein Jahr nach dem Umzug aufs Land – ich war gerade neun Jahre alt – hatte mein Vater auf seinem Heimweg von der Arbeit einen schweren Verkehrsunfall. Ein halbes Jahr lag er im Krankenhaus. Ich hatte große Angst, meinen Vater zu verlieren. Es war der Tag, an dem die Sommerferien begonnen hatten. Ich war voller Vorfreude auf diese Ferien. Wir wollten gerade damit beginnen, das in die Jahre gekommene Haus auf Vordermann zu bringen. Genau das Richtige für mich, denn ich handwerkte gerne mit meinem Vater. Und dann diese Nachricht am späten Abend. Es war eine schreckliche Zeit, unser Schicksal bestand wohl darin, das Unglück anzuziehen. Erst der Krieg, dann die Vertreibung, ein behindertes Kind, die Nichtanerkennung einer Kriegsbeschädigten-Rente und nun das. Neben die Angst um den Vater gesellte sich aber auch Scham. Soviel Pech können doch nur Außenseiter – wenn nicht sogar Ausgestoßene – haben. Mutter verstand es hervorragend, das Mitleid anderer zu erwecken. Tatsächlich wurde uns sehr viel Hilfsbereitschaft entgegengebracht, aber mich erfüllte dies mit Verlegenheit. Wer ist schon gerne Almosenempfänger?

Mutter musste sich neben ihrem normalen Alltagsgeschäft nunmehr auch um die rechtlichen und finanziellen Dinge kümmern, die im Zusammenhang mit dem Unfall standen. Darin war sie zuerst reichlich unerfahren, da Vater ihr bisher jeglichen Papierkram mangels Vertrauen vorenthalten hatte. Mir war sofort klar, dass nunmehr meine Kindheit vorerst beendet war. Vermehrt musste ich mich um meinen Bruder kümmern, insoweit hielt ich ihr den Rücken frei. Was ich in dieser Zeit mit meiner Mutter gebetet habe und ihr an Rückversicherung gegeben habe, dass alles wieder gut wird, hätte genügt, die gesamte Menschheit zu retten. Meine Sorgen konnte ich mit niemandem teilen. Irgendwie musste ich das mit mir selbst ausmachen.

Neben der Angst, den Vater zu verlieren, gesellte sich die Sorge um meine Mutter. Der Weg zum Krankenhaus führte durch Wälder und Felder. Sie legte ihn mit dem Rad zurück. Mehr und mehr hatte ich das Bedürfnis, sie zu begleiten. Das Gefühl, sie allein den weiten und einsamen Weg ins Krankenhaus bestreiten zu lassen, beunruhigte mich. Da könnte ihr ja was passieren. Jeden Tag fuhr ich daher mit. Andererseits wollte ich die Schule nicht vernachlässigen. Mein Ordnungsprinzip hatte die heute nicht nachvollziehbare Regel aufgestellt, dass die Hausaufgaben sofort nach der Schule zu erledigen sind. Dem gegenüber stand aber der festgelegte Zeitplan für den Krankenbesuch. Die Hausaufgaben wurden daher meist recht schnell runtergerasselt. Es kam aber vor, dass mein Zeitmanagement aus den Fugen geriet. Somit fand ich mich zwischen zwei Zwängen stehend wieder. Zum einen wollte ich die Aufgaben vorher erledigt haben und zum anderen meine Mutter nicht allein fahren lassen. Ein Gefühl von Panik und Wut beschleicht mich noch heute, wenn ich an diese Konfliktsituation zurückdenke. Ich hätte alles zertrümmern können.

Dann die spannungsgeladenen Krankenhausbesuche. Vaters Gesundheitszustand war schwankend. So versuchte ich Gesetzmäßigkeiten zu entwickeln. War beispielsweise der Lift beim Betreten des Krankenhauses schon im Erdgeschoss, würde es ein guter Tag werden. Bei längerer Wartezeit musste man eventuell mit Komplikationen rechnen. Auch Mutter trainierte mich mit der ständigen Suggestion: »Heute wird es dem Papa aber gut gehen!«

Und noch etwas ist mir aus dieser Zeit lebhaft in Erinnerung geblieben. Im Garten hatten wir Möhren angebaut. Die erntete ich täglich und presste sie auf Mutters Geheiß für meinen Vater zu Saft. »Den Saft braucht der Papa dringend, sonst kommt er nicht mehr zu Kräften. Aber pass auf, dass du sauber arbeitest! Es dürfen keine Würmer in den Möhren sein. So etwas kann den Papa noch kränker machen …« Für mich war dies neben dem Konflikt zwischen Hausaufgaben und Krankenhausbesuch die zweite Zwickmühle. Machte ich den Saft, so bestand die Gefahr, dass ich mangels Aufmerksamkeit meinem Vater durch übersehene Würmer Schaden zufügen könnte. Presste ich den Saft nicht, drohte Vater ein folgenschwerer Vitaminmangel. Beide Varianten hatten in meinen Augen den sicheren Tod zur Folge! Zwang stehe mir bei!

Soziale Einbindung

Das Außenseitertum zieht sich wie ein roter Faden durch mein Leben – indoktriniert durch die Eltern: »Wir sind Flüchtlinge, wir sind anders als die Hiesigen. Mit dem kranken Reinhard sind wir geschlagen und fallen nur auf. Man ist uns nicht gut gesonnen.« Es lebe das Misstrauen! Ich selber vermied es, Kameraden – richtige Freunde hatte ich nicht – mit nach Hause zu nehmen. Ich wollte nicht wegen meines Bruders oder wegen meines alten Vaters (47 Jahre trennten uns) gehänselt werden. Die häusliche Situation war mir einfach zu peinlich. Ich war es gewohnt, von meinen Mitschülern gehänselt zu werden, wenn bei Schulveranstaltungen meine gesamte Familie auftauchte. Regelmäßig wurde Reinhard nachgeäfft. Ich schämte mich im doppelten Sinne. Das eine war die Scham, den Anlass für die billige Nachäfferei mittelbar gegeben zu haben und dann machte mir zu schaffen, dass ich versucht war, meinen Bruder zu verleugnen. Bei Petrus krähte der Hahn dreimal, als er Jesus verleugnete, bei mir krähte da nie etwas, da ich mich nicht traute, ihn zu verleugnen. Das hätte Mutter mir nie verziehen.

Richtige Freunde hatte ich nicht und auch als Jugendlicher keine richtige Freundin. Meine Probleme konnte ich nicht mit anderen teilen. Es gab keinen, mit dem ich sie auf Augenhöhe hätte besprechen können, weder Geschwister noch Freunde; und erst sehr viele Jahre später, als das Kind schon in den Brunnen gefallen war, hatte ich eine Freundin. Die Notwendigkeit und auch gehöriger Leidensdruck waren da, aber keine Möglichkeit zur Aufarbeitung.

Nachdem mein Vater die Folgen des Verkehrsunfalls gemeistert hatte und ich schulisch wieder auf den richtigen Gleisen war, stand entwicklungsmäßig die Pubertät mit all ihren Vor- und Nachteilen an. Außer ein paar Pickelchen und den körperlichen Veränderungen war da nichts, was man als Charakter- oder Stimmungsumbruch bezeichnen konnte. Ich wollte ein Comeback meiner drastisch abgewürgten Kindheit. Die Umstände hierfür waren günstig. Die Schule – wenn auch nur Hauptschule – machte mir keine Probleme. Die Familie war wieder komplett in dem nun renovierten Haus vereint und ich spielte mit meiner elektrischen Eisenbahn und meine Klassenkameraden mit dem anderen Geschlecht. Leicht zu erkennen, dass ich den von meinen Eltern ausgetrampelten Weg des Außenseiters weiter ausbaute. Auch mein Äußeres unterstrich diese Position. Ich zog das an, was Mutti mir morgens hinlegte und Vater schnitt mir die Haare nach seinem Verständnis von »ist doch praktisch«. Das Einzige, was mich vor einem totalen Mobbing (damals gab es den Begriff noch nicht, aber er hätte wegen mir allein schon erfunden werden müssen) schützte, waren meine schulischen Leistungen. Zumindest im Unterricht konnte ich zeigen, was ich so drauf hatte. Andererseits war die Position als Klassenbester damit verbunden, diese Stellung auch immer beibehalten zu wollen. Jede Zweitplatzierung hatte schließlich die größte Schadenfreude der Mitschüler zur Folge.

So war ich glücklich mit meiner Position als Klassenbester und merkte so gar nicht, welche Veränderungen in meinen Klassenkameraden vorgingen. Die neuen Möglichkeiten und Freiheiten, wie abends länger wegbleiben, machten mir eher Angst. Das enge Korsett meines Elternhauses war mir immer noch als Schutz wichtiger als die damit verbundene Einengung. Schutz vor allem gegenüber dem anderen Geschlecht. Dies hatte ich zwar schon registriert, aber Experimentierfreude bedurfte einer gewissen Risikobereitschaft und an dieser mangelte es erheblich. Da kamen mir die elterlichen Ausgehverbote gerade recht, um meine pubertätsbedingte Revolution im Keim zu ersticken. Mein Entschluss stand fest, ich wollte noch im Nest sitzen bleiben.

Trotz meiner Außenseiterstellung wurden mir von Mädchen auch goldene Brücken gebaut, die ich als solche nicht wahrnahm, zumindest nicht rechtzeitig. So war ich in der zehnten Klasse, als mir eine Mitschülerin anbot, meine Leistungen im Sport – ich war in den Mannschaftssportarten grottenschlecht und fand mich bei der Mannschaftszusammenstellung meist auf der Resterampe wieder – zu optimieren. Sie war nicht nur in der Schule, sondern auch in einem Handballverein recht erfolgreich. Im Gegenzug könnte ich ihr bei Mathe den nötigen Durchblick verschaffen. Größer hätte der Zaunpfahl nicht sein können. Alles schien passend zu sein, denn sie entsprach all meinen Vorstellungen einer Freundin. Doch ich konnte nicht. Bildlich gesprochen hatte sie mich aufgefordert, einen Tango mit ihr zu tanzen, aber ich konnte noch nicht einmal richtig laufen. In der Krabbelgruppe fühlte ich mich sicherer, obwohl Bettina mir absolut zusagte. Ich befürchtete die Kontrolle über meine Gefühle zu verlieren. Gefühle zeigen war so gar nicht mein Ding. Und dann war da noch was, was mich hinderte, auf ihr Angebot einzugehen. Mein fester Tagesrhythmus aus Schule, Hausaufgaben, Spielzeit und Fernsehabend wäre durcheinandergeraten. Eine Freundschaft mit einem Mädchen hätte diesen Ablauf gestört und weniger planbar gemacht. Dass das Festhalten an meinem erprobten Tagesablauf dem Zwang geschuldet war, konnte ich damals nicht wissen. Dazu kam noch der Umstand, dass ich mich wegen meiner familiären Situation schämte. Ich wollte nicht, dass die Klassenkameraden mehr über mich erfahren als nötig. So eine Freundschaft birgt Risiken. Dann war da auch noch die Angst vor dem »Schlussmachen«. Das hätte mich zu sehr umgehauen. Alle hätten mich ausgelacht. Diese Schmach wollte ich vermeiden. Also gar nicht erst was anfangen, wenn man das Ende nicht kennt. Kaum zu glauben, aber ich war eine Beziehung noch gar nicht eingegangen und dachte schon an das eventuelle Ende. Das ist so, als wolle man aus Furcht vor dem Tod erst gar nicht geboren werden. Bestünde für Zwängler bei ihrer Zeugung ein Veto-Recht, hätte wohl keiner von uns das Licht der Welt erblickt.

Kurzum, das für mich so maßgeschneiderte Angebot wurde von mir abgelehnt und das auch noch recht dilettantisch. Ich zeigte ihr lediglich einen Vogel, die einzige Reaktion, zu der ich fähig war. Ich wollte meine Absage recht cool rüberbringen und meine totale Unsicherheit und Überforderung vertuschen.

Mutter wäre sicherlich stolz auf mich gewesen. Schon seit gewisser Zeit machte sie immer wieder Mädchen zum Thema. Auf subtile Weise schürte sie meine Berührungsängste. Sie erzählte mir, wer schon alles die Pille nahm und dass die Mädchen alle nur »heiß« seien. Und dann schieben die einem noch ein Kuckucksei ins Nest. Mein Bedarf war gedeckt. Gott sei Dank war Mutter ein braves Mädchen gewesen. Wie sollte ich dieser Mutter jemals eine passende Partnerin vorstellen? Und zu wem sollte eine solche Person besser passen, zu mir oder zur Mutter? Letzteres wäre sicherlich einfacher gewesen. Meine Experimentierfreude konzentrierte sich daher weiterhin auf das Basteln an meiner Eisenbahn.

Nachdem ich die zehnte Klasse der Hauptschule äußerst erfolgreich abgeschlossen hatte, durfte ich aufs Gymnasium (fast ein Treppenwitz: Es handelte sich um ein Mädchengymnasium). Dieses nahm ab der Oberstufe auch Jungen auf. Statistisch gesehen war ich Hahn im Korb. Aber der Hahn konnte nicht krähen und die Statistik half mir da auch nicht weiter. Die guten Noten – außer in Sport – trösteten mich über mein Defizit hinweg. Denn die Thematik »Mädchen« war wie gewohnt von keinerlei Erfolgen gekrönt. Der Wechsel auf das Gymnasium hatte mich vor der Unwirtlichkeit der Berufswelt noch ein wenig verschont. Eine Lehre hätte mir größere Veränderungen abverlangt. Mein gewohntes Zeitschema und meinen Tagesrhythmus brauchte ich nicht großartig zu verändern. Nachmittags war frei und dann waren da ja noch die großzügig bemessenen Schulferien. Schule war gleichbedeutend mit »Du darfst noch Kind bleiben!« Ich konnte meine Kindheit, die so abrupt durch den Verkehrsunfall meines Vaters unterbrochen worden war, ausgiebig nachholen. Natürlich war ich auf dem Gymnasium auch der Sonderling, aber das war ich ja schon gewohnt. Auch hier waren die guten Noten mein Schutzschild.

Aber nach drei Jahren klingelte dann doch der Wecker und beendete meine Schulzeit und damit auch meine Berechtigung, mich noch als Kind fühlen zu dürfen. Was nun? Studieren? Was denn überhaupt? Architektur!? Das würde mir gefallen, aber – und da war er wieder der Zwang – da hätte ich ja mit der ständigen Angst leben müssen, dass die von mir gebauten Häuser wegen Konstruktionsfehlern einstürzen könnten. So ein Haus hätte ich nie endgültig dem Bauherrn übergeben können.

Lehrer wäre was. Das kannte ich, wenn auch aus einer anderen Perspektive. Nachmittags frei und viel Ferien. Das kam mir sehr vertraut vor. Da hätte man ja die alte Tagesstruktur übernehmen können. Das wär es gewesen, wenn zu der Zeit nicht so viele arbeitslose Lehrer auf der Straße gestanden hätten. Nach einem Studium direkt in die Arbeitslosigkeit zu starten, war auch keine gute Aussicht.

Generell machte mich der Gedanke an ein Studium sehr unsicher. Ich hätte von zu Hause weggehen müssen. Eine Unterkunft in einer fremden Stadt suchen? Wie geht das denn? Woher weiß ich, wie das an der Uni überhaupt läuft? Wie kann man in einem vollen Hörsaal überhaupt was lernen? Wer sagt einem, was zu lernen ist? Welche Fächer soll ich nehmen? Nur Fragen über Fragen, aber keine Antworten. Von den Eltern konnte ich bei diesen Problemen keine Unterstützung erwarten. Sie wussten es ja auch nicht. Außerdem hätte ein Studium auch für sie eine Trennung von mir bedeutet. Das gefiel ihnen nicht besonders. Oft hörte ich von ihnen den Einwand, dass sie doch schon recht alt wären und der Reinhard dann auch allein dastehen würde. Weitere ähnliche Signale meiner Eltern wurden ausgesendet und meine Unsicherheit nahm zu. Es kam das Gefühl auf, dass ein Studium zu lange dauern würde und meine Eltern nicht so lange den Posten halten könnten. Ich musste also zu Potte kommen und das auch bitte recht heimatnah.

Mein Fokus richtete sich daher auf eine Ausbildung im Beamtenverhältnis. So bewarb ich mich auf alle möglichen Ausbildungsstellen im gehobenen Dienst. Meine Zeugnisse waren entsprechend gut, so dass ich mir eine Ausbildungsstelle nach Belieben aussuchen konnte. Ob Finanzamt, Zoll oder Kreisverwaltung, alle boten das Eine: Sicherheit! Ich musste nur die Ausbildung bestehen und schon war ich lebenslang abgesichert. Die berüchtigten silbernen Löffel wollte ich selbstredend nicht klauen und so war die Zukunft in trockenen Tüchern. Alle waren glücklich, besonders meine Eltern. Die drohende »Auswanderung« war vom Tisch. Wenn ich sage, dass alle glücklich waren, so stimmt das nicht ganz. Mein Sicherheitsbedürfnis war zwar befriedigt, aber in mir keimte doch so ein kleines Pflänzchen, das später die Ausmaße eines Mammutbaums annahm. Und dieses Pflänzchen trug den Namen »Ich-hätte-mehr-aus-mir machen-können«. Als Kind wollte ich nie in einer Behörde arbeiten, das ist doch trocken und öde. Das roch doch recht früh für mich nach Selbstverrat. Aber diese tolle Sicherheit und der Übergang von der Schule zum Beruf waren so schön vorgegeben und voll durchgeplant.

Zwar sah der Ausbildungsplan vor, dass drei jeweils mehrmonatige Studienabschnitte in einer landeseigenen Fachhochschule zu absolvieren waren, aber die Entfernung war mit einer Autostunde erträglich; an den Wochenenden trudelte ich sowieso wieder zu Hause ein. Die Unterbringung wurde zudem von der Schule geregelt. Einfacher geht's nicht.

Aber trotzdem war es eine gewisse Loslösung vom Elternhaus, die guttat. Ich war der ständigen Kontrolle meiner Eltern entzogen und musste nicht ständig meine Unternehmungen rechtfertigen. Diese kleine Freiheit reichte jedenfalls aus, um in Sachen Mädchen aktiver zu werden und endlich Erfolg zu haben: bei einer Kollegin, die zeitgleich mit mir die Ausbildung bei der Justiz begonnen hatte.

Meine Eltern reagierten wie befürchtet. Aus deren Sicht war es natürlich die falsche Wahl. Wie oft musste ich mir von ihnen anhören, dass ich aufpassen solle, dass sie mir nicht das Kind eines anderen unterjubelt. »Und dann raucht die auch noch!«, war dann der Schlusssatz. Es hätte wohl der Reinheit und Unschuld einer Heiligen bedurft, um den Ansprüchen meiner Eltern zu genügen. Heilige haben aber den Nachteil, dass sie nicht mehr leben, und wenn ich da an die Mutter Gottes denke, fällt mir ein, dass sie ja auch ein Kind aus einer außerehelichen Beziehung hatte. Ich setzte mich durch! Und mit der Zeit wandelte sich die Abneigung meiner Eltern gegen meine Freundin in Wohlwollen.

Die Ausbildung zum Rechtspfleger war nicht ganz einfach, aber beherrschbar. Meine Noten waren gut. Doch schon bald zeigten sich erste graue Wolken am Horizont. »Hier müssen Sie unbedingt aufpassen! Wenn Sie das übersehen, droht Ihnen ein Regress!«, war der Kernsatz in der Ausbildung für mich, der sich im Lauf der Zeit auf das einzige Wort »Regress« verkürzte. Gott war ich froh, noch nicht fertig zu sein. So wie ich ewig Kind bleiben wollte, so wäre ich gerne noch in der Ausbildung verblieben. Ich verdrängte jedoch, dass ich das nicht aufhalten konnte. Der Tag, an dem man eigenverantwortlich seine Unterschrift unter seine Entscheidungen setzt, würde kommen. Und er kam tatsächlich.

Ich war nun im Grundbuchamt tätig und hatte mit entsprechend hohen Werten zu tun. Ein Fehler von mir wäre eventuell mit hohen Schadensersatzforderungen verbunden gewesen; jedenfalls redete ich es mir ein. Folglich kontrollierte ich die Akten mehrmals. Die Kontrolle steigerte sich mehr und mehr. Entscheidungen in der Sache schob ich mehr und mehr hinaus. In den Anträgen suchte und fand ich mehr und mehr (vertretbare) Fehler. Meine Erledigungsrate war bescheiden. Und wenn dann doch mal ein Vorgang seinen Abschluss gefunden hatte, kontrollierte ich nochmals nachträglich meine Verfügungen, um eventuell noch was retten zu können.

Während ich in der Ausbildung gute Ergebnisse ablieferte, scheiterte ich in der Praxis. Einen Grund sehe ich auch in dem damaligen Ausbildungskonzept. Während der theoretischen Ausbildung waren die vorgegebenen Fallbeispiele bewusst mit Fehlern gespickt, um uns wie zukünftige Wachhunde scharfzumachen. In den vorgegebenen Fällen gab es nie einen beanstandungsfreien Antrag. Wenn man also in einer Klausur einen fiktiven Antrag glatt durchgehen ließ, konnte man schon davon ausgehen, dass man was übersehen hat. Der Teufel steckte im Detail. Im wahren Büroleben sieht das aber genau anders aus. Denn jeder Antrag, der zu beanstanden ist, kommt einem ja dann noch mal auf den Tisch. Eigentlich musste man die meisten Anträge möglichst großzügig und mit Wohlwollen durchwinken, damit man die Arbeit überhaupt schafft.

Auch nach Dienstschluss holte mich die Arbeit ständig ein. »Hoffentlich fällt mir nicht wieder was ein, was ich noch einmal nachschauen muss!« Aber mit dieser Hoffnung war der Arbeitsauftrag schon erteilt. Der Kopf ratterte nur so, um neue »Verdachtsfälle« an meinen Zwang zu melden. Mir fiel natürlich immer was ein. Es kam sogar vor, dass ich auf der Arbeit länger als notwendig ausharrte, weil ich aus dem Gerichtsgebäude einfach nicht herauskam oder ich brach sogar den Heimweg ab, um nochmals ins Gericht zu gehen. Der nächste Arbeitstag begann meistens damit, dass ich mich in die Schreibkanzlei begab, um meine am Vortag von mir getroffenen Verfügungen nochmals zu überprüfen. Der Druck, den mein Kontrollzwang ausübte, war größer als die Peinlichkeit, der ich mich gegenüber meinen Kollegen und Untergebenen aussetzte. Meine Reputation war trotz eines Prädikatsexamens schnell dahin, ebenso meine Autorität als Vorgesetzter. Daran sollte sich in den nächsten zwanzig Jahren auch nichts mehr ändern, aber das konnte ich damals – einen Monat nach dem Examen zur Jahreswende 82/83 noch nicht erahnen. Ich war in meinem Zwang gefangen, ohne von ihm Kenntnis zu haben. Ich war hilflos und flüchtete mich erstmals in eine wochenlange Krankschreibung; eine von vielen, die noch folgen sollten. Ich war mit den Nerven ziemlich am Anschlag. Zwar war mir klar, dass mit mir was nicht stimmte, aber was es war, konnte ich nicht ergründen. Erste Anlaufstelle war der Neurologe meiner Mutter. Der hatte ihre Depressionen auf ein erträgliches Maß reduziert. Vielleicht hatte ich ja auch so was.

Zusätzlich vertraute ich mich dem Ehemann meiner Cousine an, denn der war Richter. Und ein Richter ist natürlich vertrauenswürdig, vor allem, wenn er aus dem familiären Umfeld stammt. Verbunden war diese Kontaktaufnahme mit der Hoffnung, dass er mir berufsnahe Tipps und Strategien geben könnte. Dies erwies sich leider als großer Fehler. Das in ihn und meine Cousine gesetzte Vertrauen war schlichtweg nicht gerechtfertigt. Ich musste die bittere Erfahrung machen, dass die beiden bei privaten Treffen des Richterkollegiums nebst Anhang meine Problematik dazu nutzten, einen unterhaltsamen Abend zu gestalten, garniert mit Intimitäten und Peinlichkeiten aus meinem Elternhaus. Den Kosenamen, den mir mein Vater gegeben hatte und den ich hier aus nachvollziehbaren Gründen nicht nennen möchte, war nunmehr an der Justizbehörde im Umlauf. Im Laufe meines Lebens sind mir so manche Schmähungen zuteilgeworden. Diese wurden bis dahin meistens jedoch von einfacher strukturierten Individuen ausgesprochen. Von einem Personenkreis, der sich doch gerne zur geistigen und moralischen Elite der Gesellschaft rechnet und sich gerne integer und loyal gibt, so billig und primitiv durch den Kakao gezogen zu werden, hatte schon eine neue, bis dahin noch nicht erfahrene Qualität. Hatte ich mir nicht schon selber meinen Ruf innerhalb der Justiz ruiniert, so war er es spätestens jetzt. Nichts ist so förderlich – positiv wie negativ – wie die mündliche Personalakte. Kurzum, ich hatte den EDEKA-Vermerk (= Ende der Karriere), noch ehe ich richtig angefangen hatte. Wahrlich kein Anreiz, um seinen Zwang anzugehen. In knapp 24-jähriger Berufstätigkeit wurde ich dann auch nur einmal befördert. Ich blieb der ewige Oberinspektor. Dass Derrick dies auch während seiner ganzen Kriminserie war, ist da auch kein Trost.

Nach einem Monat und genügend Beruhigungsmitteln ging ich dann wieder arbeiten. Wie ich das geschafft habe, weiß ich nicht. Aber meine Nöte mit und auf der Arbeit waren keineswegs geringer geworden. Eine schreckliche Zeit, die jetzt gute dreißig Jahre zurückliegt, aber heute noch in Albträumen sehr real präsent ist.

Irgendwie habe ich die Arbeit mit Hängen und Würgen über lange Zeit geschafft. Besagte unzählige kurz- oder langfristige Krankschreibungen halfen mir mehr oder weniger, diese Zwangsarbeit zu überstehen. Als neue Strategie habe ich mir im Laufe der Jahre immer Rückversicherungen bei meiner Frau, die denselben Beruf ausübt, geholt. Wirkliche Erholungsphasen wie Freizeit oder Urlaub habe ich nicht gehabt. »Bloß nicht im Urlaub an die Arbeit denken!«, war der fatale Grundgedanke, der so nicht funktionieren konnte. Gerade die Angst, es könne mir wieder was einfallen, provozierte gerade meine Phantasie. Natürlich fiel mir was ein und das Bedürfnis, aus dem Urlaub heraus einen Kollegen anzurufen und ihn zu bitten, doch mal in die Akte zu schauen, war riesig und nahezu allgegenwärtig. Diese Anrufe habe ich nicht getätigt. Das wäre mir doch zu peinlich gewesen. Ersatzweise musste daher meine Frau herhalten. Ich schilderte ihr ausführlich den Sachverhalt, damit sie mir anschließend Absolution erteilen konnte. Dies geschah wiederholt und verselbstständigte sich zu einem eigenen Ritual. Im Laufe der Zeit war es mir gar nicht mehr so wichtig, ob sie meinen Sachverhaltsdarstellungen tatsächlich folgen konnte, wichtig war ihr Schlusssegen, der lautete: »Da kann nichts passieren!« Mir ging die ganze Sache selber schon auf die Nerven. Ich hatte gar keine Lust mehr, die genauen Umstände darzulegen. So reduzierte sich die ganze Prozedur am Ende nur noch auf die Aufforderung an meine Frau, mir bitte zu sagen, dass nichts passiere.

Spätestens hier zeigt sich, dass der Zwang einer logischen Prüfung nicht Stand gehalten hätte. Wie kann meine Frau mir versichern, dass nichts passieren kann, wenn sie nicht die notwendigen Infos hat.

Mein Output bei der Arbeit war objektiv betrachtet sehr gering. Dagegen war mein persönlicher Arbeitsaufwand durch die ständigen Kontrollen und Grübeleien enorm hoch. Durch diese krankheitsbedingte Vorgehensweise leistete ich sicherlich mehr als die doppelte Arbeit, aber das ausschlaggebende Ergebnis war minimal. Ich fuhr ständig mit angezogener Handbremse. Ich traute mich nicht, richtig loszufahren. Urlaubs- oder Krankheitsvertretungen waren für mich ein Horror. Meinen Kollegen war ich ein Klotz am Bein. Für sie war ich nur faul und ein Kollegenschwein. Anfangs wusste ich ja selber nicht, was mich so hemmte, und als dann mein Problem einen Namen hatte, war das eine geheim zu haltende Peinlichkeit.

Eine Versetzung in einen anderen Fachbereich kam für mich auch nicht infrage, der Zwang wäre mitgekommen. Außerdem wäre mein beschädigter Ruf mir sowieso vorausgeeilt. Ich hätte mich zudem in ein neues Gebiet bei laufendem Betrieb einarbeiten müssen. Alles schrie nach doppelter und dreifacher Kontrolle. Das ging gar nicht. Also blieb ich all die Jahre auf meinem Anfängerposten sitzen, auf dem keine Lorbeeren zu verdienen waren. Berufseinsteiger überholten mich am laufendem Band und das verfestigte meinen Ruf als komischer Kauz.

Privat lief es da allerdings besser. Ich heiratete mit sechsundzwanzig und das erste Kind bekamen wir mit dreißig. Eine Immobilie hatten meine Frau und ich uns schon mit vierundzwanzig zugelegt. Was will man mehr? Ja, wenn dieser schei… Beruf nicht wäre. Heute weiß ich, dass die Berufswahl ohne meine Zwangserkrankung anders und mutiger ausgefallen wäre. Aber meinem damaligen Bedürfnis nach Sicherheit und weit im Voraus planbarer Zukunft kam das Beamtentum sehr nahe. Ich weiß inzwischen aber auch, dass ohne Behandlung des Zwanges nahezu jeder Beruf problematisch gewesen wäre. Es fehlte mir daher an dem wichtigsten Element, was nahezu jedes Lebewesen der Erde vorantreibt, es fehlte die Motivation. Zweifelsohne war der Leidensdruck durch den Zwang sehr hoch, doch der Gedanke, vom Zwang befreit zu sein, reichte bei mir allein als Belohnung nicht aus. Nach dem Abschluss einer eventuell erfolgreichen Therapie sah ich mich immer noch in diesem düsteren Gerichtsgebäude hocken und zum Versager abgestempelt. Ein Berufswechsel wäre unabdingbar gewesen. Ein neuer Beruf schied jedoch aus. Ich hatte jetzt eine Familie und finanzielle Verpflichtungen, musste mich also real existierenden Sachzwängen beugen.

Erst mit zweiunddreißig Jahren, das war 1992, hatte ich meine erste richtige Diagnose. Was vorher an Therapien lief, bewegte sich zwischen Geld- und Zeitverschwendung. Die Zwangserkrankung war den Therapeuten entweder nicht bekannt oder aber sie brachten nicht die nötige Qualifikation mit. Hier mal ein kurzer Überblick.

Meine allererste »Therapie« erfolgte 1983 mit 23 Jahren. Ein pensionierter Arzt, vorher als Beamter im Gesundheitswesen tätig, fühlte sich aufgrund seiner Lebens- und Berufserfahrung als Mediziner und Menschenfreund berufen, noch in seinen Privaträumen Patienten bei psychischen Problemen zu helfen. Ein liebenswerter älterer Herr war er. Unlautere Absichten hatte er nicht, aber auch nicht die geringste Ahnung, was mir fehlte. Drei Jahre lang machten wir wöchentlich autogenes Training und führten Gespräche philosophischen Inhalts. Es mag meiner Allgemeinbildung nicht geschadet haben, aber mein Zwang war noch ein weißer Fleck auf der Landkarte – unentdeckt und unerforscht. Aus Alters- und Gesundheitsgründen des Arztes fand dann diese Episode schließlich ihr Ende.

So geriet ich dann zwei Jahre später an einen aus dem Kirchendienst entlassenen Priester, der nunmehr Menschen auf psychologischer Ebene Heilung zuteilwerden lassen wollte, ohne jedoch ein Psychologiestudium absolviert zu haben. Leider wurde mir die Vita dieses ehemaligen Gottesmannes erst nach dreißig Sitzungen klar. Gerne hätte ich ihn gerichtlich belangt. Doch die Klage hätte ich genau bei dem Gericht führen müssen, an dem ich arbeitete. Weitere Erklärungen sind wohl nicht mehr nötig.

Geld weg, Krankheit behalten und dazu ein unendliches Gefühl von Machtlosigkeit und Wut. So wie man meinen Eltern alles genommen hatte, wollte man mich jetzt peinigen. Für zwei Jahre war dann erst einmal mein Therapiebedarf bei null.

Doch ohne fremde Hilfe ging es schließlich auch nicht mehr. Der nunmehr tätig gewordene Psychologe schickte mich nach einem einstündigen Gespräch zu einem Psychiater, der den Konsiliarbericht verfasste. Die Therapie wurde bewilligt und seitens des Psychologen an eine in seiner Praxis arbeitende Berufsanfängerin übertragen. Nach 25 Stunden Atemübungen und Rollenspielchen war ein Verlängerungsantrag fällig. Der Verfasser des Erstberichts, der Psychiater, muss dann wohl aus allen Wolken gefallen sein, als er mitbekam, was da an sinnloser Therapie durchgeführt worden war. Dies ist mir gegenüber aber niemals direkt gesagt worden. Ich wurde im Regen stehen gelassen. Dass es zwischen dem Psychologen und Psychiater meinetwegen eine Verstimmung gegeben habe, war die erschöpfende Auskunft. Und meine Reaktion? Richtig! Diese Disharmonie war durch mich verursacht, weil ich die Therapie nicht richtig mitgemacht habe. Dieses Schuldgefühl veranlasste mich auch, nicht näher nachzufragen, worin konkret die Disharmonie der beiden begründet sei. Befürchtete ich doch, noch nähere Details über mein Versagen zu erfahren. Ich kann daher nur vermuten, dass schon im ersten Konsiliarbericht eine Verhaltenstherapie empfohlen wurde. Weitere Stunden wurden bewilligt und es änderte sich nichts, weder bei mir noch an der Therapieform. So wurde weiterhin mit Atemübungen und Rollenspielerei der Zwang gnadenlos bekämpft. Wahrscheinlich sollte der sich totlachen. Zum Lachen war mir dann aber nicht zumute und ich brach ohne Ausschöpfung der Reststunden die Therapie ab. Die üblichen Schuld- und Versagensgefühle stellten sich dabei auch wieder umgehend ein. Überflüssig zu erwähnen, dass mir nach dem Bekanntwerden dieser therapeutischen Fehlleistung, die schon den Tatbestand des Vorsatzes erfüllte, der Klageweg aus den bekannten Gründen mal wieder verwehrt war. Das war 1989/90.

Durch einen Bericht des WDR erlangte ich 1992 Kenntnis von der Angstambulanz in Düsseldorf. Ich erzählte dort meine Probleme und nach kurzer Zeit (zehn Minuten) war meinem Gegenüber klar, was mein Problem war. Er vermittelte mir einen Verhaltenstherаpeuten in Düsseldorf. Bis dahin waren mir gegenüber die Begriffe Zwangserkrankung, Verhaltens- oder Konfrontationstherapie noch nie gefallen.

Meine Krankheit hatte nun endlich einen Namen. Der Therapeut erklärte mir die Vorgehensweise in der Therapie. Erste Expositionen erfolgten in der Weise, dass die Zeitspanne, bis eine Akte von mir wieder aus dem Geschäftsgang zur Nachkontrolle geholt werden durfte, immer größer werden sollte. Weitere Steigerungen bestanden darin, dass bestimmte Kategorien von Akten gar nicht mehr oder immer seltener kontrolliert werden durften. Doch mit abnehmender Anzahl der Kontrollmöglichkeit verließ mich der Mut. Der Tag würde kommen, ab dem gar keine Kontrolle mehr erlaubt gewesen wäre. Wozu die Schinderei eigentlich? Der anfängliche Leidensdruck, der mich zur Therapie getrieben hatte, war geschwunden. Die Stresssituation auf der Arbeit hatte sich entspannt. Meine Motivation tendierte gegen null. Auch wenn ich eine erfolgreiche Therapie hingelegt hätte, wäre dies seitens meines Arbeitsumfeldes nicht honoriert worden. Dieser Beruf hing mir einfach zum Halse heraus. Am Ende sah ich mich immer noch in dieser verhassten Amtsstube vergammeln ohne jegliches Erfolgsmoment. Vereinfacht formuliert: Diese Therapie war die richtige, aber letztendlich war die Motivation nicht groß genug, die Expositionen in vollem Umfang zu begehen.

1998 war dann der nächste Therapieversuch. Wieder an einem Tiefpunkt angelangt, griff ich nach jedem Strohhalm, der in greifbarer Nähe war. Ich brauchte sofortige und schnelle Hilfe und so war ich froh, überhaupt in erträglicher Zeit einen Psychologen gefunden zu haben. Ob die Chemie zwischen uns stimmte, war da leider außerhalb meines Fokus geraten. Heute würde ich diesen Therapeuten kurzerhand als Kotzbrocken beschreiben, um nicht zu viele Worte für die Charakterisierung zu verschwenden. Nicht nur, dass er mir für seine Dienste das Honorar eines Psychiaters und nicht die eines Psychologen in Rechnung stellte, ignorierte ich anfangs, ebenso seine ebenso notdürftig und lieblos eingerichtete Praxis. Ich erwartete zwar nicht eine mit Designermöbeln ausgestattete Räumlichkeit, aber wenn die Einrichtung offensichtlich den Charakter gnadenloser Kostenoptimierung hat, dann fühlt man schon den Mangel an Respekt gegenüber dem Patienten. Aber wie gesagt, ich war anfangs für jeden Strohhalm dankbar. Die Vorgehensweise ähnelte derjenigen der vorherigen Therapie. Wieder wurden mir seitens des Therapeuten Vorgaben gemacht, wie ich die Kontrolle der Akten zu reduzieren und die dabei entstehenden Ängste auszuhalten hätte. Es kam jedoch vor, dass ich den Vorgaben teilweise nicht nachkam. Er verstand es vorzüglich, mich als Versager beziehungsweise als bequemen Schmarotzer hinzustellen, gekleidet in Worten, die erst Stunden später ihre volle Bösartigkeit entfalteten. In seiner Gegenwart verspürte ich nur seine Verachtung mir gegenüber. Wahrscheinlich brauchen solche Therapeuten ab und zu mal so einen Patienten wie mich, um ihren angesammelten Frust abzuladen. Das Ende der Beziehung war dann auch schnell absehbar.

Meine Situation spitzte sich um die Jahrtausendwende zu. Irgendwie hatte ich es bis dahin geschafft, meine Arbeit zu erledigen. Aber die moderne Technik, die EDV, hielt auch in der Justiz Einzug. Dieser Umstand ließ mir nur noch wenig Spielraum. Über das, was einmal im IT-System abgeschickt oder gespeichert war, konnte ich nicht mehr im gewohnten Maße die Kontrolle ausüben. Knappere Zeitvorgaben und neue Berechnungen der Arbeitsvorgaben ließen mich mit dem Rücken zur Wand stehen. Vorher waren drei Beamte in meinem Arbeitsbereich zur Erledigung vorgesehen, heute nur noch einer. Die EDV macht´s, wenn auch nur statistisch, möglich. Selbst routinierte und belastbare Beamte kommen hier ins Straucheln. Ich konnte meine Zwangspensionierung (das heißt umgangssprachlich tatsächlich so und hat mit dem Krankheitsbild nichts zu tun) noch zwei Jahre hinauszögern, dann war ich raus aus dem Laden.

Ich kümmerte mich nun um die Kinder und um den Haushalt, während meine Frau – bis dahin im Erziehungsurlaub – nahtlos wieder als Rechtspflegerin tätig werden konnte. Eigentlich war alles in trockenen Tüchern, vor allem finanziell. Neben dem Gehalt meiner Frau, das meinem bisherigen entsprach, kam dann obendrein noch meine Rente dazu. Zwang – was willst du mehr!

Und tatsächlich, alles schien auf meine Berentung gewartet zu haben. Meine Eltern und Schwiegereltern benötigten mehr und mehr Unterstützung. Eine Lernschwäche bei einer meiner Töchter bedurfte einer zeitaufwendigen Lernbegleitung und wöchentlicher Besuche in einem spezialisierten Institut. Ich war also erst einmal abgelenkt und wurde dringend benötigt. Zusätzlich hatte ich den Ehrgeiz, meine Frau völlig von den häuslichen Aufgaben zu befreien. Frauen in Männerberufen erzählen immer, dass sie im Vergleich zu ihren männlichen Kollegen ein Mehrfaches leisten müssen, um beruflich anerkannt zu werden. Umgekehrt gilt dieses Prinzip aber auch. Ein Hausmann ist nämlich einem ähnlichen Fluch ausgesetzt. Folglich war absoluter Perfektionismus erste Pflicht. »Typische Männerwirtschaft« sollte mir keiner vorwerfen können. Ich entwickelte einen festen Wochenplan, der genau festlegte, wann gewaschen, gebügelt und wann welches Zimmer geputzt wird usw. Der Plan regelte jede Aufgabe auf die Stunde genau. Diese Zeitabläufe waren zwar nicht zu Papier gebracht, aber fest in meinem Innersten installiert. Recht bald merkte ich, dass ein Abweichen von meinem Zeitmanagement Unruhe in mir auslöste. Auch ein Gefühl von Schuld stellte sich ein. »Du hast deine Aufgabe nicht vorgabegemäß erledigt!«, war der innere Vorwurf. Planerfüllung war oberstes Gebot. Ansonsten fühlte ich mich schlecht. Dies war aber mit drei schulpflichtigen Kindern und der zunehmenden Hilfsbedürftigkeit der Eltern auf Dauer nicht zu bewerkstelligen. Nach und nach lernte ich, vom Plan abzuweichen. Es gelang mir sogar, einige Aufgaben nicht nur zu verschieben, sondern ganz unter den Tisch fallen zu lassen. Die anfängliche Unruhe und das schlechte Gewissen vergingen mit der Zeit. Wenn Sie während der zu erledigenden Haushaltstätigkeit einen Anruf der Schule mit dem Inhalt bekommen, dass eines ihrer Kinder während des Unterrichts umgekippt sei und abholfertig im Krankenzimmer läge, dann würden Sie – anders als ein Zwängler – kaum einen Gedanken daran verschwenden, dass Sie erst noch drei Körbe Faltwäsche zu bearbeiten hätten, ehe Sie kommen könnten. Und mit dem Abholen des Kindes ist es ja nicht getan. Da es nicht das erste Mal war, dass meine Tochter ohnmächtig geworden ist, bin ich mit ihr sofort zum Kinderarzt gegangen. Dieser sagte dann, dass organisch nichts auffällig sei, aber die neurologische Seite unbedingt und sofort im Krankenhaus abzuklären sei. So ist nicht nur der Bügeltag aus den Fugen geraten, sondern wegen der stationären Aufnahme auch mindestens die nächsten fünf folgenden Tage.

Dies ist nur ein Beispiel. Die Widrigkeiten sind noch viel variantenreicher und die Anzahl der Möglichkeiten unendlich. So erfuhr ich zum Beispiel von der Kleinsten am Frühstückstisch, dass ich sie zur Schule begleiten dürfte, weil kein anderer Elternteil sich bereit erklärt hatte, beim Fackelbasteln Hilfestellung zu leisten. »Papa, du kannst doch so toll basteln!« Wer will schon sein Kind auflaufen lassen. Ein anderes Mal durfte ich einer neunten Gymnasialklasse anhand des Strafgesetzbuches erklären, dass Wilhelm Tell bei der Tötung des Gessler so nebenbei einen astreinen Mord begangen hatte. Das Ergebnis gefiel weder meiner Tochter noch deren Mitschülern. Helden kann man nicht einfach mit Hilfe des Gesetzbuches demontieren. Ich kann nur vermuten, dass aufgrund meines Vortrags aus dieser Klasse kein Jurist hervorgegangen ist.

Was tut man nicht alles für die Kinder? Sogar den Zwang vernachlässigen! Denn eines wollte ich auf alle Fälle vermeiden: Meine Kinder sollten nicht mit unter die Zwangskeule kommen. Das ist natürlich nicht zu hundert Prozent möglich, da ich sicherlich auch unbewusst zwangsbedingte Eigenheiten vorlebte. Aber es gibt für mich das Motiv, meine Kinder vor dem Zwang zu schützen. Tatsächlich gibt es etwas, was stärker ist als der Zwang.

Zu den Kindern, die ein plangerechtes Abarbeiten meiner eigenen Vorgaben unmöglich machten, gesellte sich alsbald zusätzlich ein Dackel, den wir umständehalber vom Schwiegervater übernahmen. Dieser Vierbeiner verstand es vorzüglich, meinen zuvor frisch gewischten Fußboden mit seiner Missachtung und sonstigem Dreck wieder in den ursprünglichen Schmutzzustand zurückzuversetzen. Sehr gekonnt schleppte er Schlamm aus unserem Gartenteich an. Ich hätte das Vieh am liebsten mit dem Wischmopp erschlagen. Das Lächeln und die Gelassenheit der Dame in der Meister Propper Werbung, die eine vergleichbare Situation zu bewältigen hatte, war in diesem Moment für mich unbegreiflich und so weit entfernt wie das übernächste Sonnensystem. Ich wollte mit der Arbeit endlich fertig sein.

Was mir die Tätigkeit als Hausmann in Kombination mit Kindern und Hund über die Zeit klargemacht hat, ist Folgendes:

Einen Plan zu haben ist nicht verkehrt, aber nicht das Maß aller Dinge und darf nur als grobe Zielvorgabe dienen. Der Plan muss Spielraum und Flexibilität beinhalten.

Die Arbeit ist nie fertig! In vielen Dingen ist Hausarbeit eine Sisyphusarbeit. Nach dem Bügeln ist vor dem Bügeln! Teilweise muss man die Arbeit situationsbedingt unterbrechen. Viele Zwangsbetroffene haben Schwierigkeiten, eine Arbeit ungeplant zurückzustellen. Noch schwieriger wird die Situation, wenn diese Unterbrechung einer unvorhersehbaren anderen wichtigeren Arbeit geschuldet ist. Zwei Pflichten auf einmal erfüllen zu müssen, verursacht Unruhe. Bitte eine neue Aufgabe erst, wenn die andere erledigt ist. Wir Zwängler mögen die Übersichtlichkeit der Ereignisse. Wenn Wäschewaschen ansteht, dann bitte nichts anderes. In einem Fünfpersonenhaushalt läuft das aber nicht. Wäschewaschen alleine abzuarbeiten ist die pure Zeitverschwendung. Während des Waschprogramms ist genügend Zeit, um eine andere Aufgabe zu bewältigen. Dieses Beispiel dürfte für jeden einsichtig sein. Doch die Aufgaben im Haushalt sind viel feinschichtiger. Es bedurfte einiger Zeit, um die verschiedensten Arbeitsabläufe vernünftig zu kombinieren. Während eines Waschprogramms kann man ruhig Einkaufen gehen.

Zusätzliche Exposition hierbei: Die Bude könnte während der Abwesenheit wegen eines Defektes in der Waschmaschine abfackeln. Versicherungen ziehen sich in dieser Konstellation zudem gerne aus der Leistungspflicht. Toll, was so eine Hausmannstätigkeit an kostenlosen Therapieangeboten bietet!

Die Hausarbeit liebe ich nicht. Sie ist mir Pflicht. Trotzdem muss ich zugestehen, dass sie mir geholfen hat, von einer starren Tages- oder gar Wochenplanung abzuweichen, flexibler und multitaskingfähiger zu werden. In einem gewissen Sinne war dieses Tätigkeitsfeld auch Therapie, ohne dass ich dies anfangs bewusst wahrgenommen habe.

Später jedoch nutzte ich Konfliktsituationen bewusst. Es gab unzählige Möglichkeiten der Exposition. Beispielsweise der Dackel, der den frisch gewischten Fußboden wieder eindreckte. Wenn ich mir sage: »Nutze diese Situation jetzt als Exposition! Halte das aus! Das ist jetzt Therapie!«, dann habe ich es in der Hand, diesen unangenehmen Moment in einen Erfolg umzukehren. Eine unangenehme Situation in eine bewusste Exposition umzuwandeln, entkräftet zunehmend den Zwang.

Auch die zunehmende Hilfsbedürftigkeit der Eltern trug dazu bei, jedes Zeitmanagement infrage zu stellen. Hier war vieles nicht mehr planbar. Unzählige Arztbesuche und Krankenhausaufenthalte habe ich in dieser Zeit begleitet. Diese Zeit war äußerst nervenaufreibend und stressig, aber um es auf den Punkt zu bringen: Ich hatte keine Zeit für Zwänge. Ich musste mich auf die eigene Familie und die Eltern konzentrieren. Da gab es wohl keinen Platz mehr im Kopf. Auch wenn ich während dieser Zeit nahezu frei von Zwängen war, so war es doch eine Episode meines Lebens, die keinerlei Wiederholung bedarf. Es ging an die Substanz. Mutter – letzte Übriggebliebene – entwickelte in ihrer letzten Lebensperiode zunehmend einen bis dahin nicht gekannten Egoismus. Sie sah nur noch sich selbst und ihre Wehwehchen. Sie entwickelte eine enorme Artenvielfalt an Schmerzen und erwartete umgehende Sofortmaßnahmen. Sachargumenten war sie nicht mehr zugänglich. Hielt ich einen Arztbesuch für völlig übertrieben, so machte sie Anstalten, in der Nachbarschaft entsprechende Unterstützung zu finden. Da ich mich aber in der Nachbarschaft von meiner Mutter nicht vorführen lassen wollte, blieb mir kaum etwas anderes übrig, als mit ihr einen Arzt aufzusuchen. Das konnte nicht lange gut gehen. Die Lage spitzte sich derart zu, dass ich als einzigen Ausweg die Unterbringung in einem Altenheim sah. Diese Entscheidung ist mir und meiner Frau nicht leichtgefallen, aber das komplette Familienleben war mittlerweile auf Mutter ausgerichtet. »Kind, du kannst doch nicht arbeiten gehen! Wo es mir heute so schlecht geht!«, musste sich meine Frau morgens schon anhören. Unser System und unsere Nerven waren am Anschlag. Mutter verstand es mit spielerischer Sicherheit an mein schlechtes Gewissen zu appellieren, wenn die Sache nicht ihren Vorstellungen entsprach. Auch unbeteiligte

Dritte wurden mit eingebunden. Wie vorher beschrieben waren es nicht nur die Nachbarn, sondern auch teilweise die Ärzte. »Herr Doktor! Sagen Sie doch mal meinem Sohn, dass er mir …!« Und ich saß wie ein Muttermörder daneben.

Negative Erinnerungen an meine Kindheit kamen wieder hoch. Hilflosigkeit, aber auch zunehmend Wut sammelten sich in mir an. »Hat die Alte immer noch nicht verstanden, was sie mir mit ihrer Art angetan hat und immer noch antut?« Ich hätte Mutter erschlagen können. Spätestens jetzt war es Zeit, die Notbremse »Altenheim« zu ziehen.

Doch auch von dort aus konnte sie mein schlechtes Gewissen trainieren. Anfangs besuchte ich sie jeden Tag. Die Besuche waren selten angenehm. Ich erlaubte mir, sie nur noch jeden zweiten Tag zu besuchen.

Von meiner Verwandtschaft bekam ich zu hören, dass ich wohl der Erste sei, der es wage, seine Eltern ins Altenheim zu stecken. Dabei hätte ich doch als Rentner genügend Zeit. Gebrandmarkt als undankbarer Sohn, fauler Beamter, Rosinenpicker und im Überfluss lebender überversorgter Rentner lebten wieder die Zwänge auf.

Nachdem Mutter verstorben war und die Kinder immer weniger Begleitung bedurften, hatte ich mehr unausgefüllte Zeit. Dieser Zeitvorrat ließ jedoch die Zwänge in mir wieder gut gedeihen. Waren es während meiner aktiven Dienstzeit die Kontrollzwänge, die mir das Leben zur Hölle machten, so waren es jetzt Gedankenzwänge. Die Erinnerungen an Elektroinstallationen, die ich bei Freunden und Bekannten vorgenommen hatte und die teils über dreißig Jahre zurücklagen, plagten mein Gewissen. In meinen Vorstellungen brannten Häuser nieder, Menschen starben im Feuer oder an Stromschlag. Ich sah mich vor Gericht beziehungsweise im Gefängnis und wie mir und meiner Familie unser Haus weggepfändet wird. Der Zwang hatte mal wieder einen Punkt getroffen, der mir am meisten wehtat. Das ist schlechthin die größte Begabung bei meinen Gedankenzwängen. Sie suchen immer die größte Befürchtung aus, die ich habe, und schlagen dann gnadenlos zu. Früher als Kind war es die Angst, die Eltern zu verlieren, im Beruf die Angst, Fehler zu machen und dafür in Regress genommen zu werden, und jetzt war es die Angst, dass durch mein Verschulden Menschen getötet werden.

Alles drehte sich um das Thema Strom und Elektrik. Allzu gerne wäre ich bei meinen alten Wirkungsstätten wieder aufgetaucht, um alles, was mit Strom zu tun hatte, noch einmal zu kontrollieren oder ungeschehen zu machen. Größtenteils hatte ich aber gar keine Kontakte mehr zu den Hauseigentümern oder die Häuser befanden sich mittlerweile in unbekanntem Besitz.

Der Aufenthalt in einer Tagesklinik und eine weitere Verhaltenstherapie halfen mir, aus diesem Loch wieder herauszukommen. Die Verhaltenstherapie kannte ich ja schon. Es war nunmehr die dritte. Diesmal beim Psychologen Ciupka-Schön.

Der größte Unterschied zu den beiden vorangegangenen Therapien bestand in der Einsicht, dass ich diese Expositionen für mich mache und nicht für den Therapeuten. So war es an mir zu sagen, ob und wann ich eine Exposition machen will. Vorher hatte ich das Gefühl, ich muss mich aufgrund der Vorgabe des Therapeuten auf eine Exposition einlassen, sonst werde ich vor die Tür gesetzt. Eine Exposition ohne innere Bereitschaft führt nicht zum Ziel. Weiter wurde mir erstmals klar, dass ich Expositionen selber fortführen und weiterentwickeln kann und letztendlich diese eigeninitiierten Expositionen entscheidend zum Erfolg beitragen. Auch der Zusammenhang zwischen Zwang, Verantwortung und Scham ist mir erst hier klar geworden. Das Verstehen dieser Verknüpfungen hilft mir, dem Zwang nicht mehr den Raum zu überlassen wie früher. Ich habe zum Beispiel zu der Entstehung einer Selbsthilfegruppe für Zwangserkrankte beigetragen. Das war mit der Übernahme von Verantwortung verbunden. Zunehmend frage ich bei der Bewältigung von Aufgaben nicht mehr danach, was passieren könnte, sondern was für ein persönliches Erfolgsgefühl damit verbunden sein würde. Ich will positive Erfahrungen machen. Ich habe jetzt erst erkannt, welche Freiheiten sich mir bieten. Früher war das persönliche Verhalten danach ausgerichtet, nicht peinlich aufzufallen. Das ist heute gar kein Kriterium mehr für mich. Ich will Spaß haben! Das ist mein Motiv. Eigentlich ganz alltägliche Dinge, die aber bei meinem bisherigen Tunnelblick außerhalb meines Gesichtsfeldes lagen. Den Wunsch, keinen Zwang mehr haben zu wollen, dürfte jeder Betroffene äußern, aber das ist genauso, als würde man von der Wurst nur die Pelle essen. Ich strebe mehr an, als nur ein vom Zwang befreites Leben, eben nicht nur die Pelle. Ich will mehr! Ich will den Inhalt, den Lebensinhalt! Zurzeit befinde ich mich auf einer Exkursion in Regionen, die ich bisher nicht betreten habe. Nach der Exposition folgt die Exkursion! Ich bin abenteuerlustig geworden. Das ist die eigentliche Belohnung.

Durch die Vernachlässigung des Zwanges stehen einem sehr viel mehr Möglichkeiten offen. »Erkenne die Möglichkeiten«, sagt ein bekanntes schwedisches Möbelhaus. Für die Zwangsbekämpfung gilt dies erst recht.

Die vorangegangenen Therapien hatten während meiner aktiven Berufsausübung stattgefunden. Der Leidensdruck war zwar sehr groß, doch – wie schon beschrieben – machte mir dieser Beruf keinen Spaß und auch mein berufliches Umfeld hätte meine Verhaltensänderung nicht gebührend zur Kenntnis genommen. Nach einer erfolgreichen Therapie sah ich mich immer noch in diesem höchst ungeliebten Beruf. Noch heute – ich bin nun mehr als fünfzehn Jahre aus dieser Tretmühle raus – habe ich häufig Albträume. Ein stärkeres Indiz für meine Bedrängnis dürfte es wohl kaum geben. Als Rentner bleibt mir da mehr Spielraum. Neben dem Ziel, dem Zwang das Zepter aus der Hand zu nehmen, versuche ich den freigegebenen Bereich mit anderen positiven Dingen zu belegen, damit der Platz nicht erneut von dem nächsten Zwang eingenommen werden kann. Auch sind mir die Zusammenhänge zwischen Zwang, Verantwortung und Risikobereitschaft bewusst geworden.

Letztendlich hat mir letztere Erkenntnis geholfen, mit dem Zwang souveräner umzugehen. Zunehmend bin ich in der Lage, meinen Zwängen ihre Berechtigung abzusprechen oder sie gar ins Lächerliche zu ziehen. Neben den schon erwähnten Zwängen, die ich heute noch mit mir rumschleppe, hat es auch Zwänge gegeben, die inzwischen völlig verschwunden sind. Schon als kleines Kind hatte ich bei heutigem Wissensstand diverse Zwänge. Nach dem Spielen mit der elektrischen Eisenbahn hatte ich mehrfach das Bedürfnis zu kontrollieren, ob ich auch den Stecker gezogen hatte. Auch nach dem Gebrauch von elektrischen Geräten zog ich über

Jahrzehnte den Stecker raus, selbst bei der Stehlampe im Wohnzimmer. Das Betätigen des Ein- und Ausschalters genügte nicht, um das erwünschte Sicherheitsgefühl zu vermitteln. Als dann die Schulzeit anstand, hatte ich die Befürchtung, meine Hausaufgaben nicht vollständig erledigt zu haben. Mehrmals wurde daher das Hausaufgabenheft gesichtet, um dies zu kontrollieren. In Zweifelsfällen wurde vorsorglich beispielsweise ein Rechenpäckchen zusätzlich abgearbeitet. Beim Besuch der Oberstufe des Gymnasiums lockerte sich jedoch dieses strenge Verhältnis zur Pflichterfüllung. Dies lag wohl vor allem an der anderen Lernmethodik dieser Schulform.

Auch kann ich mich erinnern, dass sich der Waschzwang bei mir etablieren wollte. Dies war die Zeit, nachdem mein Vater nach seinem schweren Unfall aus dem Krankenhaus entlassen wurde. Ständig wusch ich mir die Hände aus der Angst heraus, vorher unwissentlich etwas Giftiges angefasst haben zu können. Gleichzeitig war oft noch die Vergewisserung bei meiner Mutter nötig, dass da nichts passieren kann. Die Phase war dann aber schlagartig beendet, als ich bei meiner Tante zwei Wochen meiner Ferien verbrachte. Ihrer Sparsamkeit war es zu verdanken, dass ich mir nicht ständig die Hände wusch – Seife und Wasser kosten schließlich Geld – und die Rückversicherung, wie ich sie bei Mutter einforderte, bekam ich von ihr einfach nicht. So war der Waschzwang erledigt und lebte nie mehr auf. Damals war ich zehn Jahre alt.

Mit zwölf Jahren plagten mich Gedankenzwänge der besonderen Art. Es war die Zeit, als sich meine Schullaufbahn auf die Hauptschule reduziert hatte und meine Mutter so gar nicht mit mir zufrieden war. Da lag ich nun jeden Abend im Bett und machte mir zur Pflicht, drei Vaterunser zu beten und das bitteschön ohne jeden bösen oder abschweifenden Gedanken. Die bösen Gedanken kamen natürlich sofort und ich musste von Neuem beginnen. Letztendlich gelang mir diese Prozedur nur dann, wenn ich wie ein Irrer die Gebete runterrasselte, ohne einen Atemzug dazwischen. Irgendwie muss mir diese Sache aber dann zu bunt geworden sein. Ich machte es nicht mehr. Genauso war es, als ich mit vierzehn Jahren mein erstes eigenes Zimmer für mich alleine bekam; wir hatten den Dachboden ausgebaut. Ehe ich mich ins Bett legte, schaute ich mehrmals nach, ob ich auch alle Stecker gezogen hatte. Kaum im Bett bestand das Bedürfnis, die Kontrolle zu wiederholen, da ich mir nicht sicher war, ob ich die Kontrolle auch wirklich ausgeführt hatte. Die Wiederholungkontrolle versuchte ich möglichst lange hinauszuschieben. Wahrscheinlich bin ich des Öfteren darüber eingeschlafen. Irgendwie muss sich dann bei mir die Erkenntnis durchgesetzt haben, dass diese blöde Steckerkontrolle sinnlos ist. Ich konnte es sein lassen.

Eine ganz kurze Zeit gab es bei mir das Bedürfnis, meine Schultern ständig hochzuziehen. Das war aber auf die Dauer höchst schmerzhaft für die Gelenke. Aus diesem Grunde und aus einem Gefühl heraus, dass ich diesem Drang nicht nachgeben darf, da er sich sonst verfestigen könnte, habe ich es erfolgreich unterdrücken können.

Ich bin nicht zwangsfrei und ob es eine hundertprozentige Heilung gibt, vermag ich nicht zu beantworten. Diese Frage muss auch für mich nicht geklärt sein. Mir genügt jede Art von Verbesserung und jede zunehmende Entfernung von der Diktatur Zwang. Ich gebe dem Zwang nicht mehr nach. Ich konfrontiere mich bei jeder sich bietenden Gelegenheit. Ich gehe in die Elektroabteilung des Baumarktes, obwohl ich dann an meine Elektroarbeiten erinnert werde. Diese Momente sind unangenehm, aber ich verstehe sie als Heilungsprozess. Zum Zahnarzt gehen ist auch nicht angenehm, aber es verhindert Schlimmeres.

Folgendem eventuellem Missverständnis möchte ich noch begegnen. Leicht entsteht der Eindruck, dass meine Frühberentung mit zum Erfolg meiner Therapie beigetragen hat. Dies ist auf keinen Fall zu verallgemeinern. Im Gegenteil. Grundsätzlich ist ein Ausstieg aus dem Berufsleben keine Lösung! Sich in jüngeren Jahren als Rentner zu bezeichnen, kommt fast einer Beschimpfung gleich. Bei mir war es aber so, dass ich in einem ungeliebten Beruf und Berufsumfeld tätig war. Auch ohne meine Zwangserkrankung wäre ich dort vor die Hunde gegangen. Gerne würde ich einer anderen Tätigkeit nachgehen. Dies scheiterte aber an meinem Alter. Trotzdem habe ich mir ein breitgefächertes Betätigungsfeld eingerichtet. Wohlwissend, dass Langeweile ein fruchtbarer Boden für trübe Gedanken und Zwänge ist, sehe ich zu, dass ich ausgelastet bin. Am Ende meiner bisherigen Lebensgeschichte möchte ich in den folgenden Absätzen noch einige andere Aspekte und Erkenntnisse ansprechen.

Was mir hilft

Die Erfahrung hat mir gezeigt, dass der Zwang stets sprungbereit zum Angriff ist. Wie ein Dompteur, der ständig seine Kätzchen im Auge behalten muss, so müssen wir den Zwang unter den Radarschirm packen. Mit der richtigen Strategie verliert er jedoch seine Kraft und man kann ein durchaus lebenswertes Leben führen.

Wie schon angedeutet, erhebe ich nicht den Anspruch auf komplette Heilung. Was nach Resignation klingen mag, ist aber eine enorme Erleichterung für die Therapie. Kleinschrittig denken und das Ziel nicht zu hoch hängen, führt eher zu erkennbaren Verbesserungen. Zu hohe Erwartungen und Ungeduld mit sich selbst frustrieren nur.

Grundsätzlich ist doch jedes Leben mit irgendwelchen Problemen belastet. Wie sagt man so schön: »Das Leben ist kein Ponyhof.« Dies vor Augen ist schon jede kleine Verbesserung ein enormer Fortschritt. So ist schon der bewusste Umgang mit dem Zwang ausschlaggebend für meine Befindlichkeit. Das setzt voraus, das man erst einmal für sich erkennt, dass diese oder jene Handlung als Zwang zu bewerten ist. Wenn ich merke, dass mein Tun wieder in Richtung Zwang driftet, so begrüße ich erst mal den Zwang mehr oder weniger unfreundlich. Gerne fallen da innerlich auch ein paar Kraftausdrücke; »Na alter Drecksack! Willst mich wieder drankriegen?« Wie schon vorher erwähnt, ist das dann die Gelegenheit, bewusst eine Exposition daraus zu machen. Erinnern Sie sich an mein Beispiel mit dem Dackel und dem verdreckten Boden? Oder ich bin im Baumarkt? Gerne würde ich die Elektroabteilung meiden. Ich möchte nicht an meine Elektroarbeiten erinnert werden. Ich trotze. Jetzt erst recht! Wie eine Exposition abläuft, ist hinlänglich bekannt.

Eine weitere Taktik, den Zwang beherrschen zu lernen, ist die, dass ich selber bewusst den Zwang einläute. Der Zwang überrascht mich nicht überfallartig, sondern ich drehe den Spieß um. Zwang bitte zum Auftritt auf die Bühne. Ich führe hier die Regie! Man stelle sich jetzt den Zwang als vollgefressenen Tiger vor, der in der brütenden Mittagssonne nur seine Verdauungsruhe haben will und jetzt von mir wild gemacht wird. Rache ist süß.

Gedankenzwänge lösen bei mir automatisch das Bedürfnis aus, nicht mehr daran denken zu wollen oder im Vorfeld zu befürchten: »Hoffentlich fällt mir nicht wieder etwas ein.« Aber das genau ist der Startschuss. An etwas bewusst nicht zu denken, ist unmöglich. Sie wollen nicht an die Arbeit denken? Aber in diesem Moment denken Sie ja schon daran. Wie bei dem Navi im Auto können Sie nur positive Aufträge an Ihr Gehirn erteilen. Versuchen Sie einmal Ihrem Navi einzugeben, dass es *nicht* nach Düsseldorf fahren soll. Wenn das klappen soll, müssen Sie schon ein anderes konkretes Ziel eingeben. Beispielsweise geben Sie dann Köln ein. Ebenso verhält es sich mit unserem Gehirn. Der klare Auftrag lautet jetzt, an etwas anderes zu denken. Tauchen bei mir wieder Katastrophengedanken auf, so denke ich beispielsweise an gut gelungene Schreinerarbeiten zurück. Jeder hat positiv behaftete Erinnerungen, an die er zurückdenken kann.

Bei einer anderen Art von Gedankenzwängen hat sich bei mir bewährt, den Zwängen den Verbotscharakter zu nehmen. Beispielsweise fielen mir beim Kirchgang alle möglichen Schimpfworte und gotteslästerlichen Gedanken ein. Beim Kommunionempfang befürchtete ich, anstelle des obligatorischen Amens, Flüche und Verwünschungen auszusprechen. Dies alles verlor für den Zwang seinen Reiz, als ich mir erlaubte, dies alles denken zu dürfen und dass diese Gedanken keine Sünde darstellen würden. Ein allmächtiger Gott, der vorgibt, mehr über mich zu wissen (der kennt sogar die Anzahl meiner Haare auf dem Kopf) als ich selbst, der kennt auch meinen Zwang und die damit verbundenen Plagen. Ich darf daher davon ausgehen, dass mir Verständnis entgegengebracht wird. Er kennt meine wahren Gedanken. Schon merkte ich, dass der Zwang seinen Spaß verlor. Sein Ziel ist es nämlich, mich zu quälen, und wo keine Qual, da kein Zwang.

Weiteres Beispiel ist das Abtrocknen von Geschirr und Besteck. Irgendwann ist dann oft auch ein spitzes und scharfes Küchenmesser an der Reihe. Und wer als Zwängler dann noch Alfred Hitchcocks Psycho in Erinnerung hat, der befürchtet, jetzt die Menschen in seinem Umfeld abzumurksen. Der Zwang ist da hemmungs- und skrupellos. Anfangs war ich sehr erschrocken und sah mich schon in der geschlossenen Abteilung der nächste Psychiatrie, einem irren Massenmörder gleich. Als mir aber mehr und mehr die Systematik des Zwangs bewusst wurde, relativierte sich die Situation. Nochmals möchte ich betonen, dass der Zwang unsere tiefsten Ängste erkennt – mitunter noch ehe wir sie selber registrieren – und sie ausnutzt, um uns zu peinigen. Heute sage ich mir bei solchen Gedanken, dass so etwas völlig normal ist und jeder Mensch mal in diese Richtung Phantasien entwickelt. Wer hat nicht schon mal den Gedanken gehabt, auf dem Bahnsteig seinen Vordermann vor den Zug zu schubsen. Allein, wie man diesen Gedanken später bewertet, ist entscheidend; man sollte ihm möglichst keine Beachtung schenken. Das Abtrocknen ist heute völlig problemlos. Trotzdem hat es keine Chance, zu meiner Lieblingsbeschäftigung zu werden. Das liegt aber diesmal nicht am Zwang.

Es kommt vor, dass ich nach dem Abstellen des Autos das Bedürfnis habe, noch mal nachzuschauen, ob ich wirklich richtig abgeschlossen habe. Diesem Kontrollbedürfnis widerstehe ich in der Form, dass ich mir sage, dass meine Gesundheit – und damit meine ich vornehmlich meine psychische – viel mehr wert ist, als der Wert des Wagens oder dessen Inhalt. Der gesundheitliche Schaden, der durch das Füttern meines Zwanges durch eine Nachkontrolle entsteht, ist unermesslich höher als der Verlust der Karre. Ich bin mehr wert! Seinen eigenen Wert sollte man nicht zu tief ansetzen. Im Niedrigstapeln, wenn es um unser Selbstwertgefühl geht, sind wir nämlich unangefochtener Meister.

Sollte ich einmal einem Zwang nachgeben, so weigere ich mich beharrlich, dies als »Rückfall« zu bezeichnen. Dieses Wort hat so eine negative Aura. Leicht neigt man dazu, beim Rückfall seine bisherigen Leistungen unberechtigterweise infrage zu stellen. Das Gefühl, den Reset-Knopf gedrückt und alle Erkenntnisse über Bord geworfen zu haben, nimmt dann wieder Raum. Es ist jedoch falsch, sich wieder in die Nullstellung zurückversetzt zu fühlen. Auch der Verbotscharakter kommt hier wieder aus der Versenkung.

»Es darf keinen Rückfall geben, sonst ist alles aus!« Falsch! Natürlich möchte man einen überwundenen Zwang nicht noch einmal aufleben lassen, aber der Zwang ist wie ein Aal; der zeigt noch gerne in der Pfanne einen Rest von Vitalität. Ein solcher Vorfall (um das Wort Rückfall nicht zu verwenden) bedeutet nicht das Ende meiner schwer erarbeiteten Lebensveränderung. Betrachtet man den Zwang wie Luft im Fahrradschlauch, so war der Vorfall lediglich eine Dichtigkeitsprüfung. Ich beabsichtige daher nicht, das ganze Rad in den Müll zu werfen.

Betonen möchte ich, dass alle diese Methoden eine fachmännisch begleitete Therapie nicht ersetzen, aber sie können eine solche begleiten und das Erlernte festigen.

Verbote, Schuld, Risiko, Verantwortung …

Für viele Zwängler haben Verbote eine wichtige Bedeutung. Verbote zu überschreiten gilt als No-Go. Aber das füttert gerade meine Gedankenzwänge. Gotteslästerung ist eine Sünde. Kaum sitze ich in der Kirche, befürchte ich, dass mir entsprechende Gedanken kommen – und sie kommen. Wären solche Gedanken erlaubt, tauchten entsprechende Phantasien wahrscheinlich erst gar nicht auf. Ähnlich wie bei Adam und Eva. Dieser blöde Apfel ohne jeglichen größeren Wert würde da heute noch hängen, wenn er nicht verboten gewesen wäre, und wir alle säßen im Paradies. Mit der Missachtung eines Verbots lädt man Schuld auf sich. Mit Schuld verbinden wir ewige Verdammnis, Scham und Untergang. Dass es auch nach einem Verstoß gegen die Ordnung weitergeht, sehen wir nicht. Im Zusammenhang mit der Schuld sind auch der Risikobegriff sowie die Verantwortung zu nennen. Meine Eltern trichterten mir schon früh ein, dass Risiko oder Verantwortung zu vermeiden seien. Denn, sollte ich beides nicht richtig einschätzen, drohe mir Unheil. Wenn etwas schiefgeht, würde ich die Schuld dafür tragen und müsse dafür den Kopf hinhalten. Schuld hat Strafe zur Folge. Da ich aber meinen Eltern gefallen wollte, war ich lieb und brav und vermied jegliche Form von Verantwortung und Risiko. Darin sehe ich einen Grund, dass meine Angst zu einem Scheinriesen werden konnte. Wieder muss ich hierbei an meinen Großvater denken, der sich bei seiner Einberufung im Ersten Weltkrieg aus Angst vor dem Sterben das Leben nahm. Die Angst vor dem Risiko war größer als das Risiko selbst.

Wer sich schuldig macht, ist ausgeschlossen und steht alleine da. Mit dem Schuldbegriff wurde erzieherisch massiv auf mich eingewirkt. »Du musst jetzt brav sein. Papa war wegen seiner Herzbeschwerden beim Arzt. Der verträgt keine Aufregung.« Da ist man ausgebremst. Wer will schon am Tod seines Vaters schuld sein? Auch in Momenten, in denen ich den Drang zur Ausgelassenheit verspürte oder einfach nur Freude, bekam ich meinen Dämpfer. »Dein kranker Bruder kann so etwas wie du nie erleben. Der arme Kerl.« Mein Glück machte meinen Bruder nicht kränker, oder umgekehrt: Mein Unglück machte ihn auch nicht gesünder. Aber genau diese unselige Verknüpfung setzte sich bei mir fest. Ausgelassenheit war daher eng mit einem Schuldgefühl verwoben. Wie ein Tinnitus pfiff das Schuldgefühl in meinem Kopf. Dieses ständige Gefühl von Schuld ist bei vielen Zwangserkrankten anzutreffen. Diese Erfahrung habe ich in der Selbsthilfegruppe gesammelt.

Ich wünschte mir, dass ich in meiner Kindheit und Jugend mehr Risiken eingegangen wäre, zum Beispiel bei der Berufswahl – und auch eventuelles Scheitern als hinnehmbare Option ins Auge gefasst hätte. Heute weiß ich, dass auch Pleiten dazugehören, wenn man erfolgreich sein will. Es gibt keinen Menschen auf der Welt, der sofort ohne Hinfallen das Laufen erlernt hat. Die Übernahme von Verantwortung bedeutet zwar auch die Möglichkeit, zur Rechenschaft gezogen zu werden. Andererseits bedeutet sie aber auch die Möglichkeit von Einflussnahme, Gestaltungsmöglichkeit und Anerkennung. Wenn mir eine neue Aufgabe zugetragen wurde, war meine erste Frage, was mir Negatives passieren könnte; die damit verbundenen Chancen habe ich ausgeblendet. Es wird immer mindestens ein Argument mehr geben, um eine Sache nicht zu tun. Zunehmend merkte ich aber, dass diese Vermeidungstaktik mich nicht vorwärtsbrachte, sondern eher frustrierte. »No risk no fun« stimmt hier völlig. Und ich wollte immer Freude haben. Neben meiner Vorliebe für die Modelleisenbahn habe ich ein ebenso großes Interesse an Oldtimern. Ich habe mir einen gekauft. Und das tut mir bis heute gut. Wohlwissend, dass es in diesem Bereich Schummel- und Betrügereien gibt und manche versuchen, schnelles Geld zu machen, habe ich das für Zwängler typische Misstrauen überwunden und mir ein Fahrzeug zugelegt. Aber nicht nur der Kauf eines alten Autos birgt so seine Risiken, sondern auch der Unterhalt und vor allem das Fahren. Kein Anschnallgurt, kein ABS und ESP, kein Airbag und die starre Lenksäule wie eine Lanze auf den Brustkorb gerichtet. Es scheint, nur ein Selbstmörder setzt sich in ein solches Ding. Ich muss wahnsinnig sein. Aber es macht unendlichen Spaß, mit diesem ollen Ding zu fahren. Der Nervenkitzel ist unbeschreiblich. So etwas habe ich vorher nicht gekannt. Mein Selbstwertgefühl ist spürbar gewachsen. Ich werde auch weiterhin Risiken eingehen, aber ich habe gelernt, die Risiken richtig einzuschätzen und zu handhaben. Natürlich hat es auch kritische Situationen gegeben. Früher hätte ich gesagt, dass ich das Auto nicht mehr anrühre und verkaufe. Aber das Bedürfnis, mit dem Wagen zu fahren, ist größer. Allein die Erfolgserlebnisse nach Behebung eines technischen Problems möchte ich nicht mehr missen. Gäbe es nicht Risikobereitschaft, so säßen wir heute noch in unseren Steinhöhlen oder wir wären längst von diesem Planeten verschwunden. Natürlich habe ich da für mich eine Luxusvariante von »Lebe deinen Traum« ergattert. Jeder hat seinen Jugendtraum und dieser sollte gelebt werden! Was ich sagen will, ist, dass die Freude an einer Sache ausgenutzt werden sollte, um Ängste zu überwinden. Belohnung und Motivation sind für mich der Grund, die alten Denkweisen zu hinterfragen und nötigenfalls auf den Müll zu werfen.

Ich bereue zutiefst, nicht als Kind ein effektives Risikomanagement erlernt zu haben. Einige Dinge sind nicht mehr nachzuholen. Der Umgang mit Risiken macht es auch erforderlich, mit Niederlagen umzugehen. Ebenso wie man den richtigen Umgang mit Risiken erlernen kann (man sollte doch schon mal gegen die Pumpe gelaufen sein), sollte man auch mit Schuld umgehen lernen. Ab und zu mal eine kleine Sünde zu begehen, dient der Psyche. Das kann man in kleinen Schritten durchaus lernen. Wie bei einer Geldanlage wählt man erst mal einen Bereich mit überschaubarem Risiko. Beispielsweise könnte man damit anfangen, sich in einer

Warteschlange einmal vorzupfuschen. Malen Sie sich ruhig einmal aus, wie es abläuft, wenn Sie auffliegen. Garantiert wird das peinlich. Wenn Sie diese Übung nicht gerade an der Kasse eines Rockkonzertes machen, werden Sie die Sache aber sicherlich gut überstehen. Das ist eine Exposition, die mehrere Bereiche abdeckt: Risikobereitschaft, Peinlichkeit, Scham, Verbot … Natürlich geht so etwas auch kleiner. Werfen Sie doch einmal nach dem Besuch der Toilette einer Autobahnraststätte kein Geld in den Teller, obwohl Sie dabei beobachtet werden (hinter diesem Geschäft stehen nicht selten zwielichtige Methoden und Geschäftsleute, wobei die Toilettenfrau sowieso immer den Kürzeren zieht). Einfach mal ein paar kleine Nickeligkeiten begehen: Wir müssen nicht immer nett sein! Ein paar Beilegscheiben in den Klingelbeutel zu werfen, kann insofern schon ein kleines Wunder bewirken. Einen Brief unzureichend zu frankieren (es sollten aber nicht gerade die Bewerbungsunterlagen sein), ist durchaus spannend. Eine nur für Anlieger freigegebene Straße zu befahren, ist eine weitere variantenreiche Übung. Sie haben die Möglichkeit, nicht erwischt zu werden oder andernfalls gute Argumente für die Berechtigung der Straßenbenutzung zu erfinden. Ich will hier keinen zum Gesetzesbrecher erziehen, aber etwas mehr Mut zum Unkonventionellen sollte doch als Ergebnis herausschauen. Und wenn wir dann mal ein Knöllchen wegen eines fehlenden Parkscheins bekommen, dann besteht die Übung darin, diesen Schuldspruch gelassen und souverän hinzunehmen. Ich habe ja tatsächlich keinen Schein gezogen. Das ist die Konsequenz. Aber mit der kann ich leben.

Auch einem ungeliebten Widersacher in Gedanken die Pest auf den Leib zu wünschen, ist für mich legitim. Zwar sagt mir das katholische Schuldbekenntnis, dass ich in Worten, Taten und Gedanken schlimm sündigen kann (letztere Variante ist eine gute Voraussetzung für die Aufzucht von Gedankenzwängen), aber ich halte mich heute lieber an den geschichtsträchtigen und revolutionären Hinweis, dass die Gedanken frei sind.

Selbstwertgefühl / Selbstsicherheit

Wieder einmal greife ich auf gesammelte Erkenntnisse zurück, die sich aus dem Besuch der Selbsthilfegruppe ergeben haben. Durch die Bank kann ich sagen, dass wir alle in der Gruppe an mangelndem Selbstbewusst leiden. Umkehrschluss: Selbstbewusste Persönlichkeiten werden niemals an einer Zwangserkrankung leiden. Mit Blick auf meine Kindheit stelle ich fest, dass ich keine Chance bekam, Urvertrauen in mich selbst aufzubauen. Wenn schon meine eigenen Eltern in wichtigen Phasen meiner Persönlichkeitsprägung kein Vertrauen in mich setzen konnten, wie soll ich mir dann selbst etwas zutrauen und Selbstbewusstsein entwickeln. Als Zwängler traue ich mir selbst am allerwenigsten. Wenn man – wie ich – dann eine Tätigkeit ausübt, in der man vielfältige Sachverhalte prüfen muss, fehlt einem das Gefühl, wann nun des Kontrollierens genug ist. Bei mir ist nach der Kontrolle vor der Kontrolle. Es fehlt das Gefühl für den Schlusspunkt.

Selbstbewusstsein ist zudem ein guter Schutz vor Mobbing. Nicht wenige von uns haben neben dem Zwang quälende Mobbingattacken zu ertragen. Opfer solcher Angriffe sind meistens unsichere, schüchterne Menschen. Da erwartet man keinen Widerstand. Ein Arbeitsplatz- oder Schulwechsel bringt da keine Lösung. Nach kurzer Zeit geht das Theater wieder los. Auffällig wie ein angeschossenes Tier bewegt man sich durch das Wolfsrudel.

Mit dem Selbstbewusstsein ist das Selbstwertgefühl eng verbunden. Sich selber wertzuschätzen kommt mir erst heute in den Sinn. Es fängt mit dem Äußeren an. Kleider machen Leute! War ich als Jugendlicher mal etwas schicker als sonst angezogen, so fuhr mir gern meine Mutter in die Parade. »Du willst wohl was Besseres sein?! Dein Bruder hat so etwas ja gar nicht.« Heute weiß ich, dass es durchaus erstrebenswert ist, etwas »Besseres« sein zu wollen, indem man versucht, sich weiterzuentwickeln. Dem gegenüber stehen nämlich Stagnation oder gar Degeneration. Mit der Erarbeitung von mehr Selbstwert und Selbstsicherheit habe ich mich auch in der Bekämpfung meiner Zwänge besser positionieren können. Dabei halfen und helfen mir kleine Übungen. Erlernen des aufrechten Ganges. Rücken und Kopf gerade halten! Viele laufen wie ein geprügelter Hund herum und signalisieren schon dadurch, dass von ihnen wenig Widerstand zu erwarten ist. Allein mit dieser Übung sind wir schon ein paar Zentimeter größer und vermitteln uns und anderen mehr Selbstbewusstsein.

Der nächste Schritt besteht darin, einem in die Augen zu schauen. Das Tragen einer Sonnenbrille ist da erst mal eine kleine Hilfe. Später soll es aber ohne gehen.

»Ich bin selbstbewusst!« Dies mehrmals mantraartig zu sich selbst zu sagen, ist ein weiterer Schritt der Übung. Anfangs kam ich mir dabei lächerlich vor. Aber war es nicht ebenso lächerlich, sich ständig einzureden, dass man ein Versager sei? Das kam mir komischerweise leichter über die Lippen.

Im Alltag gibt es diverse Möglichkeiten des Trainierens. Ich stellte einmal fest, dass ich bei der Begegnung mit anderen Personen auf dem Bürgersteig immer zuerst den Weg freimachte. Warum sollte man dies eigentlich nicht einmal ändern? In der Kombination mit dem aufrechten Gang werden Sie sich wundern, *wer Ihnen da* auf einmal den Weg freimacht. Natürlich ist das keine Aufforderung, sich auf dem Bürgersteig wie eine Planierraupe zu bewegen. Ich traue jedem zu, richtig einzuschätzen, wann einem der Vortritt gebührt und man dieses Recht auch in Anspruch nehmen kann. Generell ist das eine gute Übung, um zu erlernen, für seine Rechte einzustehen. So pfuscht sich bei mir mittlerweile keiner mehr in der Warteschlange vor. Der bekommt vor versammelter Mannschaft den notwendigen Anpfiff. Überflüssig zu erwähnen, dass das alles einen zusätzlichen Expositionseffekt hat. Es ist nicht übertrieben, wenn ich sage, dass ich mich jetzt schon auf den nächsten Vorpfuscher freue. Trotzdem bewahre ich auch hier Augenmaß. Einem offensichtlich auf Krawall gebürsteten Schlägertypen oder einem älteren Menschen, dessen Wahrnehmung seiner Umgebung eingeschränkt ist, werde ich mir natürlich nicht vorknöpfen. Auch hier bewahre ich Augenmaß und Verhältnismäßigkeit.

Gleichen Schwierigkeitsgrad haben Umtauschaktionen und Reklamationen. Dabei bin ich heutzutage so überzeugend, dass ich selbst dann Erfolge verbuchen kann, wenn kein Rechtsanspruch besteht.

Gefühle

Nahezu allen Zwänglern kann man ein gestörtes Verhältnis zu seiner Gefühlswelt nachsagen. Diese Erfahrung habe ich in der Selbsthilfegruppe sammeln dürfen. Viele befürchten den Kontrollverlust beim Zulassen ihrer Gefühle. Ich selber schließe mich da nicht aus. Ausgelassene Freude kenne ich nicht. Aber vor allem ist mir die Fähigkeit abhandengekommen, zu weinen. Wie an den Pranger gestellt fühlte ich mich, wenn mir die Tränen kamen. Gesichtszüge, Stimme und Tränenfluss ließen sich nicht mehr steuern. Das Lachen der Spielkameraden vergrößerte für mich die Peinlichkeit. Entscheidend war jedoch ein Ereignis, als mein Vater wegen des Verkehrsunfalls im Krankenhaus lag. Für mich war dies ohnehin schrecklich genug. In der Anfangsphase kam es häufiger vor, dass man meinen Vater schon auf dem Krankenhausflur vor Schmerzen schreien hörte. Sein Zimmer lag sinnigerweise am anderen Ende, so dass auch genügend Anspannung aufgebaut werden konnte, bis ich Vater sehen konnte und mir selbst ein Bild von der Situation machen konnte. Die mitleidigen Blicke der Krankenschwestern und Besucher taten ihr Übriges. Vor denen wollte ich garantiert nicht heulen. Meistens musste ich noch vor der Türe warten, bis eine Krankenschwester meinem Vater eine Schmerzspritze verabreicht hatte. Und so war es auch, als mein lieber Cousin Norbert mit von der Partie war. Wir beide standen also vor der Tür und mussten abwarten, was da im Zimmer ablief. »Das ist dein Vater!«, sagte Norbert grinsend in meine Richtung. Seine Schadenfreude war nicht zu übersehen. Den Gefallen, vor ihm in Tränen auszubrechen, wollte ich ihm zum Verrecken nicht tun. Da ich nicht erwartungsgemäß reagierte, wiederholte er seinen Kommentar mehrmals. Für mich war es die Hölle, aber ich bekam es hin, dass Norberts Erwartung nicht erfüllt wurde. So einen Moment vergisst man nicht. Gleichzeitig baute sich in dieser Situation eine enorme Wut auf. Ich hatte ein übergroßes Bedürfnis, ihn zu verprügeln. Aber auch das habe ich unterdrückt. Ich kam mir vor wie ein Schnellkochtopf ohne Dampfablassventil.

Die Scham zu weinen, ist derart groß, dass ich es niemals zulassen könnte, selbst wenn ich wüsste, dass ich das einzige Lebewesen im Universum wäre. Als ich diesen Vergleich einmal in der Gruppe brachte, erfuhr ich sehr viel Zustimmung von meinen Leidensgenossen.

Für mich besteht ein großer Zusammenhang zwischen Zwang auf der einen und den Gefühlen wie Wut auf der anderen Seite. Der Zwang hat bei mir die Kontrolle über die Gefühle übernommen. Wenn man die Herrschaft über seinen Zwang erlangen will, muss man sich auch wieder auf seine Gefühle einlassen. Zu einer wirksamen Therapie gehört es daher nicht nur, Expositionen durchzuführen, sondern auch die Gefühlswelt für den Patienten in den richtigen Fokus zu setzen.

Selbsthilfegruppe

Es begann damit, dass mein Therapeut mir klarmachte, dass zum Heilungsprozess das Eingehen von Verantwortung gehört. Der Bedarf nach einer Selbsthilfegruppe war groß. Es scheiterte jedoch daran, dass keiner bereit war, die Sache anzugehen und zu organisieren. Letztendlich habe ich es übernommen, da ich es leid war, immer andere die Kastanien aus dem Feuer holen zu lassen. Das war jetzt wirklich mal eine Gelegenheit, Verantwortung zu übernehmen und von einer neben dem Zwang herangezüchteten Bequemlichkeit Abschied zu nehmen. Die Raumbeschaffung war kein Problem. Anfangs trafen wir uns in einem Pfarrheim. Ich war auch bereit, telefonische Informations- und Anlaufstelle für Interessierte zu sein. Bisher hatte ich das alles abgelehnt. Was mache ich, wenn mich ein Suizidgefährdeter anruft und ich nicht die richtigen Antworten parat habe? Wie schon gesagt, es gibt immer mehr Gründe dagegen als dafür. Damals fing ich schon an, meinem Zwang mit Trotz zu begegnen. Diese Entscheidung hat mir nicht geschadet.

Nun zur Gruppe selbst. Die Gruppe gewährt ausschließlich Zwangserkrankten Zutritt. Familienangehörige oder sonstige Interessierte müssen draußen bleiben. So ist garantiert, dass jeder Teilnehmer ohne Hemmungen reden kann, denn alle verstehen ohne viel Erklärung das Leiden des anderen. Wäre beispielsweise ein

Ehepartner mit in der Runde, wäre diese Eintracht gestört. Nichterkrankte können das Festhalten am eigentlichen Zwang nicht nachvollziehen. »Mach es doch einfach nicht!« oder »Stell dich nicht so an, das ist ja nur eine Kopfsache!« Wir alle haben die unterschiedlichsten Zwänge. Ich mit meinem Kontroll- und Gedankenzwang habe zwar keinerlei Kontaktängste wie der neben mir sitzende Waschzwängler, aber die Auswirkungen und den Leidensdruck, den der Zwang ausübt, sind mir durchaus geläufig. Wir haben nicht alle den gleichen Zwang, aber das System »Zwang« ist uns bekannt und dieses Wissen stellt nahezu automatisch Vertrauen zueinander her. Wir haben denselben Stallgeruch. Wir verstehen einander! Anfängliche Berührungsängste sind normal, aber sollten nicht ein Grund dafür sein, eine solche Gruppe nicht zu besuchen. Nicht selten scheuen Betroffene den Kontakt zu Leidensgenossen, da sie befürchten, sie könnten deren Zwänge übernehmen, sich also »anstecken«. Dem muss ich entgegenhalten, dass allein diese Befürchtung schon wieder einen Zwang darstellt, der dann mehr und mehr Quarantänemaßnahmen erfordert. Denn letztendlich läuft der Bazillus »Neue Zwangsvariante« überall herum.

So habe ich viele Gemeinsamkeiten im Laufe der Jahre ausmachen können:

- Viele von uns leben in der Vergangenheit. Der Blick – positiv oder negativ – ist zurückgerichtet. Vor der Zukunft hat man Angst oder sieht in ihr nur den Raum für weitere Niederlagen. Optimismus zu pflegen ist einem fremd. Da greift man doch lieber in den Pessimismustopf. Geht's schief, kann man wenigstens sagen, man habe es so kommen sehen.
- Kein Urvertrauen in sich selbst. In der Kindheit muss gewaltig etwas schiefgelaufen sein, sei es mangelnde Anerkennung oder ein traumatisches Ereignis, das nicht aufgearbeitet wurde.
- Perfektionismus, Fehler dürfen nicht passieren. Fehler bedeuten Angreifbarkeit. Man macht sich schuldig.
- Eine angefangene Arbeit muss erst erledigt sein, bevor mit etwas Neuem begonnen werden kann. Beispielsweise war es für mich ein kaum auszuhaltender Zustand, wenn eine in Einzelteile zerlegte Lok meiner elektrischen Eisenbahn nicht sofort repariert

werden konnte, weil ein Ersatzteil nicht zu beschaffen war und schon die nächste Reparatur einer anderen Lok anstand. In diesem Zusammenhang stellte ich das Bedürfnis fest, dass eine Arbeit immer schnell »fertig« sein sollte. Ähnlich wie die Hausaufgaben in meinem Schulleben schnell erledigt sein sollten, waren es jetzt die ungeliebten Aufgaben des Alltags oder im Büro. Mehrere Arbeitsaufträge gleichzeitig zu bearbeiten, einen Arbeitsprozess für eine andere Aufgabe zu unterbrechen, verursachte höchste Unzufriedenheit und Unruhe in mir. Aber das wahre Leben erfordert eben gerade diese Flexibilität. Als Hausmann habe ich mir diese Fähigkeit angeeignet. »Komm, wir gehen heute ins Kino!« – »Ich bin mit dem Bügeln noch nicht fertig! Geht heute nicht.« Eine Arbeit liegen zu lassen für ein Vergnügen? Das wäre früher undenkbar gewesen. Ich konnte erst den Kinobesuch genießen, wenn ich mir sagen konnte, dass alle Arbeiten planungskonform erledigt waren. Andernfalls hätte ich ein schlechtes Gewissen mit in den Kinosaal genommen. Heute bin ich da lockerer geworden.

- Loben und gelobt werden. Viele von meinen Leidensgenossen haben mit diesem Thema ihre wahre Not. Beispielsweise hatte ich mir als Kind sehr viel Mühe gegeben, endlich mal eine Zwei im Diktat nach Hause zu bringen, da kam als Erstes der Hinweis meiner Mutter, dass ich mir den einzig gemachten Fehler auch hätte sparen können und dann wäre das Ergebnis eine Eins gewesen. Jeder weitere Versuch meiner Mutter dann doch in eine positivere Bewertung überzugehen, war sinnlos. Selbst die Verleihung des Nobelpreises für Diktatschreiben hätte das alles nicht mehr retten können.

  Es gab aber auch ein anderes Lob. Ich nenne es ein verlogenes Lob. »Keiner kann so gut wie du die Jauchegrube sauber machen.« Wer will auch schon diese Drecksarbeit machen? Wer klug ist, macht sie schlecht, damit er entsprechende Nachfolgeaufträge ausschließen kann. Mit so einem Lob wird man nur zu einer unliebsamen Tätigkeit komplimentiert. Solch ein Lob ist für mich nur subtile Fremdbestimmung. Zwar hatten wir zu Hause keine Jauchegrube, aber es ist ein nachvollziehbares Beispiel, wie ich Lob empfand.

So ist es mir lange Zeit schwergefallen, selber Lob auszusprechen und auch Lob entgegenzunehmen. Nach einem langen Lernprozess hat sich das geändert. Dabei braucht jeder von uns ein aufrichtiges Lob und die damit verbundenen Anerkennung. Da unterscheiden wir Zwängler uns nicht von den Gesunden.

Was eine Selbsthilfegruppe neben dem Erfahrungsaustausch bieten kann, ist die Ausführung oder Begleitung von Expositionen. Dies ist aber erst dann möglich, wenn der Betroffene unter therapeutischer Anleitung schon Expositionen gemacht hat. Expositionen in der Gruppe sollten daher tunlichst auch nur in Absprache mit dem Therapeuten erfolgen. Denn es muss hier ausdrücklich betont werden, dass die Selbsthilfegruppe nicht den Therapeuten ersetzen kann oder überflüssig macht. Zu bestimmten Themenkreisen kann die Gruppe auch entsprechende Referenten und Fachleute einladen. Die Förderung von Selbsthilfegruppen erfolgt hier oft durch Krankenkassen, so dass Vortragshonorare finanziell abgesichert sind.

Noch etwas zum Schluss

Als kranker Mensch, egal welcher Art die Erkrankung ist, wird einem nicht selten angemessene Schonung und Rücksichtnahme zuteil. Das kann aber auch eine gewisse Bequemlichkeit heranzüchten. Jemand, der unter Heuschnupfen leidet, braucht zum Beispiel in Zeiten des Pollenflugs keine Gartenarbeit verrichten. Wer eh dieser Arbeit nichts abgewinnen kann, wird kaum einen besseren Grund zur Arbeitsverweigerung finden. Bei uns Zwänglern ist das nicht anders. Als anerkannter Zwängler darf ich diese Behauptung ungestraft aufstellen.

»Papa, ich trockne das Geschirr schon ab. Dann brauchst du nicht wieder kontrollieren, ob du einen von uns mit dem Küchenmesser unabsichtlich abgestochen hast.«

Oder:

»Schatz, du kannst heute Abend ruhig etwas trinken. Ich fahre den Wagen. Dann musst du nicht darüber nachgrübeln, ob du wieder die halbe Stadt plattgefahren hast.«

Beide Beispiele zeigen, dass seitens der Familie Rücksicht auf unsere »Zwangslage« genommen wird. Zwangsbedingt bin ich von der lästigen Spültätigkeit, die auch ohne die Zwangsgedanken von jedermann gerne gemieden wird, befreit. Ohne auf die Fahrtüchtigkeit achten zu müssen, kann ich den Abend (zum Beispiel eine Weinverkostung) in vollen Zügen genießen. Dem Zwang sei's gedankt.

Wenn man sich aber vom Zwang lösen möchte, muss man sich darüber im Klaren sein, dass gewisse Schutzmechanismen ihre Berechtigung verlieren und von uns nicht mehr beansprucht werden können. So hat mir meine Frau in schlimmsten Zeiten meiner Erkrankung den Rücken frei gehalten und Aufgaben übernommen, die ich trotz meiner Zwänge hätte ausüben können. Allein aus der Absicht, mir Schutz und Rückzugsraum zu schaffen, hat sie dies getan. Das war sicherlich auch nötig. Denn ein Zwang in seiner größten Ausdehnungsphase zehrt an den Kräften. Doch diesen Schutzraum müssen wir auch wieder verlassen, wenn wir zunehmend Herr über den Zwang werden. Ähnlich geht es dem ehemaligen Rollstuhlfahrer, der das Gehen wieder erlernt hat, für ihn besteht auch kein Anspruch mehr auf den Behindertenparkplatz.

Jeder von uns hat seine soziale Umgebung mit in seinen Zwang eingebunden. Unsere engsten Mitmenschen werden so zum »Passivraucher« des Zwangs. Wenn man die Entscheidung getroffen hat, sich vom Zwang lösen zu wollen, tut man also nicht nur sich allein etwas Gutes.

Und seien Sie nicht so streng mit sich selbst! Fangen Sie an, sich zu mögen!

2. Marc B.: Zwänge – mein inneres Geiseldrama

Mein Lebenslauf

Vorweg gesagt, als ich ihn niedergeschrieben habe, machte ich mir das erste Mal Gedanken darüber, ob das alles eigentlich wirklich so passiert ist. Das ist damals im Rahmen meiner laufenden Psychotherapie geschehen. Es ist ja nun kein Lebenslauf, den man für eine Bewerbung auf einen Arbeitsplatz schreibt. Mir kamen sogar Zweifel, ob wirklich alles so passiert ist. Das ging so weit, dass mal wieder der Kopf nicht aufhören konnte zu arbeiten. Tage und Nächte dachte ich über jeden einzelnen Punkt in meinem Lebenslauf nach. »Hast du das wirklich so erlebt?«, »Verletze ich nicht sogar jemanden, meine Eltern, mit dem, was ich da schreibe?« Es sind einige neue Versionen dieses Lebenslaufes entstanden, bis ich mich entschieden habe die ›Ur-Version‹ zu verwenden. Wieder eine Konfrontation. Und immer noch eine …

Ich denke mittlerweile, es ist egal, wie es wirklich war. Der Mensch sieht, was er sieht. Uns Menschen prägt nicht die Wahrheit, sondern das, was wir von ihr wahrnehmen. Wahrnehmung ist für mich in erster Linie ein nicht beeinflussbarer Prozess. Daher versuche ich auch die Schuldfrage von mir abzuhalten. Hinzu kommt, dass meine Erinnerungen an mein früheres Leben durch Erzählungen meiner Eltern ergänzt werden. Grundsätzlich ein ganz normaler Vorgang. Allerdings leben meine Eltern seit meinem vierten Lebensjahr getrennt und haben auffällig häufig deutlich unterschiedliche Erinnerungen. Also wen enttäusche ich nun durch meine Erinnerung?

Auch meine Eltern sehen nur, was sie sehen …

1971

Mein Leben begann damit, dass meine Eltern meinten, ein zweites Kind würde ihre Ehe wieder retten. Somit war ich definitiv ein Wunschkind. Vorweg gesagt, hat das nicht funktioniert. Meine eineinhalb Jahre ältere Schwester ist wohl eher spontan gezeugt worden.

1972

Meine Geburt wurde von meiner Oma mit dem Satz kommentiert »Marc ist heute zur Welt gekommen. Ein strammer Bengel.« Zu meiner Namensgebung ist zu sagen, dass beide, sowohl mein Vater als auch meine Mutter, behaupten, sie hätten sich jeweils den Namen gewünscht. Eine Klärung konnte ich da nie herbeiführen.

1976

Mit vier Jahren hatte ich erste Erlebnisse, die ich bis heute bewahrt habe. Mein Vater schlug meine Mutter im Flur unserer damaligen Wohnung nieder, während meine Schwester und ich in der Schlafzimmertür standen. Ich wollte damals zu beiden hinlaufen, aber mein Vater machte eine abwehrende Handbewegung. 25 Jahre später erfuhr ich allerdings, dass meine Mutter meinem Vater vorher in die Eier getreten haben soll. Das konnte den Eindruck, den diese Sache damals hinterlassen hat, natürlich nicht mehr verändern. Meine Eltern trennten sich daraufhin. Meine Schwester und ich blieben bei meiner Mutter. Diese war Halbtagskraft in den Berufsbildenden Schulen in Rheine als Lehrerin für Hauswirtschaft.

Nach der Trennung meiner Eltern zogen wir nach Norderney zu einem neuen Lebensgefährten meiner Mutter. Aus Platzgründen wurden meine Schwester und ich in einem Kellerraum des Hauses untergebracht. Da ich sowieso nicht in den Kindergarten ging (ich wollte nie), war der Umzug für mich nicht mit neuen sozialen Kontakten verbunden. An diese Zeit habe ich sonst kaum Erinnerungen. Ich kann mich nicht erinnern, in dieser Zeit meinen Vater gesehen zu haben.

1976

Wir zogen wieder zurück nach Rheine. In eine Wohnung, die mein Vater organisiert hatte. Die Vermieter der Wohnung übernahmen gleichfalls auch die Betreuung von uns Kindern, meiner Schwester und mir. Meine Mutter arbeitete zu der Zeit wieder halbtags im Schuldienst. Nach der Schule bekamen wir dort unser Mittagessen. Und wurden wirklich liebevoll betreut.

1977–1982

Die Vermieter mit dem Nachnamen ›Schräder‹ nannten wir auch ›Mama und Papa Schräder‹. Bei ihnen lernte ich auch viele alltägliche Dinge, wie Schleifen knoten, Papier schneiden und handwerkliche Dinge beim Kochen. In diesem Jahr ließen sich meine Eltern offiziell scheiden. Davon bekam ich aber nichts mit. Diese Zeit würde ich als ruhig werten. Ich sah ab und zu meinen Vater, der sehr schnell seine spätere zweite Frau kennenlernte. Treffen fanden grundsätzlich bei meinem Vater statt. Er hat sich immer Zeit für uns genommen und ich freute mich immer sehr auf diese Wochenenden. Ich lernte recht schnell seine zweite Frau kennen, die ebenfalls sehr nett zu uns war. Eine tiefere Bindung hatte ich allerdings nicht zu ihr aufgebaut. Ich hatte immer ein sehr inniges Verhältnis zu meinem Vater, da dieser mehr auf meiner Wellenlänge lag. Er war Hubschrauberpilot bei der Bundeswehr und technisch sehr interessiert und auch sehr versiert. Meine Mutter war von dem guten Kontakt zu meinem Vater und meinen Großeltern wohl nicht sehr begeistert. Ich weiß, dass in dieser Zeit viele Unterhaltsklagen vor Gericht verhandelt wurden. Viel später fand ich heraus, dass diese Verfahren immer zugunsten meines Vaters entschieden wurden. Ein Anruf meiner Großeltern (väterlicherseits) gab sie mit den Worten an mich weiter: »Da sind deine Großeltern am Telefon, ich weiß auch nicht, was die wollen.«

Diese Zeit wurde durch ein Ereignis jäh unterbrochen. Durch eine Nachlässigkeit meinerseits wurde ein Hausbrand ausgelöst, der das Haus bis auf die Grundmauern zerstörte. Der Brand entstand in unserem Kinderzimmer (meine Schwester und ich teilten uns ein großes Zimmer). Dieses lag eine halbe Etage tiefer durch ein Treppenhaus getrennt vom Rest der Wohnung. Als ich nach längerer Zeit wieder in unser Zimmer wollte, schaltete ich im Flur das Licht an. Dieses funktionierte zu dem Zeitpunkt nicht mehr, was mir aber erst später auffiel. In der Kinderzimmertür bemerkte ich einen großen rot glühenden Fleck. Mir war in dem Moment nicht klar, worum es sich handelte. Heute weiß ich, dass der Raum dahinter schon Feuer gefangen hatte. Ich lief zurück und berichtete erschrocken meiner Mutter davon. Meine Schwester war zu dem Zeitpunkt im Reitstall. Meine Mutter lief raus und öffnete die Tür. Das erzeugte eine Rückzündung im Treppenhaus, das daraufhin vollständig in Flammen stand. Sie schickte mich hinunter zu Familie Schräder, sie sollten die Feuerwehr rufen. Unten angekommen, rief ich die Feuerwehr an. Herr Schräder nahm mir den Hörer aus der Hand und gab alle Daten durch. Meine Mutter kam später herunter. Sie versuchte noch, Dinge aus der Wohnung zu retten. Sie erlitt dabei Verbrennungen im Gesicht, die im Krankenhaus stationär behandelt werden mussten. Daraufhin wohnte ich eine Woche bei Bekannten meiner Mutter. Danach fanden wir eine Wohnung und viele Menschen aus dem Umfeld sammelten für uns und schenkten uns Spielzeug. Bis auf ein Buch, das ich in der Schule liegen gelassen hatte, ist alles verbrannt, was ich bis dahin hatte. Im Rahmen der Aufklärung der Brandursache wurde ich bei der Polizei dazu befragt. Dies geschah damals ohne Beisein meiner Mutter. Der Beamte war sehr nett. Im Protokoll stand ›fahrlässige Brandstiftung‹. Rechtlich gesehen richtig. Den Begriff ›fahrlässig‹ verstand ich damals allerdings noch nicht …

Das Thema Grundschule ist schnell abgehandelt. Ich war Linkshänder, durfte aber die linke Hand nicht benutzen. Kleine Schläge mit dem Holzlineal auf die ›falschen‹ Finger erinnerten mich immer wieder daran.

Ich kann mich nur an zwei Freunde in der Schule erinnern. Die Zeit mit ihnen außerhalb der Schule und abseits meiner Mutter und Schwester bewerte ich als angenehm.

Wir lebten einige Zeit in der neuen Wohnung. Meine Mutter lernte wieder einen Mann kennen, der aus Hamburg kam. Sie hatte ihn auf Sylt kennengelernt. Er machte einen netten Eindruck auf mich. Allerdings baute ich auch zu ihm keinen tiefen Kontakt auf. Nach einer Zeit des gegenseitigen Besuchens in Rheine und in

Hamburg zogen wir zusammen in ein größeres Haus in Rheine. Während der ganzen Zeit bestand Kontakt zu meinem Vater. Feierlichkeiten, die meine Person betrafen (Geburtstag, Konfirmation 1986 etc.), wurden jedoch immer in Abwesenheit meines Vaters gefeiert.

1982–1986

Nach der Grundschule ging ich auf ein altsprachliches Gymnasium. Sicher eine falsche Wahl. Naturwissenschaftlich wäre besser gewesen. Meine Noten waren durchschnittlich bis schlecht. Die Situation zu Hause wurde für mich immer unerträglicher. Der Kontakt zu meinem Vater wurde von meiner Mutter nicht positiv bewertet. Wie der zweite Mann meiner Mutter diesen Kontakt bewertete, wusste ich bis dahin nicht.

1987

Die Situation wurde das erste Mal in meinem Leben so unerträglich, dass ich darüber nachdachte, mir das Leben zu nehmen. Der Gedanke daran war für mich nicht erschreckend oder beängstigend. Ich sah darin für alle Beteiligten einschließlich meiner Person eine konkrete Alternative. Für mich war auch relativ schnell klar, dass ich von einer Brücke springen würde. Andere Methoden kamen für mich nicht infrage. Und andere Menschen damit reinzuziehen, war überhaupt keine Alternative. Allerdings ging ich an dieses Thema wohl noch zu naiv heran, so dass es zu keinem konkreten Versuch kam. In dieser Zeit bot mein Vater mir den Kontakt mit einer Psychologin an, den ich auch einmal wahrnahm. Meine Mutter wusste von der Aktion nichts. Nachdem die Konflikte zu Hause immer größer wurden, stellte meine Mutter mich vor die Wahl, bei ihr zu bleiben und mich anzupassen oder zu meinem Vater zu gehen. Nach sechs Wochen Bedenkzeit entschied ich mich für meinen Vater. Diese Entscheidung wurde wohl nicht erwartet und löste weitere Eskalationen aus. Letztlich ging ich einen Tag später zu meinem Vater. Die Zeit war entsprechend belastend. Mein Vater kümmerte sich redlich um mich. Den Antrag, das Sorgerecht auf meinen Vater zu übertragen, lehnte meine Mutter ab, so dass es zu einem Rechtsstreit kam. Hier kam ich das erste Mal mit

Psychologen in Kontakt, die meine Entscheidung mit beurteilen sollten. Nach meiner Aussage vor dem Richter bekam mein Vater das Sorgerecht. Noch auf dem Flur des Gerichtsgebäudes verlangte meine Mutter daraufhin meinen Hausschlüssel zu ihrem Haus. Die achte Klasse, die ich zu der Zeit besuchte, musste ich wiederholen.

Die geklärte Situation verhalf mir letztlich wieder zu guten Noten in der Schule. In dieser Zeit lernte ich auch meine erste große Liebe kennen. Sie hieß Nicola. Ihre Familie stand meiner allerdings sehr abneigend gegenüber, so dass wir uns nur unter widrigen Umständen oder gar heimlich getroffen haben. Daher kam es auch nie zu einer richtigen Beziehung, weil es eben ›nicht sein‹ durfte.

Die häusliche Ruhe währte leider nur knapp ein Jahr, da die Ehe meines Vaters schon zum Zeitpunkt meines Umzuges zu ihm in der Krise steckte. Er lernte in der Zeit seine dritte Frau kennen und zog im Oktober 1987 aus.

Ich blieb mit meiner Halbschwester (geboren 1982) bei der zweiten Frau. Meine Mutter beantragte nach diesem Vorfall erneut das Sorgerecht, das ihr vom Gericht auf meinen Wunsch hin nicht zugeteilt wurde. Die zweite Frau meines Vaters projizierte nun wohl ihren ganzen Ärger auf mich und wurde mehrfach handgreiflich mir gegenüber.

1988

Nun eskalierte die Situation. Wieder wurde die zweite Frau meines Vaters derart handgreiflich, dass ich das erste Mal zurückschlug. Es war nicht stark, aber genug, um sie auf Abstand zu bringen. Ich fuhr daraufhin mit dem Fahrrad zu meinem Vater. Dort blieb ich. Allerdings erst in einem Wohnwagen in Rheine, da ich dort ja noch zur Schule ging und mein Vater mit seiner dritten Frau in Essen wohnte. Er pendelte jeden Tag von Essen nach Rheine zur Arbeit. Der Wohnwagen stand in der Kaserne, wo mein Vater stationiert war, und ich musste nachts ganz leise sein, damit niemand bemerkte, dass ich dort war.

1989

Ich zog Anfang des Jahres nach Essen zu meinem Vater und seiner dritten Frau. In Essen konnte ich nur noch die Realschule besuchen, die ich aber sehr gut abschloss. Die Schule war für mich ein regelrechter Sozialschock. Der Umgang der Leute miteinander war sehr roh, teilweise brachial. Ich schloss die Schule dort ab und besuchte danach die Schule für Elektrotechnik, auf der ich in drei Jahren eine vollwertige Ausbildung im Bereich Steuer-Regeltechnik abschloss. Auf der Schule lernte ich auch meinen bis heute besten Freund und größten Vertrauten kennen. In der Zeit wurde bei mir eine länger vermutete Farbsehschwäche als vollständige Farbenblindheit diagnostiziert. Daher war der Beruf im Bereich Regeltechnik unerreichbar geworden. Auch einen bis dahin erworbenen Segelflugschein musste ich wieder abgeben.

1990

Der Gedanke an Suizid begegnete mir in diesen Jahren immer wieder. Das ein oder andere Mal war er so konkret, dass es auch zu einem Versuch kam. Exemplarisch sei ein Abend in Rheine genannt, an dem ich mich von einer Party entfernte. Es war keine spontane Handlung, das ist wichtig in diesem Zusammenhang. Ich hatte alles durchgeplant und ging zu einer hohen Brücke, die für mein Vorhaben geeignet schien. Weit und breit kein Mensch, der meinen Plan durchkreuzen könnte. Dachte ich … Eine gute Freundin von mir hatte den Versuch geahnt und war mir hinterhergelaufen.

1992

Ich leistete meinen 15-monatigen Zivildienst in der technischen Abteilung eines Krankenhauses in Essen. Dort entwickelte ich die Idee, Kardiotechniker zu werden. Diesen Beruf konnte man zur damaligen Zeit nur über die zusätzliche Ausbildung zum Krankenpfleger ausüben. Die letzten drei Monate meines Zivildienstes leistete ich auf der Pneumologie des Krankenhauses ab.

1994

In diesem Jahr begann ich die dreijährige Ausbildung zum examinierten Krankenpfleger. Die Arbeit machte mir mal mehr, mal weniger Spaß. Je nachdem in welchem Fachbereich ich gerade eingesetzt wurde. Am Ende des zweiten Ausbildungsjahres hieß es, dass Kardiotechniker nun ein eigener Ausbildungsberuf wäre. Ich wollte die Ausbildung zum Krankenpfleger jedoch nicht abbrechen und machte 1997 erfolgreich mein Examen. Den Plan, Kardiotechniker zu werden, habe ich aus wirtschaftlichen Gründen verworfen, da eine Ausbildung nur in Berlin möglich war.

1995

In einem Sommerurlaub auf Rhodos lernte ich wieder eine Frau kennen. Sie lebte zu der Zeit in Berlin bei ihrer Mutter. Daraus ergab sich eine zweijährige Fernbeziehung mit monatlichem Pendeln zwischen Essen und Berlin. Das ewige Getrenntsein und wiederholte Verabschieden hat die Beziehung letztlich ruiniert. Mit dieser Frau machte ich auch meine ersten sexuellen Erfahrungen.

1997

Da ich über die Jahre mit meinem Geld nicht umsichtig gewirtschaftet hatte, waren in der Zeit einige Schulden entstanden. Ich nahm nach der Ausbildung eine Stelle als Krankenpfleger auf einer palliativen Onkologie in Essen an. Hier arbeitete ich im Zweischicht- und Dreischichtbetrieb. Was ich wirklich gerne in diesem Beruf gemacht habe, war die Sterbebegleitung auf der Station. Es war für mich immer wieder beeindruckend, wie glücklich ich Menschen auf ihrem letzten, oft sehr schweren Weg machen konnte. Allerdings waren diese Erlebnisse auch nicht immer erfüllend. Waren die Patienten viel älter als ich, dass war in den meisten Fällen so, war das nie ein Problem. Waren es Menschen in meinem Alter, so belastete mich die Situation auch. Ich konnte aber damals schon einen sehr guten Abstand zu meiner Arbeit einhalten. Das ein oder andere Erlebnis habe ich letztlich doch mit nach Hause genommen.

1998

Ziemlich kurzfristig habe ich mich in dem Jahr entschieden, meinen bisherigen Job und meinen Wohnort aufzugeben und ein Studium der Chemie zu beginnen. Das war letztlich ein umfangreicher Neuanfang, da ich wirklich nahezu alles hinter mir gelassen habe. Den Neuanfang habe ich zusammen mit meinem besten Freund in einer WG gestartet.

1999

Im dritten Semester habe ich meine jetzige Frau kennengelernt. Mein ganzes Studium durch habe ich nebenbei arbeiten müssen, um mein Leben zu finanzieren.

2000–2011

Es folgten ein erfolgreicher Studienabschluss, eine Hochzeit, ein eineinhalbjähriger beruflicher Auslandsaufenthalt und zwei von letztlich drei Kindern.

Die Kinder haben schlussendlich meinen Zwang so richtig ins Rollen gebracht. Ich kann mich nicht erinnern, wann ich einmal ohne Zwangsgedanken in meinem Leben gelebt habe, aber durch die Kinder wurden diese Gedanken bis zur Unerträglichkeit gesteigert. Meine Frau war es, die den ersten Schritt gemacht hat und mich zu einer Psychotherapie gedrängt hat. Ein Schritt, der bis zum heutigen Tage unsere Familie vor dem sicheren Aus gerettet hat.

Mein Zwang

Ich habe lange gebraucht, auch noch während der Therapie, zu begreifen, dass ich eine Zwangserkrankung habe. Ich wasche mir nicht zigmal die Hände. Ich ordne zwar gerne Dinge geometrisch an und trete nicht auf Gullideckel, aber das macht ›Monk‹ in der gleichnamigen Fernsehserie auch. Wenn man Zwang hört, denkt man immer nur an die offensichtlichen Handlungen. Meine Zwangshandlungen habe ich erst noch viel später erkannt. Zuerst ging es bei mir um die Gedanken. Brutale Gedanken. Immer wiederkehrende Gedanken. Gedanken, die mich nächtelang vom Schlafen abhielten. Und Gedanken, um Lösungen zu finden. Lösungen für aktuelle Probleme. Und wenn ich die Lösung hatte, habe ich weiter gedacht. Zugegeben, meine Problemlösefähigkeiten sind meiner Firma sehr zugutegekommen …

Und was haben diese Gedanken ausgelöst? Angst, Depressionen, Schlaflosigkeit, Isolation. Ausgelöst durch permanente Reaktion auf diese Gedanken. Auf den Gedanken folgte die Handlung. Ich habe so vielen Menschen in meinen Gedanken auf grausame Weise das Leben genommen. Passiert ist das in der Realität natürlich nie. Typisch für Zwangsgedanken. Doch als Reaktion auf diese Gedanken habe ich Abstand zu diesen Menschen genommen. Das waren Fremde, Kunden, Freunde, meine Kinder und meine Frau. Und ich ordnete meine Welt um mich herum. Kontrollierte sie. Jede Reaktion eines anderen Menschen musste ich vorhersehen können. Irgendwann glaubte ich sogar, Gedanken lesen zu können. Nicht im metaphysischen Sinne, aber als eine Art Risikofrüherkennung, um bloß keine Fehler zu machen. Die Personen in der Fußgängerzone, die da auf mich zugelaufen kommen. Wollen die was von mir? Warum schauen die mich an? Sitzt meine Kleidung nicht ordentlich? Was stimmt mit mir nicht? Können sie etwa meine Gedanken lesen? Wissen sie, was ich über sie denke … Zwangsläufige Reaktion darauf: Ich gehe einfach nicht mehr in die Stadt. Das ging immer so weiter. Irgendwann fasste ich meine eigenen Kinder nicht mehr an. Meine Frau auch nicht … Zwangsgedanken und Zwangshandlungen gehen für mich immer Hand in Hand. Meine Gedanken lösen Handlungen aus, die zwar absolut nichts mit meinen Befürchtungen zu tun haben, denn diese versuche ich ja durch die Handlungen zu unterbinden. Aber sie treiben mich immer weiter in eine kontrollierte und isolierte Welt, die mit der Realität nicht mehr in Einklang gebracht werden kann. Das war letztlich der Grund, warum meine Frau mich vor Jahren dazu gedrängt hat, eine Therapie zu beginnen. Während der schon laufenden Therapie hat sie sogar einmal die Notbremse gezogen und mir das Ultimatum gestellt, dass ich mich in eine stationäre Behandlung begeben soll. Erst im Nachhinein wurde mir bewusst, wie verzweifelt meine Frau gewesen sein musste, um diesen Schritt mir gegenüber durchzusetzen. Das meine Ehe damals kurz vor dem Aus stand, hatte ich auch nicht realisiert.

Mein Zwang treibt mich. Immer wieder. Zu Tage und in der Nacht. Weg von allem Menschlichen. Immer weiter in die Isolation. Er katastrophisiert alles, was mit Menschen und dieser Welt zu tun hat. Und mein Zwang ist ein Teil von mir. Ergo bin ich der Grund für all das und das Beste ist in diesem Fall, das Übel zu beseitigen. Dann wird alles wieder gut. Also … muss ich gehen. Am besten ganz weg von diesem Planeten. Ganz weg aus dieser Welt.

Nun, ich bin noch da. Zu verdanken habe ich das einer höchst intensiven und jahrelang andauernden Therapie. Zu verdanken habe ich das meiner Einsicht, dass dieser Zwang doch auch irgendwie in diese Welt reinpassen muss. Zu verdanken habe ich das dem einen äußerst kompetenten Therapeuten, der sich mit dieser Materie sehr gut auskennt und genau wusste, was ich lernen musste, um mir selbst zu helfen. Geduld ist eine weitere wichtige Eigenschaft. Geduld auf meiner Seite und Geduld auf der Seite des Therapeuten. Und letztlich die Einsicht, dass ich diese Gedanken nicht loswerden kann. Sie werden mich immer begleiten. Ich musste lernen, damit zu leben. Drei Punkte haben mir dabei geholfen:

WISSEN KONFRONTATION HUMOR
Zusammengefasst kann man auch sagen: MOTIVATION (ganz viel davon).

Die Themen Wissen und Motivation werden sicher schon sehr ausführlich in diesem Buch behandelt. Das Thema ›Humor‹ hat es verdient, ein eigenes kleines Kapitel zu bekommen.

Zwang und Humor (Humor und Zwang?)

Was, um alles in der Welt, hat Humor mit Zwang zu tun? Nun ja, wenn die Welt schon untergeht, sollte man wenigstens am Ende noch ein wenig darüber lachen können. Am Ende spielt doch sowieso nichts mehr eine Rolle …

Dieser sarkastische Endzeitgedanke war für mich sicher nur der Anfang meines Verständnisses über Humor und Zwang. Das Thema Humor ist in therapeutischer Hinsicht sicherlich ein Thema, das man besser die Betroffenen beschreiben lässt. Ein Therapeut müsste an dieser Stelle vielleicht um seine Reputation fürchten. Humor ist einfach ein Thema, das für die Therapie einer Erkrankung nicht wichtig genug erscheint. Trotzdem gibt es in der Medizin schon seit Jahrzehnten Abhandlungen über den Heilungserfolg von Patienten, die Humor einsetzen. Der Clown, der todkranken Kindern auf der Palliativstation ein beherztes Lachen entlockt und damit ganz nebenbei die Dosis an notwendigen Schmerzmedikamenten senkt. Das freundliche Lächeln des Pflegepersonals, eine nette Bemerkung in Richtung Patient und schon sieht der Tag etwas rosiger aus. Oder das eigene Kind, das mit aufgeschlagenem Knie und gebrochenem Stolz bei Mama oder Papa auf dem Schoß Trost sucht und nach dem Fortwischen der Tränen durch einen Scherz wieder fröhlich am Spiel draußen teilnimmt.

Zwei Zitate, die es meiner Meinung nach sehr gut treffen:

- »Kein Geist ist in Ordnung, dem der Sinn für Humor fehlt.«
  Samuel Coleridge
- »Humor haben nicht selten die Menschen, die eigentlich nichts zu lachen haben.«
  Gerhard Uhlenbruck

Wenn sich jemand dreißig- bis vierzigmal am Tag die Hände wäscht, macht er das nicht zum Spaß. Permanent daran zu denken, andere Menschen zu verletzen, ist auch keine witzige Angelegenheit. Humor hat einen unschlagbaren Vorteil. Humor kennt erst einmal keine Moral. Humor unterliegt nicht der ›political correctness‹. Also genau das Gegenteil eines Zwangs.

Ein Beispiel:
Mein Sohn sitzt in der Badewanne und ich betrete das Badezimmer. Das Bild, das mir in dem Moment in den Kopf schießt, ist, wie ich meinen Sohn unter Wasser drücke und ihn in der Wanne ertränke. Was tue ich also? Ich verlasse fluchtartig das Badezimmer, denn ich möchte meinen Sohn keinesfalls in Gefahr bringen.

Zwangsgedanke → Zwangshandlung

Wie kann Humor in diesem Fall helfen? Mein Therapeut hat viel Arbeit investiert, mir die Funktion eines Zwangs zu erklären. Logisch verständlich zu machen. Ich habe ihm von schlimmen Gedanken erzählt und stand in dem Moment, gefühlt, kurz vor dem Nervenzusammenbruch. Wissen und Konfrontation sind ganz wesentliche Punkte in der Therapie. Aber wir haben auch gelacht. Viel gelacht. Über komische Dinge, die wir erlebt haben. Über meine abstrusen Gedanken. Über diese Welt, die ja scheinbar durch mich immer wieder kurz vor der Katastrophe steht. Vielleicht haben wir sogar so viel gelacht, dass meine Krankenkasse an der Seriosität meines Therapeuten zweifeln würde, wenn sie denn darum wüsste. Aber, der Erfolg gibt uns Recht. Ich habe gelernt, viele Dinge mit Humor zu sehen. Meistens kann ich darüber lachen, wenn ich plötzlich einen Kunden auf der Arbeit in Gedanken aus dem Fenster schmeiße. Das interne Bewertungssystem, das ja sonst wie bei einer allergischen Reaktion völlig außer Kontrolle gerät, reagiert mit Humor einfach nicht so überkritisch. Und prompt wird den vermeintlich schlimmen Gedanken die Kraft genommen. Hört sich alles ganz einfach an, ist es aber wahrlich nicht. Bei mir hat es Jahre gedauert. Und es dauert immer noch an. Ich habe viele Methoden gelernt, mit Zwangsgedanken umzugehen. Humor ist eine wesentliche davon.

Noch einmal zu der Sache mit der Badewanne. Wenn ich heute in diese Situation komme, denke ich immer an folgenden Spruch:

›Mother hold her little daughter 20 minutes under water, not to cause her any troubles, just to see the funny bubbles…‹ (Autor unbekannt)

Man mag darüber streiten, ob das lustig ist. Das spielt aber gar keine Rolle. Mir entlockt es ein Lächeln und ich kann mich neben die Badewanne hocken und mit meinem Sohn im Wasser Schiffskatastrophen spielen. Mein Sohn merkt gar nichts von meinen verrückten Gedanken und für mich ist das ein voller Erfolg.

Zwangserkrankungen und Kinder

Meine eigenen Kinder waren die Auslöser, die meine Zwangsgedanken unerträglich werden ließen. Die Gedanken waren ja schon immer in meinem Kopf. Aber die Brutalität, die meinen Kindern in meinem Kopf entgegenschwappte, war von einer Qualität, die so noch nicht da gewesen war. Und es ist ganz erstaunlich, wie meine kleinen Kinder schon auf diese plötzlichen Abneigungen und nicht einschätzbaren Reaktionen meinerseits reagiert haben.

Kinder haben zu Beginn ihres Lebens nur sehr wenige Möglichkeiten, Empfindungen ihrer Eltern wahrzunehmen. Der beste und einfachste Weg ist sicherlich körperliche Nähe. Doch gerade diese Nähe schlug bei mir so oft um in Ablehnung, ausgelöst durch absurde Gedanken, meine Kinder in dem Moment verletzen zu können. Kinder können sich nicht dagegen wehren, können einen Erwachsenen nicht darauf aufmerksam machen. Sie nehmen dieses Verhalten voll und ganz an. Genau das, was bei einem Zwang eben nicht passieren darf. Meine Kinder richteten sich in meiner zwanghaften Welt voll und ganz ein und unterstützten damit den Zwang auf der ganzen Linie. Ein Teufelskreis. Mein Sohn wurde später einmal im Rahmen meiner Therapie zum Wesen seines Vaters befragt. Er verglich mich mit einer Schlange. Keine Mimik, unberechenbar, jederzeit absprungbereit. Und sich selbst verglich er mit einem Tiger, der immer auf der Hut war und stark genug sein musste, die Familie zu führen, weil Papa und Mama das ja nicht mehr konnten …

Dieses Zwischenmenschliche in der Familie löste einen immer größer werdenden Frust und Konflikt aus, der sich zunehmend zwischen meiner Frau und mir entlud. Natürlich leiden am Schluss immer die Kinder darunter. Und sie versuchen weiterhin alles ihnen Mögliche, die Situation zu verbessern. Was die Kinder dabei jedoch nicht bemerken, ist, dass sie den Zwang immer mit ihrem rücksichtsvollen Verhalten unterstützen.

Meiner Erfahrung nach müssen bei Beginn einer Therapie von Zwangserkrankungen ebenfalls die Kinder im nächsten sozialen Umfeld des Betroffenen untersucht werden. Hier ist meiner Meinung nach sofort Eile geboten, da bei Kindern die Auswirkungen ungleich schwerer wieder auszugleichen sind. Mein ältester Sohn, mit dem ich heute ein sehr vertrauensvolles Verhältnis habe, reagiert in bestimmten Situationen immer noch ganz nach den Regeln meines Zwanges. Zum Beispiel fragt er mich immer noch, ob es mir nicht zu viel wird, mit ihm in die Stadt zu gehen, weil da so viele Menschen sind. Er hat im Rahmen meiner Therapie ebenfalls eine Verhaltenstherapie bei einer Kinder- und Jugendpsychotherapeutin durchlaufen. Erfreulicherweise mit sehr großem Erfolg. Ich habe bei ihm wohl noch rechtzeitig reagiert …

Der Unterschied ist in meinem Fall sehr deutlich an meinem dritten Kind, eine Tochter, zu erkennen. Ich nenne sie auch immer das ›Nachkriegskind‹. Die Mittlere hat schon von den ersten Erfolgen meiner langjährigen Therapie profitieren dürfen. Trotzdem zeigen sich auch bei ihr immer noch Züge von angepasstem Verhalten an meine Zwänge. Aber erst das ›Nachkriegskind‹ hat die Möglichkeit, in einer unbeschwerten Familie aufzuwachsen. Natürlich sind auch heute noch Zwang und Depression für mich ein Thema und meine Kinder sind auch alle, entsprechend altersgerecht, darüber aufgeklärt. Alle drei wissen aber heute ganz genau: Wenn Papa mal schlecht drauf ist oder komische Dinge tut, sind sie dafür nicht verantwortlich und können auch nichts an dieser Situation ändern. Sie wissen, dass ich weiter ihr Papa bin und es heute schaffe, das Schiff der Familie, mit meiner Frau/ihrer Mutter zu steuern. Und ganz erstaunlich ist, dass sie sogar die Möglichkeit nutzen, in frühen Jahren noch etwas mehr zu lernen als ihre gleichaltrigen Freunde. Jeder Mensch darf schwach sein und das auch zeigen. Jeder Mensch darf sich zurückziehen, ruhig, ja, traurig sein, ohne dass die Welt untergeht. Und meine Kinder dürfen das auch und tun das auch. Sie haben gelernt, dass jeder Mensch viele Seiten in sich trägt und diese Seiten auch zulassen muss. Auch wenn es eben »komische« Gedanken sind. Natürlich kennen meine Kinder nicht die schlimmen Details meiner Gedanken, sie zu verängstigen würde keinen Sinn machen. Aber jemanden aus lauter Wut mal ›an die Wand klatschen‹ zu wollen, ist vollkommen normal und erlaubt. Meine Kinder wissen, dass die Gedanken frei sind und sie in ihrem Kopf alles tun und lassen dürfen, was sie wollen. Und wenn ich das mal vergesse, dann laufen sie nicht vor mir weg. Sie bleiben in meiner Nähe und vertrauen darauf, dass ich bald wieder da bin, wieder für sie da bin.

Die Kehrseite der erfolgreichen Psychotherapie…

Sicherlich nicht die Überschrift, die man in Verbindung mit einer Psychotherapie, und vor allem einer erfolgreichen Psychotherapie, erwarten würde. Der Begriff ›Kehrseite‹ soll in diesem Zusammenhang auch grundsätzlich keine negative Polarität aufzeigen. ›Kehrseite‹ bedeutet für mich als Betroffener viel mehr die Aspekte des täglichen und zukünftigen Lebens, die erst mit den Früchten einer erfolgreichen Psychotherapie zutage treten und nicht nur angenehmer Natur sind. Unterm Strich zeigen sie ein Höchstmaß an erkennbarem Fortschritt in der Therapie. Sie gehen allerdings auch mit tiefgreifenden Veränderungen im Leben einher, die im Vorfeld sicherlich nicht immer vollständig erkennbar und erwünscht sind. Besonders beim Zwang scheint mir dieser Effekt sehr deutlich.

Der Zwang ist für mich eine psychische Erkrankung, die maximal auch mein Umfeld betrifft. Wie ich schon geschildert habe, habe ich durch den Zwang mein Leben sicherlich ganz anders eingerichtet, als ich es ohne Zwangsgedanken getan hätte. Diese Aspekte meines Lebens habe ich bisher, wie sollte ich auch, nicht infrage gestellt. Die Arbeitsstelle, die Ehepartnerin, die eigene Familie. Alles das habe ich massiv unter Berücksichtigung meiner Zwangserkrankung eingerichtet. Die meisten Aspekte davon sicherlich unbewusst, aber trotzdem so wirksam, dass der Zwang den gesamten Spielraum meines Lebens nutzen konnte.

Dennoch merkte ich ja, dass diese Zwangsbausteine nicht die erhoffte Wirkung einer Beruhigung in meinem Leben gezeigt haben. ›Irgendwas ist immer‹ war die tägliche Devise.

Nach Jahren der ambulanten Psychotherapie, einem stationären Aufenthalt in der Klinik und medikamentöser Therapie vollzog sich nun langsam eine Wende. Und diese Wende ging auch damit einher, dass viele Aspekte in meinem täglichen Leben auf einmal nicht mehr mit der ›neuen, zwanglosen‹ Sichtweise auf die Dinge vereinbar waren. Ein Beispiel ist der Verlust meines Jobs, in dem ich bis dahin sehr erfolgreich war. Vorweggenommen, gekündigt habe ich letztlich selbst. Die Arbeit, die ich dort verrichten sollte, wurde für mich zu einer derartigen psychischen Belastung, dass ich letztlich die Segel gestrichen habe. Was war geschehen? Warum war mein tägliches, berufliches Geschäft, das ich viele Jahre mit Begeisterung und Erfolg gemeistert habe, nun die größte Qual des Tages für mich? Der Zwang steckt im Detail. In so vielen Details. Im Ganzen betrachtet war mein Job ideal, um mein tägliches Umfeld auf der Arbeit so zu gestalten, dass ich alles unter Kontrolle hatte. Die Kontrolle war keinesfalls schädlich für die Firma, ganz im Gegenteil. Steigerung der Auftragslage. Maximale Verkürzung von Bearbeitungszeiten. Effektive Gestaltung und Umsetzung von Arbeitsprozessen. Gewinnsteigerung usw. Alles Effekte, die ja nun sehr gerne von einer Firmenleitung entgegengenommen werden. Diese Art der Arbeit war aber eben nur so hochgradig kompatibel mit mir, weil ich immer alles genauestens durchdacht habe. Alles gefühlte Tausendmal durchgerechnet. Bei einem Schachcomputer spricht man von der Suchtiefe, das Durchspielen sämtlicher Möglichkeiten, die aus den vorher angenommenen Möglichkeiten erwachsen. Durchdenken, denken und wieder durchdenken. Getrieben von dem Zwang, alles richtig zu machen. Keine Fehler …

Und heute? Die Kehrseite ist nun nicht ›Fehler zu machen, sie zuzulassen‹. Den Job habe ich nicht drangegeben, weil ich der Aufgabenstellung nicht mehr gewachsen war. Der Teufel offenbarte sich in einem ganz anderen Detail. Alle Optimierungen, die ich für die Firma einbrachte, hatten ihren Ursprung in meinem Hirn. Mein Hirn war der Quell all dieser Ideen. Allerdings war es in der Firma gar nicht meine Aufgabe, genau dieses zu leisten. Natürlich hatte keiner ›Nein‹ gesagt, da ich meine anderen, eigentlichen Aufgaben selbstverständlich auch mit vollster Zufriedenheit abwickelte. Als ich das erkannte, begann ich langsam und erst für mich unbemerkt mit meiner Expertise dosierter umzugehen. Ich fing an zu begreifen, was ich eigentlich kann und das ich dafür auch etwas verlangen kann. Hiermit meinte ich in erster Linie nicht das Gehalt. Ich meinte vor allem die Wertschätzung als Mensch. Die Honorierung mit einem Lächeln. Anerkennende Worte, für das, was man leistet. Gleichwohl habe ich mir diese Art der Menschlichkeit versucht anzueignen. Mitarbeiter sind unvorstellbar hoch motiviert, wenn man sie im ersten Schritt einfach nur wie Menschen behandelt und nicht wie Personalnummern. Das war der Grundstein, der letztlich zur Aufgabe meines bisherigen Jobs führte. Mein

Arbeitgeber war einfach nicht mehr kompatibel mit meinem neuen Bild vom Umgang mit Menschen.

Neben vielen anderen kleineren ›Kehrseiten‹ meiner erfolgreichen Psychotherapie möchte ich hier noch einen größeren Aspekt vorstellen, der mein Leben nicht unbedingt einfacher gemacht hat. Bezeichnend sind im Nachhinein die Auswirkungen auf meine Beziehung mit meiner Frau. Zur Beruhigung, bis zur Drucklegung dieses Buches waren wir immer noch bewusst, entschieden und vor allem aus Liebe verheiratet. Ich habe an dieser Stelle nicht die Formulierung ›glücklich‹ gewählt, dass würde unsere Beziehung nur sehr unzureichend beschreiben.

Ich habe meine Frau vor siebzehn Jahren kennengelernt. Und schon vor siebzehn Jahren war mein Leben mit vielen, unerkannten Säulen aus Zwang durchzogen. Nun muss ich die eigene Position verlassen und eben genau die Sichtweise meiner Frau einnehmen, die mich vor siebzehn Jahren kennen und lieben gelernt hat. Sie hat sich genau diesen Menschen ausgesucht. Mich, der emotional sehr knapp dosiert war und auch sonst alles sehr rational und logisch anging. Da stellt sich doch heute die Frage, warum meine Frau damals gerade mich ausgewählt hat.

Und nun, heute, hat meine Frau einen Partner an ihrer Seite, der emotional reagiert. Oft sehr emotional. Und der Umgang mit diesen Emotionen ist keineswegs ausgeglichen. Auch nicht kindlich, aber doch unerfahren in diesen Dingen. Und der eigene Ehemann erkennt, auf Grundlage dessen, was er in der Therapie gelernt hat, neuerdings auch die eigenen Schwächen und Probleme. Unterm Strich eine wundervolle Grundlage für eine vertrauensvolle Beziehung, aber manchmal auch eben zu viel des Guten.

Zurück zu mir. Es kommt noch etwas obendrauf. Der Zwang ist verstanden. Er ist erkannt, ertappt, aber deswegen noch lange nicht eingesperrt und von der Bildfläche verschwunden. Er kommt wieder. Immer kommt er wieder, wenn er nur die Möglichkeit dazu hat. Und dann ist der ganze Erfolg manchmal dahin. Dann kommen die ganzen alten Muster wieder zutage. Dann folgen aus den Gedanken wieder die Handlungen. Diesen Spagat muss meine Frau aushalten. Immer wieder umschalten. Schwer ist das. Eine Belastung für die Beziehung. Und auch nicht ganz ungefährlich, wenn wir uns nicht beide immer wieder vor Augen führen, was wir da gerade tun. Was passiert gerade? Was empfindet der andere dabei? Wie schon mehrmals erwähnt. ›Der Mensch sieht, was er sieht.‹ Meine Sicht der Dinge ist nicht die Sicht des anderen. Das heißt aber auch nicht, dass ich die Sicht des anderen annehmen muss und umgekehrt. Vielmehr geht es darum, den Standpunkt des anderen zu verstehen und zu respektieren. Am Ende freuen wir uns immer wieder, dass wir diese Sicht auf das Leben mittlerweile haben, das Glück, das wir dabei heute empfinden können. Doch dieses Glück kommt nicht einfach so. Der Weg will immer wieder gegangen werden. Ich bin sehr gespannt, ob sich das noch mit der Zeit ändert.

Wie ich schon beschrieben habe, erfolgten diese Veränderungen nicht plötzlich, sondern schleichend. Anfangs ein Prozess, der völlig im Dunklen abgelaufen ist. Dann treten die ersten Symptome zutage. In Summe immer positiv, denn wenn die Therapie erfolgreich ist und die ersten Früchte dieser Ernte genossen werden können, ist das ein unbeschreiblich befreiendes Gefühl. Aber die Veränderungen bringen neue Probleme mit sich. Den Job zu kündigen, weil man daran zerbricht, freiwillig in die Arbeitslosigkeit zu gehen, ist eine Belastung, die bei mir erhebliche Depressionen hervorgerufen hat. In diesem Fall reichte es natürlich seitens des Therapeuten nicht aus, sich einfach zu freuen, weil ja alles für eine ›gute Sache‹ ist. Hier war weiterhin ein hohes Maß an Beobachtungsgabe und Fingerspitzengefühl vom Therapeuten gefordert. Ich habe diesen Weg letztlich mit Hilfe des Therapeuten und mit Hilfe von Ärzten, meiner Familie und guten Freunden bestritten. Diese Kehrseiten zu erkennen, zu beurteilen, ob man diesen Weg gehen möchte und ihn letztlich als einen Teil seiner selbst anzuerkennen, ist die Kunst. Eben das Ergebnis meiner erfolgreichen Psychotherapie.

3. Cornelia M.: Ich kann mein Leben wieder genießen

Wie konnte es so weit kommen? In meiner Kindheit und frühen Jugend hatte ich keinerlei Zwänge.

Alles fing vor dreißig Jahren ganz harmlos an. Nach einem Urlaub bemerkte ich zwischen zwei Zehen eine gerötete und juckende Stelle. Der Hautarzt nahm eine Probe, diagnostizierte Fußpilz und verschrieb mir eine Salbe. Außerdem sollte ich meine Schuhe und Strümpfe regelmäßig desinfizieren. Die Symptome verschwanden zwar zunächst, kamen aber wieder, obwohl ich alle Anweisungen befolgt hatte. Heute weiß ich, dass die Behandlung vermutlich deshalb nicht angeschlagen hat, weil ich gar keinen Fußpilz hatte. Auf die Idee, die Diagnose des Arztes infrage zu stellen, bin ich damals aber nicht gekommen. Ich gab vielmehr mir selbst die Schuld an der fehlgeschlagenen Behandlung. Ich folgte weiterhin den Anweisungen des Arztes. Aber ich erfand zusätzlich eigene vorbeugende Maßnahmen, weil die bisherigen ja nicht genügt hatten. Das waren bereits die Vorläufer der ersten Zwangsgedanken und Zwangshandlungen; der Übergang zwischen einem besonders gewissenhaften Verhalten und dem Zwang war fließend.

Ich habe mich oft gefragt, warum ausgerechnet diese vermeintliche Fußpilzerkrankung den Zwang ausgelöst hat. Schließlich war ich auch vorher schon öfter krank gewesen. Ich denke, es kamen drei Faktoren zusammen. Zum einen ist Fußpilz natürlich irgendwie fies und unangenehm und niemand spricht gerne darüber. Zum anderen war es das Verhalten des Arztes, der sich weigerte, mir die Hand zu geben. Und zum Dritten war es die nicht erfolgreich verlaufende Behandlung. Offensichtlich hatte ich eine eklige, sehr ansteckende und kaum behandelbare Krankheit! Mit so jemandem will sicher niemand etwas zu tun haben!

Mein Unterbewusstsein stellte eine Verbindung zu einem Krankenhausaufenthalt im Kindergartenalter her. Als Vierjährige wurde ich am Blinddarm operiert. Die Operation fiel zeitlich mit einem beginnenden grippalen Infekt zusammen. Das daraus resultierende hohe Fieber wurde als Hirnhautentzündung diagnostiziert. Frisch operiert wurde ich auf ein Isolierzimmer gebracht. Meinen Eltern erlaubten die Ärzte lediglich, mich im Schlaf durch eine Glasscheibe zu betrachten. Ich durfte sie nicht sehen. Niemand erklärte mir etwas oder tröstete mich.

In diese traumatische Situation wurde ich dreizehn Jahre später zurückversetzt. Es ging nicht um eine unangenehme, aber sehr weit verbreitete und im Prinzip harmlose Hauterkrankung. Es ging um Isolation und Alleingelassenwerden. Und um Schuld. Vermutlich hatte ich mir als Kind irgendwie selbst die Schuld an diesem Krankenhausaufenthalt gegeben. Jetzt wollte ich unbewusst alles besser machen.

Wie sich das System der Zwänge genau weiterentwickelte, kann ich heute nicht mehr sagen. Schon bald begann ich die für Waschzwängler typischen Ketten zu bilden. Durch mein früheres Barfußlaufen in meinem Jugendzimmer könnte ich den »Fußpilz« auf den Teppichboden übertragen haben. Von dem Teppichboden könnte der »Fußpilz« an Gegenstände geraten sein, die ich dort abgelegt hatte, von diesen Gegenständen wiederum an die Möbel, von dort wiederum auf Gegenstände, die ich zu einem späteren Zeitpunkt auf die Möbel gelegt habe oder auf Gegenstände, die mit den kontaminierten Gegenständen in Berührung gekommen waren usw.

Meine Mutter schlug in bester Absicht vor, ich sollte doch mein Jugendzimmer komplett desinfizieren, dann könne keine Ansteckungsgefahr mehr bestehen. Das habe ich dann auch getan. Jedes Buch, jede Figur im Setzkasten, jedes Plüschtier wurde desinfiziert. Nicht alles überstand diese Prozedur gleich gut. Einiges musste ich anschließend entsorgen. In dieser Phase habe ich auch viele Erinnerungsstücke weggeworfen. Das zeigt für mich ganz deutlich, dass der Zwang begonnen hatte, mein Selbstverständnis anzugreifen. Selbstredend besserte sich mein Zwang durch die Säuberungsaktion nur kurzfristig, auf lange Sicht gesehen verfestigte er sich stattdessen. Das Desinfizieren des Zimmers setzte einen neuen Standard, den ich von nun an immer einzuhalten hatte.

Mein ganzes Leben veränderte sich durch den Zwang komplett. Besonders schlimm wurde für mich der Sportunterricht, da in der Umkleidekabine und in der Halle viele Leute barfuß laufen. Aber auch im privaten Umfeld hatte ich Probleme. Auf Socken in fremden Wohnungen herumzulaufen oder es sich auf dem Fußboden sitzend gemütlich zu machen, kam für mich nicht mehr infrage. War ich früher im Schwimmverein gewesen und hatte sämtliche Scheine bis hin zum Rettungsschein mit großem Vergnügen erworben, waren Schwimmbäder nun tabu. Noch kurze Zeit vorher hatte ich mit Freunden eine mehrtägige Radtour unternommen. Jetzt bedeutete alles außerhalb der täglichen Routine Stress, weil der Zwang mir suggerierte, es gebe überall Gefahrenquellen. Meine Möglichkeiten, soziale Kontakte zu pflegen, nahmen dadurch deutlich ab. Freundschaften lockerten sich.

Auch in meiner Ursprungsfamilie sorgte mein Verhalten für Unverständnis und enorme Spannungen. Mit meinem Vater kam es zum endgültigem Bruch. Mit meiner Mutter kam es zu stundenlangen nächtlichen Diskussionen. Sie konnte nicht verstehen, warum ich mein unsinniges Verhalten nicht einfach aufgeben konnte. Ich spürte schon damals vage, dass mein Zwang auch mit der familiären Situation zusammenhing. Meine Versuche, dies zu kommunizieren, liefen aber ins Leere.

Inzwischen hatte ich den Hautarzt gewechselt. Der neue Arzt ging um einiges lässiger mit der Erkrankung um. Er hielt Fußpilz für eine Lappalie. Er gab mir zum Beispiel selbstverständlich die Hand – allerdings hatte ich selbst inzwischen Probleme damit. Im Übrigen konnte der neue Arzt keinen Fußpilz feststellen. Er war der Ansicht, dass keine Diagnose mehr möglich sei, weil die Füße dauernd desinfiziert würden. Ich fühlte mich dadurch in gewisser Weise in meinem Zwangsverhalten bestätigt. Wenn der Arzt nichts mehr feststellen konnte, waren meine Bemühungen letztlich erfolgreich und ich für meine Umwelt keine allzu große Gefahr und Belastung mehr. Ich setzte also mein bisheriges Verhalten unvermindert fort.

Der neue Arzt empfahl mir eine Kollegin, die gleichzeitig als Psychologin tätig war. Es kostete mich einige Überwindung, diese aufzusuchen. Ich dachte aber, dass sie die Lösung all meiner Probleme wäre, weil mir inzwischen klar war, dass ich sowohl ärztlichen als auch psychologischen Rat nötig hatte. Deshalb sagte ich auch schweren Herzens zu, als sie mich fragte, ob ich bereit wäre, mein Problem einigen Studenten von ihr zu schildern. Ich dachte, dies sei die Bedingung für eine Behandlung. Ich habe die Veranstaltung vor den Studenten als sehr unangenehm empfunden. Das Schlimmste war, dass diese Professorin keineswegs die Absicht hatte, mich selbst zu behandeln. Sie stellte auch keine Diagnose. Vielmehr suchte sie in einer Liste einen Kollegen heraus, der die besondere Qualifikation hatte, in meiner Nähe zu praktizieren. Selbstredend bin ich dort nicht hingegangen, da ich keinerlei Vertrauen mehr in die Ärztin und ihre Empfehlungen hatte.

Schließlich ließ ich mich aber von meiner Mutter dazu überreden, einen Psychiater aufzusuchen, bei dem auch eine ihrer Bekannten schon mal gewesen war. Das machte den Besuch für mich irgendwie akzeptabler. Ich ging wöchentlich zu Gesprächen. Um was für eine Therapie es sich genau handelte, kann ich nicht sagen. Der Psychiater erkannte jedenfalls nicht, dass ich an einem Zwang leide. Möglicherweise hatte er davon schon mal etwas gehört, denn er forderte mich irgendwann auf, ins Freibad zu gehen, also mich einer Konfrontation mit dem Zwang auszusetzen, ohne mir das jedoch zu erklären. Ich kam seinem Vorschlag nach. Anschließend desinfizierte ich allerdings mich selbst, meine Kleidung, meine Tasche nebst Inhalt und das Auto. Darüber wurde allerdings nicht gesprochen. Mir kam nicht in den Sinn, dass dies wichtig sein könnte und der Psychiater fragte nicht nach.

Nach ein bis zwei Jahren stellte ich fest, dass die Gespräche zwar angenehm verliefen, aber keine wirkliche Besserung brachten. Der Psychiater diagnostizierte abschließend, ich müsste mehr Selbstbewusstsein entwickeln. Das war sicherlich nicht falsch, aber für sich allein nicht zielführend.

Er verwies mich zwecks Fortsetzung der Therapie an einen Studienfreund. Auch dieser Therapeut erkannte jedoch nicht, dass ich an einem Zwang litt. Die Behandlung verlief ähnlich wie die vorherige. Nach diesem zweiten Versuch hielt ich mich für untherapierbar.

Inzwischen hatte ich ein Studium aufgenommen. Die nächsten Jahre waren davon gekennzeichnet, dass sich der Zwang langsam aber stetig verfestigte. Das wurde mir aber gar nicht so bewusst, weil ich begann, mein Leben in allen Bereichen auf den Zwang einzustellen. Ich hatte mir ein Zimmer mit Bad und Küchenzeile gesucht. Dadurch entfielen alle Probleme, die vorher bei der gemeinsamen Nutzung des Familienbades entstanden waren. Weil ich allein wohnte, konnte ich auch alle sonstigen Zwangsrituale in aller Ruhe durchführen. Ich stand weniger unter sozialer Beobachtung. Außerdem hatte ich im Studium auch mehr Zeitfenster, um dem Zwang Raum zu geben. Ich suchte mir neue Freunde und Hobbys, die zu mir als Zwangskranke passten. Niemand wusste mehr, wie ich vorher gewesen war, und auch ich vergaß es allmählich. Ich arrangierte mich mit dem Zwang, indem ich mein Leben einschränkte und immer mehr von mir aufgab.

Der Zwang breitete sich fast unmerklich weiter aus. Zum einen vertiefte er sich. Die Kontaminierungsketten wurden immer länger. Dadurch waren immer mehr Gegenstände »verseucht«.

Zum anderen kamen neue Zwangsbereiche hinzu. Der Zwang drang in fast jeden Lebensbereich ein. Aufenthalte in der Natur waren für mich lange Zeit weitgehend zwangsfrei gewesen. Der Zwang redete mir ein, ich müsste mich auch vor dem Fuchsbandwurm in Acht nehmen. Daraufhin bin ich jahrelang nicht mehr spazieren gegangen und habe weihnachtliches Tannengrün gemieden. Auch das Essen erfolgte lange Zeit weitgehend zwangsfrei. Bis der Zwang dafür sorgte, dass ich aufgrund des Rinderwahnsinns auch bei Lebensmitteln nicht mehr alles unbedenklich essen konnte.

Während dieser Zeit versuchte ich noch mal, meinen »Fußpilz« behandeln zu lassen. Für denselben Tag hatte ich mir drei Termine bei drei unterschiedlichen Hautärzten geben lassen. Es kamen drei unterschiedliche Diagnosen heraus. Der erste, seines Zeichens Chefarzt, dem ich dummerweise von meinem Zwang erzählt hatte, konnte nichts feststellen und bezeichnete mich mehr oder weniger unverhohlen als Hypochonder. Der zweite, Oberarzt in einer anderen Klinik, hatte keine Pilze feststellen können, aber Bakterien diagnostiziert. Da ich völlig auf Fußpilz fixiert war, schenkte ich diesem Ergebnis – leider – zu wenig Beachtung. Der dritte war ein niedergelassener Hautarzt. Er sagte mir, er hätte gleich gesehen, dass es sich eindeutig um Fußpilz handele, und das hätte auch die Pilzkultur gezeigt. Heute frage ich mich, warum ich nicht nachgehakt habe, warum ich die Ärzte nicht mit ihren völlig unterschiedlichen Diagnosen konfrontiert habe. Ich glaube, dazu fehlte mir einfach die Kraft. Ich ließ die Sache auf sich beruhen.

Mein Studium schloss ich mit einem Prädikatsexamen ab und fand eine Stelle in meinem Wunschberuf. Mein Zwang interessierte sich nicht besonders für Schule, Studium und Beruf. In diesem Lebensbereich gab es so gut wie keine Probleme, bei denen er sich als Problemlöser hätte profilieren können. Deshalb konnte er dort nicht Fuß fassen. Er konzentrierte sich stattdessen auf mein Privatleben.

Jahre später wies mich eine gute Freundin auf eine Psychologin hin, die ihr selbst – allerdings mit einem gänzlich anderen Problem – sehr gut geholfen hatte. Ich entschloss mich, einen allerletzten Versuch zu wagen und erfuhr fast zwanzig Jahre nach deren Beginn endlich, an welcher Krankheit ich litt!

Bisher war ich immer davon ausgegangen, dass für eine Heilung nur die mentale Einsicht erforderlich sei. In dieser Auffassung war ich durch die bisherigen Therapieansätze auch bestärkt worden. Die neue Psychologin erklärte mir nun, dass ich eine Konfrontationstherapie machen müsse. Ich sollte mich also genau den Situationen und vermeintlichen Gefahren aussetzen, die ich bisher mit allen Mitteln gemieden hatte. Ich hatte starke Zweifel an dieser neuen Methode. Außerdem konnte ich mir absolut nicht vorstellen, mich mit meinen Zwängen zu konfrontieren. Ich hielt es für ausgeschlossen, dass ich das überstehen würde, von einer Heilung ganz zu schweigen.

Dann lernte ich einen Mann kennen. Ich war sehr verliebt. Es hatte für mich absolute Priorität, die Zwänge loszuwerden – für ihn und unser gemeinsames Leben. Plötzlich hatte ich die Kraft, das zu tun, was mir vorher völlig unmöglich erschienen war. Die Psychologin erklärte mir anhand von Spannungskurven, dass im Falle einer Konfrontation mit den Zwängen die innere Anspannung zunächst stark ansteigen würde. Nach einiger Zeit würde die Anspannung aber auch wieder nachlassen und sich auf das Normalmaß einpendeln – ohne dass ich neutralisiere, also etwas säubere oder desinfiziere. Ich war entschlossen, nahezu alles zu tun, um die Zwänge zu reduzieren und habe es mit der Konfrontation versucht. Dabei fing ich mit weniger stark ausgeprägten Zwängen an. Als ich feststellte, dass es tatsächlich funktioniert, weitete ich die Konfrontationsübungen rasch aus. Meine Schwester hat später einmal zu mir gesagt, sie habe es überhaupt nicht glauben können. Es sei wie in dem Film »Besser geht's nicht« gewesen. Es fühlte sich großartig an.

Leider ging die Beziehung nach etwa einem halben Jahr zu Ende. Meine Motivation sank merklich. Es gelang mir kaum noch, die Konfrontationsübungen fortzusetzen. Stattdessen setzte eine unheilvolle Gegenentwicklung ein. Der Zwang gewann zunehmend Terrain zurück – anfangs fast unmerklich, dann aber mit immer schnellerer Geschwindigkeit.

Das Ende der Beziehung war ein wichtiger Faktor für diese Entwicklung. Es kamen jedoch weitere Umstände hinzu: Freunde und Bekannte zogen aus beruflichen Gründen weg, heirateten und gründeten Familien. Ihre Prioritäten verschoben sich. Während wir früher viel Zeit miteinander verbracht hatten, traten freundschaftliche Kontakte nunmehr in den Hintergrund. Ich fühlte mich zunehmend einsam.

Vielleicht hätte ich dem Zwang trotzdem erfolgreich begegnen können, hätte nicht ein kleiner und an sich harmloser medizinischer Eingriff zu einer Entzündungsreaktion im Bauchraum geführt, gegen die der behandelnde Arzt Antibiotika einsetzte. Bislang hatte ich Antibiotika immer gut vertragen und mir deshalb nicht besonders viele Gedanken darüber gemacht. Diesmal aber bekam ich an verschiedenen Stellen des Körpers Ausschlag und Ekzeme. Teilweise konnten Pilze festgestellt werden. Trotz der Behandlung durch mehrere Ärzte gelang es zunächst nicht, die Probleme in den Griff zu bekommen. Ich war völlig verzweifelt.

Während der laufenden Psychotherapie destabilisierte sich mein Zustand zusehends. Es hatten sich weitere, starke Zwänge rund um die neue Erkrankung entwickelt. Zusätzlich kamen die alten Zwänge mit Macht zurück.

Der Zwang nahm immer mehr Raum ein. Schließlich funktionierte ich fast nur noch bei der Arbeit und nahm nur noch ausgewählte soziale Kontakte wahr. Ich hatte das Gefühl, von dem Zwang erstickt zu werden. Letztlich liegt es aber nicht im Wesen des Zwangs, den Betroffenen zu zerstören. Der Zwang gaukelt uns vor, uns bei scheinbar unlösbaren Problemen zu helfen. Das würden wir ihm nicht mehr glauben, wenn er zu weit ginge. Dann verlöre er seine Daseinsberechtigung.

Ich begann im Internet zu recherchieren. Diese Möglichkeit hatte es zu Beginn meiner Krankheit ja noch gar nicht gegeben. Ich fand Buchempfehlungen und las viel. (Die Bücher bestellte ich unter falschem Namen im Nachbarort.) Das betrifft sowohl Fachbücher als auch Erfahrungsberichte von Betroffenen.

Außerdem suchte ich mir einen neuen Hautarzt. Und hatte großes Glück. Denn ich fand jemanden, der nicht nur fachlich ausgesprochen kompetent, sondern auch sehr mitfühlend war. Er beurteilte mich nicht, sondern richtete seine ganze Aufmerksamkeit darauf, wie er mir helfen konnte. Er hatte Verständnis und medizinischen Sachverstand. Durch die von ihm verschriebenen Medikamente verschwanden die meisten der neu hinzugekommenen Gesundheitsbeeinträchtigungen innerhalb kurzer Zeit. Und mit einigem zeitlichen Abstand verschwanden auch die Zwänge, die sich inzwischen rund um diese Symptome gebildet hatten. Da die Zwänge noch relativ neu waren und sich noch nicht verfestigt hatten, waren noch nicht einmal echte Konfrontationsübungen erforderlich. Lediglich ein Bewusstmachen, dass diese Rituale jetzt – auch nach der Logik des Zwangs – keinerlei Rechtfertigung mehr hatten. Allein die erfolgreiche medizinische Behandlung drängte die Zwänge zurück.

Das zeigt meines Erachtens sehr deutlich, dass das Thema der Zwänge, bei mir bestimmte Krankheiten, Teil einer Therapie sein sollte. Hätten meine ersten Therapeuten (und Ärzte) mir geholfen, den »Fußpilz« loszuwerden, hätte ich auch ohne weitere psychiatrische Behandlung bessere Chancen gehabt, ein zwangsfreies Leben zu führen. Die – scheinbare – Unbehandelbarkeit des »Fußpilzes« war sowohl Auslöser als auch Verstärker des Zwangs.

Insoweit möchte ich auch auf die Bücher von Ulrike S., einer ehemals Zwangskranken und späteren Co-Therapeutin verweisen. Für sie gehörte es selbstverständlich zu einer Zwangstherapie, sich gemeinsam mit dem Betroffenen Informationen zum jeweiligen Gegenstand des Zwanges zu beschaffen. Es ist unglaublich schwer, sich dem Zwang zu widersetzen, wenn man einen Waschzwang hat und am eigenen Körper beständig Symptome einer ansteckenden Erkrankung erkennt. Es ist, als ob der Zwang beständig sagen würde: Siehst du, ich habe doch recht!

Deshalb war es auch enorm wichtig für mich, dass mein späterer Therapeut, Herr Ciupka-Schön, mit mir gemeinsam einen Termin bei meinem Hautarzt wahrgenommen hat. Der Zwang hatte sich allerdings in diesem Bereich schon so verfestigt, dass es trotzdem noch geraume Zeit dauerte, bis ich damit beginnen konnte, die Zwangsrituale rund um meine Füße durch eine ärztliche Behandlung zu ersetzen.

Ulrike S. ist mir auch in anderer Beziehung ein Vorbild gewesen. Anders als viele andere Zwängler hat sie nämlich eine rein ambulante Therapie gemacht. Inzwischen hatte ich einiges gelesen und es war mir bewusst, dass viele Betroffene stationär behandelt werden. Für mich kam dies aber aus zwei Gründen nicht in Betracht. Zum einen wollte ich aus den oben genannten Gründen begleitend zur Psychotherapie eine medizinische Behandlung durchführen lassen. Diese Behandlung wäre möglicherweise zeitlich nicht innerhalb des stationären Aufenthaltes abgeschlossen gewesen.

Zudem befürchtete ich berufliche Nachteile. Ein stationärer Aufenthalt dauert oft mehrere Monate. Es ist kaum möglich zu verheimlichen, dass psychische Gründe die Ursache für die Abwesenheit bilden. Und ich glaube nach wie vor, dass psychische Erkrankungen nur auf eine geringe Akzeptanz in der Gesellschaft stoßen. Etwas anders liegt der Fall, wenn mit einem einmaligen Klinikaufenthalt alle Symptome dauerhaft beseitigt sind. Was aber passiert, wenn die Therapie nicht erfolgreich verläuft oder es einen Rückfall gibt? Dann fällt ein Verhalten, dass vorher als Marotte abgetan oder sogar schlichtweg übersehen wurde, plötzlich auf und führt nur zu leicht zur Abwertung der Person. Diese Erfahrung habe ich jedenfalls mit der oben bereits erwähnten Freundin gemacht, zu der ich heute jeden Kontakt abgebrochen habe.

Deshalb suchte ich einen neuen ambulanten Therapeuten. Dabei halfen mir die Empfehlungen der Deutschen Gesellschaft Zwangserkrankungen. Trotzdem dauerte die Suche fast ein Jahr. Das lag zum einen an den in der Regel mehrmonatigen Wartezeiten bis zu einem ersten Therapeutenkontakt. Außerdem wollte ich diesmal keine Kompromisse bei der Therapeutenwahl mehr eingehen.

Was ist ein guter Zwangstherapeut? Zum einen sollte er fachlich versiert sein. Zu Beginn meiner neuen Therapie bei Herrn Ciupka-Schön erfuhr ich zunächst einiges zur Theorie der Zwänge. Das war sehr wichtig, um ein besseres Verständnis der Erkrankung zu entwickeln und ihr dadurch erfolgreicher begegnen zu können. Der Therapeut sollte darüber hinaus sein Handwerkszeug so flexibel beherrschen, dass er auf den Einzelnen eingehen kann. Es reicht nicht immer aus, dem Patienten den graden Weg der Therapie durch den Dschungel des Zwangs zu zeigen. Manchmal ist es auch notwendig, mit dem Zwängler gemeinsam Umwege zu gehen und sich querfeldein durch das Dickicht zu schlagen. Wenn die Therapie (scheinbar) stockt, muss ein alternativer Weg gefunden werden, den der Patient mittragen kann.

Außerdem sollte ein guter Zwangstherapeut seinen Patienten echte Wertschätzung entgegenbringen. Das klingt banal, ist aber meiner Erfahrung nach keineswegs selbstverständlich. Dabei bedeutet Wertschätzung für mich, das letztlich unvermeidbare Über-/Unterordnungsverhältnis in den Funktionen Behandler und Patient nicht auf die menschliche Ebene zu übertragen. Gerade wir Zwängler sind oft verunsichert und haben ein geringes Selbstwertgefühl. Daher ist es umso wichtiger, in der Therapie beständig die Erfahrung zu machen, vom Therapeuten anerkannt, ja wertgeschätzt zu werden.

Während der Wartezeit auf die eigentlichen Therapiesitzungen schlug mir Herr Ciupka-Schön vor, eine Selbsthilfegruppe zu besuchen. Ich habe mir davon nicht allzu viel versprochen, bin aber trotzdem hingegangen. Zunächst vor allem, um meine generelle

Bereitschaft zur Mitarbeit zum Ausdruck zu bringen. Schon bald aber habe ich meine Meinung über Selbsthilfegruppen grundlegend geändert. Besonders wichtig war für mich am Anfang der Kontakt zu anderen Waschzwänglern. Sie hatten nicht die gleichen Zwänge wie ich, aber teilweise ganz ähnliche Verhaltensweisen entwickelt. Ich erkannte mich darin wieder, wie sie verkrampft auf dem Stuhl saßen, ohne sich anzulehnen, um jeden unnötigen Kontakt mit einer möglicherweise kontaminierten Außenwelt zu vermeiden. Ich war plötzlich nicht mehr allein mit meinen Problemen.

Obwohl wir unter ganz unterschiedlichen Zwängen litten, war sofort ein inneres Verständnis füreinander da. Die Ausprägungen des Zwanges mögen verschieden sein, aber die begleitenden Gefühle sind sich zum Teil erstaunlich ähnlich. Zu Beginn hatte ich manchmal Bedenken, ob ich mir die Zwänge der anderen zu eigen machen würde. Herr Ciupka-Schön beruhigte mich insoweit und tatsächlich geschah nichts dergleichen. Zwänge sind Scheinlösungen für persönliche Probleme und mein Problem war mit den Zwängen der anderen nicht zu lösen.

Bald wurden in der Therapie die Konfrontationsübungen Thema. Ich wusste, dass die Konfrontation funktioniert und dass es keine Alternative gibt. Es war allerdings trotzdem alles andere als einfach, sich wieder darauf einzulassen. Genau genommen, war es sogar sehr, sehr schwer. Die Motivation, die mir einige Jahre zuvor mein Freund gegeben hatte, musste ich mir nun zusammen mit meinem Therapeuten erarbeiten. Damit verbrachte ich mehrere Wochen. Natürlich war klar, dass ich meine Zwänge loswerden wollte, aber das allein reichte nicht aus. Die Motive mussten konkreter sein. Was genau hat mir der Zwang genommen? Was will ich wiederhaben? Weil ein wirklich zwangsfreies Leben schon Jahrzehnte zurücklag, konnte ich mir das gar nicht mehr richtig vorstellen. Es gelang mir trotzdem, eine innere »wilde Entschlossenheit«, wie ich es nannte, zu entwickeln.

Im Gegensatz zu meiner letzten Therapie hätte ich jetzt die Chance gehabt, mit meinem Therapeuten oder seiner Mitarbeiterin gemeinsam in die Konfrontationsübungen zu gehen. Das hätte mir beim ersten Mal sehr geholfen. Aber jetzt wusste ich ja theoretisch, wie es geht. Es ging nur noch darum, mich zu überwinden.

Ich fing mit einer ganz niedrigschwelligen Übung an. Dem Anfassen einer nur ganz leicht kontaminierten Türklinke, bei der ich mir nur »zur Sicherheit« hinterher immer die Hände desinfiziert hatte. Es klappte. Und ich hatte den Anfang gefunden.

Ich komme nicht gut damit zurecht, mir Zeit- oder Ablaufpläne zu machen. Solche Vorgaben finde ich unglaublich stressig. Wenn ich sie einmal nicht einhalten kann, stelle ich gleich das gesamte Vorhaben infrage. Ich beschloss stattdessen, »immer am Ball zu bleiben« und zwischen zwei Therapiestunden mindestens eine neue Konfrontationsübung zu machen – weniger für den Therapeuten als für mich selbst. Zuerst machte ich Konfrontationen mit einem relativ niedrigen Schwierigkeitslevel. Aber nach einiger Zeit blieben automatisch nur noch anspruchsvollere Übungen übrig.

Bei mir tritt die höchste Anspannung vor der eigentlichen Konfrontation auf. Ich muss mir selbst die »Erlaubnis« erteilen, etwas Kontaminiertes zu berühren. Die eigentliche Berührung ist dann mit einer immer noch hohen, aber schon deutlich geringeren Anspannung verbunden. Deshalb ist auch eine nicht von mir gewollt herbeigeführte scheinbare Konfrontationssituation nicht nur wirkungslos, sondern sogar kontraproduktiv. Gerate ich zufällig mit einem kontaminierten Gegenstand in Berührung, löst dies die gesamte Bandbreite der Neutralisierungshandlungen aus, ich desinfiziere alles, was mit diesem Gegenstand in Berührung gekommen ist. Dadurch verfestigt sich der Zwang. Habe ich mir aber einmal »erlaubt«, dass ich den bis dahin als kontaminiert geltenden Gegenstand berühren darf, dann sind von da an alle weiteren Berührungen, seien sie bewusst oder zufällig, mit einer immer geringeren Anspannung verbunden, die irgendwann gegen null tendiert.

Der anfängliche Erfolg spornte mich an. Ich entwickelte eine regelrechte Sucht, weitere Konfrontationsübungen zu machen, um dieses gute Gefühl immer wieder zu haben. Die Übungen entwickelten also eine Art Eigendynamik. Außerdem spürte ich eine enorme Erleichterung bei der Lebensführung. Ich musste viele Zwangshandlungen nicht mehr ausführen und die dazugehörigen Zwangsgedanken nicht mehr denken. Das sorgte für eine große Zeitersparnis und gedankliche Entlastung. Nach und nach wurden immer mehr Kapazitäten wieder frei.

Je weiter die Behandlung voranschritt und je weniger ich mit Zwangsgedanken und Zwangshandlungen beschäftigt war, desto stärker traten allerdings andere Probleme wieder in mein Bewusstsein. Es waren die Konflikte, die ich versucht hatte, mit den Zwängen zu lösen. Mich befiel eine starke innere Unruhe. Auch wenn mir inzwischen klar ist, dass diese Unruhe ein Zeichen einer schon recht erfolgreichen Therapie darstellte, war es schwierig, damit umzugehen.

Die traumatische Erfahrung im Krankenhaus war nur eine von mehreren Ursachen des Zwanges. Sie hat dem Zwang eine bestimmte Richtung gegeben. Aber andere Umstände, vorwiegend aus dem familiären Bereich, waren für die Entstehung des Zwanges mindestens ebenso wichtig. Sie waren von den Zwängen verdrängt worden, tauchten nun aber wieder auf. Dabei hatte ich keineswegs eine »schlechte Kindheit«. Ich bin vielmehr behütet aufgewachsen, meine Eltern haben mich gefördert und mir vieles ermöglicht. Sie konnten mir allerdings kein ausreichendes Urvertrauen mitgeben. Ich hatte das Gefühl, trotz aller Anstrengungen nicht immer zu genügen, nicht völlig »in Ordnung« zu sein, nicht bedingungslos geliebt zu werden. Diese kindlichen Erfahrungen eines Mangels werden mich wohl immer begleiten. Dabei haben sich verschiedene negative Erfahrungen kumuliert. Ein Mitzwängler drückte es mal so aus, dass ein Baum auch nicht von einem Axthieb gefällt wird. Ich brauche im privaten Bereich mehr Bestätigung und mehr Zustimmung als andere, um mich wohlzufühlen. Ich bin sehr selbstkritisch und fasse negative oder auch nur neutrale Reaktionen anderer schnell als Ablehnung auf. Dadurch gelingt es mir oft schlecht, meine Bedürfnisse angemessen zu äußern und durchzusetzen.

Inzwischen versuche ich, alle auftauchenden Emotionen, auch die negativen, zuzulassen, sie nicht mehr zu verdrängen. Ich gehe davon aus, dass sie mir etwas mitteilen wollen. Sie möchten mich auf unerfüllte Wünsche nach sozialen Kontakten, Anerkennung usw. hinweisen. Es ist daher wichtig, dass ich ihnen Raum gebe, um herauszufinden, was mir fehlt und was mir guttut. Das fällt mir allerdings sehr schwer.

Neben der eigentlichen Therapie gibt es noch weitere Aufgaben, die ich zu lösen habe. In der schlimmsten Phase des Zwangs hatte ich große Lebensbereiche brachliegen lassen, die ich jetzt aufarbeiten muss. Vor kurzem habe ich die erste größere Anschaffung seit Jahren getätigt und mir einen Wäschetrockner zugelegt. Ein Triumph über den Zwang! Außerdem habe ich mich das erste Mal seit Jahren wieder verliebt. Vorher hatte ich dafür gar nicht mehr genug Kapazitäten übrig. Auch wenn meine Gefühle nicht erwidert wurden und ich deshalb traurig bin, macht mich diese Erfahrung optimistisch.

Ich gewinne nach und nach die Oberhoheit über mein Leben (zurück) und kann es wieder genießen.

Meine persönliche Literaturbestenliste:

Beckmann, Susanne (2008): Ich besiegte meinen Waschzwang. Patmos Verlag.

Ulrike S., Crombach G., Reinecker H. (2002): Hilfreiche Briefe an Zwangskranke. Bericht einer Betroffenen für ihre Leidensgefährten. Vandenhoeck & Ruprecht.

Fricke, Susanne & Hand, Iver (2007): Zwangsstörungen verstehen und bewältigen. Balance Verlag.

Anmerkungen

1 Vgl. Arbeitsgemeinschaft der deutschen Gesellschaft für Psychiatrie und Psychotherapie, Psychosomatik und Nervenheilkunde (DGPPN).
2 Vgl. Jacobi, Höfler, Strehle et al.
3 Vgl. Wittchen, Jacobi.
4 Vgl. Graubner.
5 Erhebung einer psychiatrischen Klinik in Münster aus dem Jahr 2009
6 Vgl. Lehmkuhl.
7 Vgl. Csef.
8 Vgl. Kuhl, 2001.
9 Vgl. Regier.
10 Vgl. Ende.
11 Vgl. Ende.
12 Kirchner, Thomas (2016), www.tokitaichi.homepage.t-online.de/start.html
13 Vgl. Kuhl, 2001.
14 Vgl. Hartrampf.
15 Vgl. Mavrogiorgou, Hegerl.
16 Vgl. Goodman, Price, Rasmussen et al. (1989): The Yale-Brown Obsessive Compulsive Scale (Y-BOCS) part II: validity. Arch Gen Psychiatry, 1012–1016.
17 Vgl. Kuhl, Kazén, 2009.
18 Vgl. Margraf.
19 Vgl. Marks, Stern, Mawson.
20 Vgl. Ulrike S., Crombach, Reinecker, 2002.
21 Vgl. Ulrike S., Crombach, Reinecker, 2002.
22 Vgl. Sturm.
23 Vgl. Freud.
24 Vgl. Bowlby.

Zitatnachweis

Abbildung Tur Tur, S. 75: Michael Ende: Jim Knopf und Lukas der Lokomotivführer. Mit Illustrationen von F.J. Tripp © 1960, 2015 Thienemann in der Thienemann-Esslinger Verlag GmbH, Stuttgart.

Literaturverzeichnis

Arbeitsgemeinschaft der deutschen Gesellschaft für Psychiatrie und Psychotherapie, Psychosomatik und Nervenheilkunde (DGPPN). S3-Leitlinie Zwangsstörungen. Juni 2013.
URL: https://www.dgppn.de/leitlinien-publikationen/leitlinien.html.

Aufdermauer, N. (1999): Untersuchung im stationären Setting zu Vorerfahrungen mit und Wirksamkeit von Psychotherapie bei Zwangspatienten. Diplomarbeit, Universität Bamberg.

Baer, Lee (1993): Alles unter Kontrolle: Zwangsgedanken und Zwangshandlungen überwinden. Bern: Huber Verlag.

Beckmann, Susanne (2008). Ich besiegte meinen Waschzwang. Düsseldorf: Patmos Verlag.

Bowlby, John (2014): Bindung als sichere Basis: Grundlagen und Anwendung der Bindungstheorie, München: Ernst Reinhard Verlag.

Ciupka-Schön, Burkhard (2014): *Tai Chi für Menschen, die ihren Zwang loswerden wollen*, Z-aktuell Vol. 2, Mitgliederzeitschrift der Deutschen Gesellschaft Zwangserkrankungen e.V.

Csef, Herbert (1988): Zur Psychosomatik des Zwangskranken, Klinik, Psychodynamik, Psychopathologie, Therapie. Berlin: Springer.

Dilling Horst, Mombour Werner, Schmidt Martin (2015): Internationale Klassifikation psychischer Störungen: ICD-10 Kapitel V (F) – Klinisch-diagnostische Leitlinien. Göttingen: Hogrefe.

Ende, Michael (1960): Jim Knopf und Lukas der Lokomotivführer. 1. Aufl. Stuttgart: K. Thienemann.

Foa, H. (1988): Zur Psychosomatik des Zwangskranken, Klinik, Psychodynamik, Psychopathologie, Therapie. Berlin: Springer.

Freud, Sigmund (1987): Der Rattenmann. In: Gesammelte Werke, Nachtragsband, Texte aus den Jahren 1885–1938. Frankfurt: S. Fischer.

Fricke, Susanne & Hand, Iver (2007): Zwangsstörungen verstehen und bewältigen. Bonn: Balance Verlag.

Goodman, W. K., Price, LH, Rasmussen, SA, Mazure, C, Fleischmann, RL et al. (1989): *The Yale-Brown Obsessive Compulsive Scale. I. Development, use, and reliability.* Arch Gen Psychiatry 46(11): 1006–11.

Goodman, W.K., Price, L. H., Rasmussen, S.A. et al. (1989): *The Yale-Brown Obsessive Compulsive Scale (Y-BOCS) part II: validity.* Arch Gen Psychiatry, 1012–1016.

Graubner, Bernd (2013): ICD-10-GM 2014 Systematisches Verzeichnis: Internationale statistische Klassifikation der Krankheiten und verwandter Gesundheitsprobleme 11. Revision – German Modification Version 2014. 1. Aufl. Köln: Deutscher Ärzteverlag.

Hartrampf, Janine (2014): Differenzielle Emotionalität bei Zwangsstörungen. Die Bedeutung von Scham und Aggression für die Wirksamkeit verhaltenstherapeutischer Maßnahmen. Bachelorarbeit.

Hoffmann, N. (1990): Wenn Zwänge das Leben einengen. Mannheim: PAL-Verlag.

Hoffmann, N. (1994): Seele im Korsett. Freiburg: Herder Verlag.

Holmes, Jeremy (2006): John Bowlby und die Bindungstheorie. 2. Auflage. München: Ernst Reinhardt Verlag.

Jacobi, F., Höfler, M., Strehle, J. et al. (2014): *Studie zur Gesundheit Erwachsener in Deutschland und ihr Zusatzmodul Psychische Gesundheit (DEGS1-MH).* Der Nervenarzt, 85(1), 77–87.

Jaspers, K. (1913): Allgemeine Psychopathologie. Ein Leitfaden für Studierende, Ärzte und Psychologen. Berlin: Springer.

Kirchner, Thomas (2016), www.tokitaichi.homepage.t-online.de/start.html

Knölker, U. (1987): Zwangssyndrome im Kindes- und Jugendalter. Göttingen: Vandenhoeck & Ruprecht.

Kuhl, Julius (1999): Testgestützte Therapiegestaltung und Evaluation: Soziale Motive, affektiv-kognitive Stile und Selbststeuerungsfunktionen. Unveröffentlichtes Manuskript eines Vortrags zum 2. Internationalen Kongress der Deutschen Gesellschaft Zwangserkrankungen 5.–7. März 1999, Hamburg.

Kuhl, Julius (2001): Motivation und Persönlichkeit. Interaktionen psychischer Systeme. Göttingen: Hogrefe.

Kuhl, Julius, Kazén Miguel (2009): Persönlichkeits-Stil- und Störungs-Inventar (PSSI), Göttingen: Hogrefe.

Lakatos, A., Reinecker, H. (1999): *Kognitive Verhaltenstherapie bei Zwangserkrankungen.* In: H. Reinecker, R. Halla, A. Rothenberger (Hrsg.): Zwangsstörungen,

Grundlagen, Zwänge bei Kindern, Psychotherapie. Pabst Science Publishers (Referatesammlung anlässlich der 2. Jahrestagung der Deutschen Gesellschaft Zwangserkrankungen e.V., Oktober 1999).

Lehmkuhl, L.H.J. (2002): Komorbidität und deren zeitliche Charakteristika bei Patienten mit Zwangsstörung. Dissertation zur Erlangung des akademischen Grades an der medizinischen Fakultät der Ernst-Moritz-Arndt-Universität Greifswald. Unveröffentlicht.

Margraf, Jürgen (1994): Mini-DIPS: Diagnostisches Kurz-Interview bei psychischen Störungen. Berlin: Springer Verlag.

Marks, I.M., Stern, R. S., Mawson, D. et al. (1980): *Clomipraminee, self-exposure and therapist-aided exposure for a obsessive-compulsive rituals.* British Journal of Psychiatry, 152: 522–534.

Mavrogiorgou, P., Hegerl, U. (1999): *Die medikamentöse Behandlung der Zwangsstörung.* MMW-Fortschr Med 141: 624–629.

Neudecker, A. (1997): Trichotillomanie – Eine Sonderform der Zwangsstörung? In: Mundt, Ch., Linden, M., Barnett, W. (Hrsg.): Psychotherapie in der Psychiatrie. Wien: Springer, S. 221–225.

Rasmussen, S.A., Eisen, J.L., Pato, M.T. (1993*): Current issues in the pharmacologic management of obsessive compulsive disorder.* Journal of Clinical Psychiatry, 54 (6, suppl): 4–9.

Regier, D.A., Narrow, W.E., Rae, D.S., et al. (1993): *The de facto US mental and addictive disorders service system.* Arch Gen Psychiatry, 50: 85–94.

Reinecker, H.S. (1994): Zwänge: Diagnose, Theorien und Behandlung (2. Auflage). Bern: Hans Huber Verlag.

Robins, L.N., Locke, B.Z., Regier, D.A. (1991): *An overview of psychiatric disorders in America.* In: Psychiatric disorder in America: The Epidemiologic Catchment Area Study. Robins LN and Regier DA (eds.) New York: The Free Press.

Salkovskis, P. M., Warwick, H. M. C. (1988): *Cognitive therapy of obsessive-compulsive disorders.* In: C. Perris, I. Blackburn, & H. Perris (Eds.): The theory and practice of cognitive therapy. Heidelberg: Springer.

Schmid, W. (1999): *Zwangsstörungen – (k)ein Thema für Lehrer?!* Auszug einer Examensarbeit an der Pädagogischen Hochschule Ludwigsburg in Z-aktuell 4/99.

Sturm, Volker (2004): *Hirnschrittmacher bei schwerer Zwangskrankheit*, Z-aktuell Vol. 3, Mitgliederzeitschrift der Deutschen Gesellschaft Zwangserkrankungen e.V.

Ulrike S., Crombach, Gerhard, Reinecker, Hans (1996): Der Weg aus der Zwangserkrankung. Bericht einer Betroffenen für ihre Leidensgefährten, Göttingen: Vandenhoeck & Ruprecht.

Ulrike S., Crombach, Gerhard, Reinecker, Hans (2002): Hilfreiche Briefe an Zwangskranke. Bericht einer Betroffenen für ihre Leidensgefährten, Göttingen: Vandenhoeck & Ruprecht.

Wendler, S., Sußbauer, M. (1998): Untersuchung zur diagnostischen und therapeutischen Versorgungsanlage von Zwangspatienten, Diplomarbeit, Otto-Friedrich-Universität Bamberg.

Wittchen, H.-U., Jacobi, F. (2012): *Was sind die häufigsten psychischen Störungen in Deutschland,* in: DEGS, Studie zur Gesundheit Erwachsener in Deutschland, 14.06.2012.

Wittchen, H.-U., Saß, H., Zaudig, M., Koehler K. (1989): Deutsche Bearbeitung und Einführung des Diagnostischen und Statistischen Manuals Psychischer Störungen DSM III-R. 3. rev. Aufl. Weinheim, Basel: Beltz.

Wölk, C., Seebeck. A. (2000): Anti-Zwangs-Training, OCD-Trainer & Gedankenmühle – Ein virtueller Co-Therapeut für die Behandlung von Zwangsstörungen, Lengerich: Pabst Science Publishers.